Margaret Wehrenberg
Techniken zur Bewältigung von Depression
Wie Ihr Gehirn Sie depressiv macht und was Sie dagegen tun können

Die Medizin unterliegt einem fortwährenden Entwicklungsprozess, sodass alle Angaben, insbesondere zu diagnostischen und therapeutischen Verfahren, immer nur dem Wissensstand zum Zeitpunkt der Drucklegung entsprechen können. Hinsichtlich der angegebenen Empfehlungen zur Therapie und der Auswahl sowie Dosierung von Medikamenten wurde die größtmögliche Sorgfalt beachtet. Gleichwohl werden die Benutzer aufgefordert, die Beipackzettel und Fachinformationen der Hersteller zur Kontrolle heranzuziehen und im Zweifelsfall einen Spezialisten zu konsultieren. Unstimmigkeiten sollten – im allgemeinen Interesse – dem Verlag mitgeteilt werden. Der Benutzer selbst bleibt verantwortlich für jede diagnostische oder therapeutische Applikation, Medikation und Dosierung. In diesem Buch sind eingetragene Warenzeichen (geschützte Warennamen) nicht besonders kenntlich gemacht. Es kann aus dem Fehlen eines entsprechenden Hinweises jedoch nicht darauf geschlossen werden, dass es sich um freie Warennamen handelt.

Ausführliche Informationen zu jedem unserer lieferbaren und geplanten Bücher finden Sie im Internet unter ↗ http://www.junfermann.de. Dort können Sie unseren Newsletter abonnieren und sicherstellen, dass Sie alles Wissenswerte über das Junfermann-Programm regelmäßig und aktuell erfahren. – Und wenn Sie an Geschichten aus dem Verlagsalltag und rund um unser Buch-Programm interessiert sind, besuchen Sie auch unseren Blog: ↗ http://blogweise.junfermann.de.

MARGARET WEHRENBERG

TECHNIKEN ZUR BEWÄLTIGUNG VON DEPRESSION

WIE IHR GEHIRN SIE DEPRESSIV MACHT
UND WAS SIE DAGEGEN TUN KÖNNEN

Aus dem Englischen von Claudia Campisi

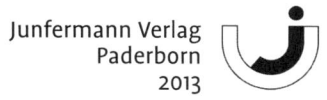

Junfermann Verlag
Paderborn
2013

Copyright	© der deutschen Ausgabe: Junfermann Verlag, Paderborn 2013
	© der Originalausgabe: Margaret Wehrenberg, 2010
	Originalausgabe: *The 10 Best-Ever Depression Management Techniques*. Published by W. W. Norton & Company, Inc., 500 Fifth Avenue, New York, NY 10110
Übersetzung	Claudia Campisi
Coverbild	© manun – photocase.com
Covergestaltung / Reihenentwurf	Christian Tschepp
Satz	JUNFERMANN Druck & Service, Paderborn

Alle Rechte vorbehalten.
Das Werk einschließlich aller seiner Teile ist urheberrechtlich geschützt.
Jede Verwendung außerhalb der engen Grenzen des Urheberrechtsgesetzes ist ohne Zustimmung des Verlages unzulässig und strafbar. Dies gilt insbesondere für Vervielfältigungen, Übersetzungen, Mikroverfilmungen und die Einspeicherung und Verarbeitung in elektronischen Systemen.

Bibliografische Information der Deutschen Nationalbibliothek
Die Deutsche Nationalbibliothek verzeichnet diese Publikation in der Deutschen Nationalbibliografie; detaillierte bibliografische Daten sind im Internet über http://dnb.de abrufbar.

978-3-87387-845-7
Dieses Buch erscheint parallel als E-Book (ISBN 978-3-87387-933-1).

Für Ellie und Hal.

Mit euch in meinem Leben ist es leicht, glücklich zu sein.

Inhalt

Danksagung 11
Einleitung 12

1. Wie das Gehirn depressiv macht 19
1.1 Depression aus neurobiologischer Sicht 20
1.2 Neuronen, Neurotransmitter und die Kommunikation im Gehirn 21
1.3 Depression und die Strukturen des Gehirns 28
1.4 Wie die Zusammenarbeit der Hirnregionen zu Depression führt 38

2. Die medikamentöse Behandlung des depressiven Gehirns 43
2.1 Woher man weiß, ob man Medikamente braucht 43
2.2 Die Wirkung von Psychopharmaka im Gehirn 45
2.3 Kräuterheilmittel und andere Alternativen 52

3. Technik Nr. 1: Auslöser erkennen und anders auf sie reagieren 53
3.1 Verschiedene Arten der Depression 53
3.2 Netzwerkende Nerven 55
3.3 Endogene Depression 56
3.4 Depression als Folge von Bindungsproblemen oder Missbrauch 63
3.5 Situationsbedingte bzw. reaktive Belastungsdepression 68
3.6 Posttraumatische Belastungsdepression 72

4. Technik Nr. 2: Dort ansetzen, wo man schon ist 77
4.1 Konzentrieren Sie sich auf das, was Sie an sich selbst schätzen 78
4.2 Hören Sie auf, sich mit anderen zu vergleichen 80
4.3 Gebrauchen Sie Ihre Stärken 82
4.4 Achten Sie ganz bewusst darauf, was gut ist und was gut läuft 85
4.5 Wenden Sie sich verstärkt positiven Erfahrungen zu 86

5. Technik Nr. 3: Cool down Burnout 90
5.1 Was ist Burnout? 90
5.2 Wie sieht Burnout aus? 91
5.3 Mehren sich bei Ihnen die Anzeichen für ein Burnout? 93
5.4 Erkennen Sie die Ursachen Ihres Burnout 94

5.5	Wie stark ist Ihr Burnout?	98
5.6	Verhaltensmuster ändern	100
5.7	Machen Sie eine Selbstfürsorge-Checkliste und befolgen Sie sie	102
5.8	Finden Sie heraus, was Ihnen Energie gibt	107
5.9	Lernen, Grenzen zu setzen	109
5.10	Mehr Körperkontakt	114
5.11	Strategien zur Linderung von Burnout	114
6.	**Technik Nr. 4: In Schwung kommen**	**117**
6.1	Ersetzen Sie „Ich kann nicht" durch „Ich werde nicht"	118
6.2	Nehmen Sie sich eine Auszeit von Ihrem Problem	122
6.3	Nutzen Sie Ihre zukünftige Energie: Fangen Sie klein an und konzentrieren Sie sich auf das Ziel	123
6.4	Bringen Sie den Zug ins Rollen: Belohnen Sie sich selbst	125
6.5	Pumpe anschmeißen, Batterie aufladen: Gebrauchen Sie Ihre Hände, messen Sie die Dauer von lästigen Aufgaben und legen Sie „Werbepausen" ein	127
6.6	Körpertraining	130
6.7	Essen Sie etwas, ganz egal was. Essen Sie dann etwas Vernünftiges	134
7.	**Technik Nr. 5: Raus aus der Isolation**	**137**
7.1	Ein Teufelskreis	138
7.2	Abhängigkeit, Depression und Isolation	139
7.3	Kontakt zu anderen aufnehmen: Fangen Sie klein an	140
7.4	Achten Sie besonders auf die *guten* Seiten anderer Menschen	142
7.5	Treten Sie einer Gruppe bei	144
7.6	Ein Kreis der Nähe	145
7.7	Planen Sie Verabredungen	147
7.8	Verbessern Sie Ihre soziale Kompetenz	149
7.9	Verantwortung übernehmen	153
8.	**Technik Nr. 6: Die richtige Balance finden**	**155**
8.1	Gehen Sie raus!	157
8.2	Durchbrechen Sie Ihre Alltagsroutine	157
8.3	Machen Sie nicht den ganzen Tag dasselbe	158
8.4	Erinnern Sie sich an frühere Momente der Freude und wiederholen Sie sie	159

8.5	Bestimmen Sie das Ende selbst	161
8.6	Spiritualität	162
8.7	Definieren Sie Ihre Werte	167
8.8	Tun Sie etwas, durch das Sie regenerieren	172

9.	**Technik Nr. 7: Destruktiven Verhaltensweisen vorbeugen**	**174**
9.1	Übernehmen Sie die Gelassenheit einer anderen Person	176
9.2	Lernen Sie, ein Erlebnis als das zu sehen, was es ist, statt als das, woran es Sie erinnert	179
9.3	Regulieren Sie Ihre Reaktion bewusst	180
9.4	Ein Gefühl ist nur ein Gefühl	182
9.5	Tun Sie etwas anderes – sofort!	186
9.6	Werden Sie mitfühlender sich selbst und anderen gegenüber	187

10.	**Technik Nr. 8: Neue Perspektiven gewinnen**	**192**
10.1	Lernen Sie zu beobachten, ohne zu urteilen	193
10.2	Urteilen Sie nicht vorschnell!	199
10.3	Erweitern Sie Ihr Erklärungsspektrum	200
10.4	Nicht alles hat mit Ihnen zu tun	201
10.5	Schluss mit Pessimismus: Leisten Sie negativen Überzeugungen und Erwartungen Widerrede	202
10.6	Versuchen Sie, die Wichtigkeit eines negativen Erlebnisses nicht zu überschätzen	203
10.7	Reden Sie im Geiste mehr mit sich selbst	205
10.8	Lernen Sie Optimismus	208

11.	**Technik Nr. 9: Flexibler werden**	**212**
11.1	Reagieren Sie nicht länger auf Ihre eigene Laune	212
11.2	Erkennen Sie Ihren Erklärungsstil und ändern Sie ihn	214
11.3	Sagen Sie sich selbst: „Vielleicht war es bisher wirklich so, aber jetzt stimmt es nicht mehr."	215
11.4	Man kann sich umentscheiden	215
11.5	Nehmen Sie sich selbst nicht so wichtig	217
11.6	Sehen Sie der Enttäuschung ins Auge	218
11.7	Halten Sie Hoffnung und Enttäuschung im Gleichgewicht	220
11.8	Bilden Sie positive Gehirnschaltkreise	226

12. Technik Nr. 10: Lernen, aus dem Vollen zu leben 232
12.1 Glauben Sie an den Vorteil des Positiven 232
12.2 Atmen Sie das Jetzt ein 234
12.3 Tun Sie etwas ganz aufmerksam 236
12.4 Genießen Sie Ihr Leben 237
12.5 Üben Sie Dankbarkeit 240

Anhang A: Arbeitsblätter und Informationen 245
Anhang B: Arbeitsblätter und Tabellen für Therapeuten und Therapeutinnen 252

Literaturempfehlungen 261
Anlaufstellen 263
Bibliografie 265
Index 270

Danksagung

Wenn ich all die Menschen aufzählen sollte, die mir bei diesem Buch geholfen haben, müsste ich zuallererst meine Klienten nennen, die in all den Jahren bei mir in Therapie waren. Ihre harte Arbeit, Ehrlichkeit und Offenheit haben mich vieles gelehrt. Ich bin ihnen zutiefst dankbar, dass sie mit mir gearbeitet haben.

Ich möchte auch denjenigen danken, mit denen ich Teile dieses Buches besprochen habe, besonders aber Dr. Shannon M. Burns, Dr. Syed und Dr. Fatima Ali.

Meine Anerkennung verdient auch die Verlagsredaktion. Andrea Costella war nicht nur bei der Konzeption des Buches, sondern auch in jeder Phase des Entstehungsprozesses wegweisend. Ihre Rückmeldungen trägt sie so klug und geduldig vor, dass man darauf hört. Und sie hat immer recht!

Ein ganz besonderes „Dankeschön!" geht an Casey Ruble, meine Lektorin. Sie scheint einen sechsten Sinn für das zu haben, was ich ausdrücken will, und kriegt es hin, dass es richtig klingt. Ihre Ideen und Überlegungen zum Inhalt und zur Gliederung waren von unschätzbarem Wert.

Und wie immer danke ich meiner ganzen Familie für all die Unterstützung und Ermutigung: Marge Polzin (und Dad in Abwesenheit), Pat und Myron Schumacher, Mark und Jeanne Polzin, Mary Polzin, Jerry und Sue Lohr, Tom und Linda Polzin, Janet Crowder, Bill und Su Polzin sowie Katy und Dick Deitte. Erwähnen möchte ich außerdem Wes Proffer, meinen frischgebackenen Enkel Max und alle meine tollen Nichten, Neffen mitsamt ihren Kindern, die mir so viel Gutes tun und mir Freude machen. Ihr gebt mir Energie, und ich danke euch dafür.

Einleitung

Was Sie tun können, wenn Ihr Gehirn depressiv ist

Obwohl Depression eine verbreitete psychische Erkrankung und eine der Hauptursachen dauernder Erwerbsunfähigkeit ist, lässt sich nur schwer nachvollziehen, wodurch sie entsteht und wie man sie am besten behandelt – was in Anbetracht der großen Symptomvielfalt eigentlich auch wieder nicht verwundert. Laut der revidierten vierten Auflage des Diagnostischen und Statistischen Manuals (DSM-IV-TR; American Psychiatric Association, 2000) erkennt man eine Depression unter anderem an folgenden Symptomen:

- Verlust des Interesses oder der Freude an Dingen, die normalerweise als angenehm empfunden werden
- vermindertes Konzentrationsvermögen (Mangel an geistiger Energie)
- vegetative Symptome wie Schlafstörungen, Appetit- oder Libidoverlust
- negative Stimmung (Gefühle der Hoffnungslosigkeit und Hilflosigkeit)
- Grübeln
- Selbstmordgedanken

Bei der Diagnose werden außerdem der Schweregrad, der von leicht bis schwer reichen kann, sowie der Krankheitsverlauf berücksichtigt. So kommt es beispielsweise auch darauf an, ob es sich um eine einmalige Episode oder um wiederkehrende Störungen, mit oder ohne psychotische Symptome, handelt. Auch die bipolare Störung, bei der depressive mit manischen Zyklen abwechseln, gehört zu den depressiven Erkrankungen. Es sind der Möglichkeiten also viele.

Aufgrund ihrer Häufigkeit, der zahlreichen Beschwerden und der hohen Chronifizierungsrate verursacht Depression hohe Krankheitskosten. Das US-amerikanische Institut für psychische Gesundheit (NIMH, 2008) hat dazu folgende Zahlen veröffentlicht:

- Etwa 20,9 Mio. Erwachsene (9,5 Prozent der US-amerikanischen Gesamtbevölkerung) leiden in irgendeiner Form an Depression.
- Major Depression ist eine wiederkehrende und chronische Erkrankung mit zwei oder mehr Episoden, die mindestens zwei Jahre dauern.
- Major Depression ist bei US-Amerikanern im Alter zwischen 15 bis 44 Jahren die Hauptursache für Invalidität.
- Depression ist derzeit die vierthäufigste invalidisierende Krankheit weltweit und wird laut Weltgesundheitsorganisation bis zum Jahr 2020 die zweithäufigste Ursache für psychische Behinderung sein.

- Etwa 10 Prozent Männer und 25 Prozent Frauen werden im Laufe ihres Lebens an Depression erkranken.
- Pro Jahr erkranken etwa 1,5 Prozent der US-amerikanischen Bevölkerung über 18 Jahre an Dysthymia (eine schwächere Form der Depression, die von einer anhaltenden getrübten Stimmung gekennzeichnet ist), was auf ca. 3,3 Mio. Erwachsene hinausläuft.

Und tatsächlich sind die Krankheitskosten immens: Im Jahr 2000 waren es schätzungsweise 83 Mrd. Dollar, davon 26 Mrd. für Behandlungen und 57 Mrd. wegen Arbeitsausfall, Leistungsminderung sowie Verlusten im erwarteten Lebenseinkommen aufgrund von Selbstmord. Laut NIMH „schneiden Menschen mit Depression im Sozial-, Berufs- und Familienleben sogar noch schlechter ab als Menschen mit einer Vielzahl allgemeiner Erkrankungen" (NIMH, 2006, § 2).

Trotzdem wird Depression für so allgemein erachtet, dass man von jedem Arzt, egal welcher Fachrichtung, Kenntnisse in Bezug auf die Behandlung erwartet. Dabei stehen in Anbetracht der vielen verschiedenen Symptome selbst Psychotherapeuten vor einer echten Herkulesarbeit, wenn sie wissen sollen, welche Methoden zur Bewältigung einer Depression jeweils hilfreich sein könnten. Wie man am besten mit den Symptomen umgeht, ist eine schwierige Frage, auf die das vorliegende Buch Antworten gibt, indem es Einblick in die an der Entstehung von Depressionen beteiligten inneren Mechanismen gewährt. Es soll zeigen, wie man den mannigfaltigen körperlichen, seelischen und verhaltensmäßigen Auswirkungen der Depression beikommen und gleichzeitig sein Gehirn auf gesunde Gedanken bringen kann.

Arten und Symptome der Depression

Depressiv werden kann man aus den verschiedensten Gründen. Wissenschaftliche Untersuchungen zur Neurobiologie der Depression weisen immer mehr darauf hin, dass „depressive Erkrankungen eine Familie verwandter, aber deutlich voneinander zu unterscheidender Beschwerden bilden" (Shelton, 2007, S. 1). Depression kann aufgrund einer angeborenen Anfälligkeit oder als Folge von Misshandlung oder Vernachlässigung in der Kindheit auftreten und die Hirnfunktionen sowie die Fähigkeit zur Bewältigung kritischer Lebensereignisse beeinträchtigen. Ebenso kann sie auf ein Trauma oder eine nichttraumatische, aber langfristige Belastung zurückgehen. All diese Ursachen beeinflussen das Erscheinungsbild, den Schweregrad sowie den Verlauf der Krankheit und damit auch die Art der Behandlung.

In meiner Therapiepraxis habe ich bei Klienten, die unter Depression leiden, deutliche, krankheitsgeschichtlich bedingte Unterschiede festgestellt.

- Bei einer Depression als Folge eines schwerwiegenden Verlusts, vor allem, wenn dieser in jungen Lebensjahren erlitten wurde, sind die Symptome von einer solchen Intensität, dass die Betroffenen in Verzweiflung und Hoffnungslosigkeit stürzen.
- Bei einer Depression als Folge chronischer Belastung muss für eine Besserung der belastende Faktor verändert werden. Die Betroffenen leiden oft unter Erschöpfung und kapseln sich ab, um wieder zu Kräften zu kommen.
- Wer unter einer Depression leidet, die weder auf ein Trauma noch auf Vernachlässigung zurückgeht (endogene Depression), hat vor allem Probleme mit der Motivation und daher weniger Freude und Spaß am Leben.
- Depression nach einer traumatischen Belastung erfordert die Aufarbeitung traumatischer Erinnerungen, doch zur unmittelbaren Genesung sollte man das Augenmerk auf die mit dem Trauma zusammenhängenden Ohnmachtsgedanken und Grübeleien richten.

Alle Ursachen zeigen sich in Körper, Seele und Verhalten. Behandelbar sind diese Symptome mithilfe der hier aufgeführten Techniken, die die psychische und physische Energie steigern und diejenigen Verhaltensweisen stärken, mit deren Hilfe negative Einstellungen zum Positiven hin verändert werden können. Es folgen einige Beispiele für Symptome und Behandlungstechniken.

Niedrige psychische und physische Energie: Depression ist von Lethargie gekennzeichnet. Depressive Menschen fühlen sich körperlich schwach und haben wenig Freude an körperlichen Aktivitäten, die sonst antriebssteigernd wirken. Mehr als andere Menschen leiden sie unter Schmerzen. Bei diesen Symptomen helfen die Techniken „Dort ansetzen, wo man schon ist" und „Energie ankurbeln".

Depressives Verhalten: Chronischer Stress kann zu Burnout führen. Depressive Menschen mit Burnout neigen zu Rastlosigkeit, gekoppelt mit Erschöpfung und Isolation. Geht die Depression auf frühkindliche kritische Ereignisse zurück, führt eine Phase der überwältigenden Verzweiflung zu selbstverletzendem Verhalten. Hier helfen die Techniken „Cool down Burnout" und „Vorbeugung gegen destruktives Verhalten".

Depressives Denken: Ein Hang zum Grübeln, Inflexibilität und eine grundsätzlich negative Lebenseinstellung gehen im Denken depressiver Menschen Hand in Hand. Die Betroffenen müssen nicht nur ihrer negativen Einstellung Einhalt gebieten, sondern darüber hinaus auch in ihrem Gehirn neue Schaltkreise bilden, die stark genug sind, um für eine positive Einstellung und flexibles Problemlösen zu sorgen. Dabei helfen Techniken wie „Neue Perspektiven gewinnen", „Flexibler werden" und „Lernen, aus dem Vollen zu leben".

Bei den beschriebenen Symptomen sind verschiedene Hirnareale betroffen. Funktioniert Ihr Gehirn nicht effektiv, schlägt sich dies auch im Fühlen, Denken und Verhalten nieder. Umgekehrt lassen sich all diese körperlichen, seelischen und verhaltensmäßigen Symptome mithilfe von Techniken behandeln, die das Gehirn nutzen, um es zu verändern. Ich habe diese Techniken für das Buch ausgewählt, weil sie unter Therapeuten bekannt dafür sind, ausgleichende und stimmungsaufhellende Gefühle zu verstärken und depressivem Schwarzsehen entgegenzuwirken. Wie das funktioniert, ist auch wissenschaftlich erforscht. Dank der inzwischen in der Hirnforschung üblichen bildgebenden Verfahren kennt man die Mechanismen, mit denen konsequent angewandte Antidepressionstechniken die Stimmung des depressiven Hirns anheben und beleben. Damit man ein positiv ausgerichtetes, flexibles Hirn bekommt, muss man jedoch wissen, welche Methoden sich dafür eignen und wie man sie am besten anwendet.

Selbsthilfe oder Therapie?

Die hier vorgestellten bewährten depressionsmildernden Techniken zur Symptombewältigung sind recht unkompliziert und können eigentlich von allen ausgeführt werden. Bei schweren oder wiederkehrenden Depressionen jedoch sind sie kein Ersatz für eine Psychotherapie. Sie helfen weder bei traumatisch bedingten Depressionen, wenn nicht auch das Trauma aufgearbeitet wird, noch können sie bei komplizierten psychiatrischen Erkrankungen eine Langzeitbehandlung ersetzen.

Wer unter der für Depression typischen Energiearmut leidet, kann von einem Selbsthilfeansatz schnell überfordert sein. Hier empfiehlt es sich, mit einer engagierten Therapeutin zusammenzuarbeiten, die von ihrer Persönlichkeit her gut zu Ihnen passt (Hardy, Cahill, Shapiro, Barkham, Rees & Macaskill, 2001). Zu Anfang der Behandlung geht es vor allem darum, die Motivation zu finden, um dabeizubleiben. Behandlungsmotivierend wirkt die genaue Beobachtung und fortlaufende Einschätzung der Therapeutin, die auch dafür sorgt, dass die Behandlung nur so schnell voranschreitet, wie das psychisch verkraftbar ist.

Die Techniken müssen so lange geübt werden, bis man sie beherrscht. Dafür ist jedoch – auch von außen kommende – Energie erforderlich, zu der eine Therapeutin beiträgt, die Unterstützung, Ermutigung und Orientierung bietet. Eine fachkundige Psychotherapeutin zurate zu ziehen und sich bei ihr Hilfe zu holen ist also meistens eine ganz weise Entscheidung.

Was Sie von den 10 besten Antidepressionstechniken haben

Die traurige Nachricht lautet, dass weniger als die Hälfte aller Menschen mit einer Major Depression als depressiv eingestuft werden, wovon wiederum nur die Hälfte behandelt wird. Von den Behandelten aber wird nur ein Drittel vollständig von den Symptomen geheilt (Nemeroff, 2004). Vor allem Männer verweigern sich einer Behandlung, denn wer zugibt, unter Depressionen zu leiden, gibt gleichzeitig zu, schwach zu sein (Real, 1997). Männer bekennen sich oftmals erst zu ihrem Leid, wenn es unerträglich geworden ist und in ihrem Leben bereits unnötigen Schaden angerichtet hat.

Aber die Symptome können sich auch der Behandlung in den Weg stellen, etwa in Form von Lethargie, Hoffnungslosigkeit, Pessimismus, negativen Denkgewohnheiten, depressionsverstärkenden Lebensweisen und hartnäckigen Stimmungseintrübungen nach dem Motto: „Ich weiß ja, dass Sport mir guttäte, aber ich bin dafür einfach zu müde." „Wenn meine Familie einfach mal honorieren würde, wie sehr ich mir Mühe gebe, dann würde ich mich wohler fühlen. Wie kann es mir denn gut gehen, wenn mir niemand hilft?" „Ich möchte, dass mein Leben einen Sinn hat, aber ich kann mir nicht vorstellen, dass ich anderen Menschen nützen könnte." Depressive Klienten, die derlei äußern, profitieren von einer Therapie, die ihr Verhalten, ihre Einstellung oder ihr Denken in die richtige Richtung lenkt und sie lehrt, die Symptome in den Griff zu bekommen. Dazu ist es erforderlich, die Klienten aus ihrer Lethargie heraus und zum Handeln zu bewegen, ihre Hoffnung zu wecken, ihnen zu zeigen, wie sie ihre Denkgewohnheiten steuern, ihre Lebensweisen ändern und ihre negative Stimmung aufhellen können. Im Alleingang ist all dies jedoch viel zu schwierig.

Das Therapieangebot ist überaus reichhaltig, was aber auch verwirren kann. Eine schnelle Internetrecherche ergibt die medikamentöse Behandlung als Mittel der ersten Wahl. Als langfristig hilfreicher gilt jedoch die Kognitive Verhaltenstherapie (KVT). Untersuchungen von Behandlungen, bei denen beide Methoden miteinander kombiniert werden, deuten darauf hin, dass Klienten schneller auf die Maßnahmen ansprechen und es ihnen schon nach zwölf Wochen besser geht, langfristig sogar auch ohne Medikamente (Perlis et al., 2002). Es gibt immer mehr Hinweise, dass positive Hirnschaltungen diejenigen für Grübeleien und Schwarzsehen außer Kraft setzen, weswegen spirituell ausgerichtete Techniken zur Bildung positiver Gefühle und zur Förderung des inneren Gleichgewichts von hohem Wert sind. Da alle Übungen dieses Buches irgendwie guttun, gibt es keine strikte Vorgehensweise. Auch hat jede Therapeutin ihren eigenen Stil. Also können Sie mit dem Symptom beginnen, das Sie als Erstes loswerden möchten, und dann darauf aufbauend die übrigen Symptome nacheinander durcharbeiten.

Das Buch richtet sich sowohl an depressive Klienten als auch an Therapeutinnen, die mit depressiven Klienten arbeiten. Um die Techniken für alle verständlich zu machen, vermeide ich möglichst die Verwendung von Fachjargon. In Kapitel 1 und 2 stelle ich dar, wie das Gehirn funktioniert und wie es von Medikamenten beeinflusst wird. In Kapitel 1, „Wie das Gehirn depressiv macht", werden Grundkenntnisse über das Gehirn vermittelt. Denn wenn Sie wissen, was in Ihrem depressiven Gehirn los ist, können Sie verstehen, warum sich die körperlichen, psychischen und verhaltensmäßigen Merkmale einer Depression mithilfe der in diesem Buch vorgestellten Methoden verändern lassen.

In Kapitel 2, „Medikamentöse Behandlung des depressiven Gehirns", werden übliche Psychopharmaka zur Behandlung von Depression vorgestellt. Medikamente sind ganz brauchbar und unter bestimmten Umständen auch notwendig. Sie helfen die Trägheit zu überwinden oder Erregungszustände zu mildern und führen zu mehr Freude im Alltag.

Kapitel 3, „Auslöser erkennen und anders auf sie reagieren", beschreibt vier verschiedene Ursachen für Depression und was sie auslösen. Auf diese Auslöser einmal anders als gewohnt zu reagieren hilft, biografisch bedingte Muster aufzubrechen.

In Kapitel 4, 5 und 6 werden Techniken vorgestellt, die besonders darauf abzielen, den lethargischen, unmotivierten Körper und Geist zu aktivieren. Wer im Alltag träge und desinteressiert ist, braucht Maßnahmen, die auch bei wenig Motivation und niedrigem Energiepegel möglich sind. So helfen die Übungen „Dort ansetzen, wo man schon ist" und „Energie ankurbeln" sogar bei schweren Depressionen. Sie werden überrascht sein, wenn Sie merken, wie bereits kleinste Veränderungen Ihre Energie wieder zum Fließen bringen und Sie dazu befähigen, mehr Übungen durchzuführen. „Cool down Burnout" richtet sich an Menschen, die während einer Depression nicht nur aktiv bleiben, sondern sogar deutlich hyperaktiv sind, was wiederum zu der für einen Burnout typischen körperlichen, geistigen und emotionalen Erschöpfung führt.

Wer etwas verloren hat, das ihm oder ihr etwas bedeutet – eine Beziehung, ein ausgewogenes Leben in Übereinstimmung mit den eigenen Werten oder die Verbindung zum großen Ganzen –, verliert oft auch den Kontakt zu Menschen, die Mut machen und Beistand leisten könnten, was das Gefühl des Verlusts noch verstärkt. Um mit dem Schmerz oder dem Gefühl der Leere zurechtzukommen, verlegt man sich dann auf Verhaltensweisen, die einem selbst oder anderen schaden. Es gibt aber Techniken, die der niedergedrückten Stimmung und dem negativen Sog der Depression entgegenwirken und dazu ermutigen, wieder mit anderen Menschen und mit etwas, das größer ist als man selbst, in Kontakt zu treten. Mit ihrer Hilfe können Symptome, die den Zugriff auf die so nötigen Ressourcen verhindern, reduziert werden. Einige davon werden in Kapitel 7, 8 und 9 vorgestellt („Raus aus der Isolation", „Zu einem ausgewogenen Leben finden" und „Vorbeugung gegen destruktives Verhalten").

Menschen mit einer Depression neigen zu engen und starren Denk- und Verhaltensweisen, in denen sie sich wie gefangen fühlen. Die in Kapitel 10 und 11 vorgestellten Techniken „Neue Perspektiven gewinnen" und „Flexibler werden" bieten Möglichkeiten, wie man schlechte Gewohnheiten ablegen und den Einstellungswinkel weiten kann. Zahlreiche Strategien arbeiten mit positiven Gefühlen wie Freude und Spaß, die auf das Gehirn einwirken und es befähigen, den Widrigkeiten des Lebens mit Flexibilität, Kreativität und Optimismus zu begegnen.

Das letzte Kapitel widmet sich der Technik „Lernen, aus dem Vollen zu leben". Will man eine Depression wirklich überwinden, muss man nicht nur etwas gegen die Symptome tun, sondern auch sein Leben von Grund auf ändern. Das Leben – mit allen Höhen und Tiefen – offen anzugehen, statt ängstlich, abweisend und defensiv darauf zu reagieren, lässt sich aber lernen.

In jeder der zehn Techniken stecken viele Methoden, die ans gewünschte Ziel führen. Beispiele „aus dem wirklichen Leben" veranschaulichen die Effektivität der Techniken und deren individuell veränderbaren Anwendungsmöglichkeiten. Es handelt sich allerdings nicht um komplette Fallgeschichten aus meiner Praxis, sondern um miteinander vermischte authentische Erfahrungen. Wenn Sie, wie ich vermute, alle Techniken einmal ausprobieren wollen, können Sie mit denen beginnen, die sich mit dem Symptom beschäftigen, das Sie am meisten plagt, und sich dann dem nächsten Symptom zuwenden. Es gibt keine ideale Reihenfolge, um die zehn besten Antidepressionstechniken zu erlernen. Wählen Sie darum diejenigen Methoden, die für Sie am besten funktionieren.

1. Wie das Gehirn depressiv macht

Ein ganzes Leben reicht nicht, um die Funktionsweisen des Gehirns zu verstehen. Doch eines ist sicher, nämlich dass alles, was sich im Körper abspielt – jeder Gedanke, jedes Gefühl –, ein Produkt der Gehirnaktivität ist. Das Gehirn ist ein Körperorgan, das sich in ständiger Wechselbeziehung zu allen Teilen des Körpers befindet.

Zu unterscheiden ist das Gehirn vom Geist, der als Energie- und Informationsfluss zwischen Körper und Gehirn mehr als ein rein physischer Prozess ist (Siegel, 2007). Dessen ungeachtet werde ich das Gehirn in diesem Kapitel so behandeln, als würden seine einzelnen Teile die körperlichen, psychischen und verhaltensmäßigen Symptome hervorrufen, die wir Depression nennen. Diese Zerteilung in einzelne Funktionen ist zwar stark schablonenhaft, macht es aber einfacher, das Gehirn zu begreifen. Anschließend werden wir uns die Probleme ansehen, die bei diesen Funktionen auftreten und zu einer Depression beitragen.

Um zu verstehen, was bei einer Depression passiert, sollten Sie sich Ihr Gehirn als ein einzigartiges Ergebnis Ihrer Physiologie und der Gesamtheit all Ihrer Lebenserfahrungen vorstellen, welche gemeinsam ein Bewusstsein für neue Erfahrungen bilden und deren Interpretation und Integration ermöglichen. So fließen aus dem Herzen, dem Darm und dem riesigen Organ Haut lebenswichtige Informationen zum Gehirn und klären es darüber auf, was im jeweiligen Moment positiv, dringend oder schwierig ist. Geschieht die Verknüpfung mit vergangenen (bewusst oder unbewusst im Gedächtnis gespeicherten) Erfahrungen reibungslos, formt das Gehirn daraus eine Reaktion. Dies ist ein fließender Prozess – kontinuierlich werden neue Reize vom Gehirn integriert und beantwortet. Stellen Sie sich beispielsweise vor, Sie gehen eine Straße hinunter und nehmen einen widerlichen Gestank wahr. Wenn Sie so etwas noch nie gerochen haben, reagieren Sie vielleicht mit Neugier. Wenn Ihnen klar wird, dass der Geruch nichts Gutes bedeuten kann, werden Sie sich wahrscheinlich zurückhalten und die Umgebung nach Zeichen für eine drohende Gefahr absuchen. Hätten Sie jedoch schon einmal einen Brand erlebt, dann bekämen Sie – egal, wie lange das vorige Erlebnis her ist – in null Komma nichts Herzrasen, Ihr Atem würde sich beschleunigen, und Ihr Körper würde sich startklar zum Sprint machen. Sofort! Warum? Weil der Gestank aufgrund Ihrer Vorerfahrung als unmittelbare Gefahr interpretiert wird.

1.1 Depression aus neurobiologischer Sicht

Wie können Sie erkennen, was Ihr Gehirn gerade macht? Indem Sie sich anschauen, was Sie denken, fühlen und tun. Man könnte die Ursache einer Depression entweder als biologisch oder als Resultat des Erlebens betrachten. Doch eigentlich ist Depression immer auch biologisch, und umgekehrt wird das Biologische immer auch vom Erleben beeinflusst. Dieses wird über die Gehirnaktivität wahrgenommen, welche dann auch eine Reaktion hervorruft und anschließend eine Erinnerung formt. Gehirn, Körper und Erfahrung stehen also in einer wechselseitigen Beziehung, in der ein ständiger Informationsaustausch stattfindet.

Die Art und Weise, wie Gehirnstrukturen und -funktionen dazu beitragen, dass man depressiv wird, ist beschreibbar, und dieses Wissen hat die Psychotherapie der Depression beeinflusst. Inzwischen weiß man nicht nur, welche lang erprobten Methoden funktionieren, sondern versteht auch, warum sie das tun und wann und wie sie anzuwenden sind, um mithilfe des Gehirns das Gehirn zu verändern. Und wie man außerdem weiß, kommt es sogar vor, dass die von einer Depression oder einer anderen psychischen Erkrankung verursachten Symptome bereits vor Abschluss einer Psychotherapie zumindest abklingen.

Konzipiert sind die zehn besten Antidepressionstechniken zur Verringerung bzw. Beseitigung der am häufigsten von Depression verursachten Probleme: körperliche und geistige Lethargie, Grübelei, Gefühle der Hilflosigkeit und Hoffnungslosigkeit sowie selbstverletzende oder andere schädigende Verhaltensweisen. Die Techniken bauen auf dem Wissen auf, wie ein schlecht funktionierendes Gehirn Symptome verursacht und wie man es davon heilen kann. Doch eigentlich muss man nicht unbedingt verstehen, wie diese Techniken funktionieren und zum Erfolg führen. Sie brauchen also kein schlechtes Gewissen zu haben, wenn Sie dieses Kapitel lieber überschlagen und gleich mit den Übungen anfangen wollen. Wenn Sie trotzdem mehr darüber erfahren möchten, wie man eine Veränderung im Gehirn bewirken kann, dann lesen Sie einfach weiter.

1.2 Neuronen, Neurotransmitter und die Kommunikation im Gehirn

Das Gehirn ist ein kompliziertes Netzwerk aus Zellen, die man „Neuronen" nennt. Davon haben Sie etwa 10 Milliarden. Jedes einzelne Neuron kann auf unendlich verschiedene Art und Weise mit rund 10000 anderen Neuronen kommunizieren. Diese Kommunikationsnetzwerke bestimmen alles, was in Ihrem Körper vorgeht. Ist Ihr Gehirn tot, funktioniert also gar nichts mehr, selbst dann nicht, wenn alle anderen Organe intakt geblieben sind. Und genau so, wie Sie nicht in Hochform sind, wenn eines Ihrer Organe nicht richtig arbeitet, so geraten auch Ihre Gedanken und Gefühle durcheinander, wenn Teile Ihres Gehirns nicht richtig funktionieren.

Wie kommuniziert das Gehirn?

Sämtliche 10 Milliarden Neuronen müssen miteinander kommunizieren, um (neben vielen anderen Aufgaben, die hier unerwähnt bleiben) Gedanken, Verhaltensweisen und Gefühle hervorzubringen. Doch wie schaffen sie das? Indem sie zwischen ihren Enden, den Synapsen, Botenstoffe hin- und herschicken, die man „Neurotransmitter" nennt. Unterschiedliche Botschaften werden von verschiedenen Neurotransmittern transportiert, welche im Folgenden kurz beschrieben werden.

Jede Botschaft muss empfangen werden, und der jeweilige Empfangsort bestimmt die Bedeutung und Interpretation einer Botschaft sowie deren Einfluss auf Gehirnfunktionen. Nehmen wir einmal die Metapher E-Mail. Stellen Sie sich vor, dass Sie auf der Arbeit eine E-Mail von Ihrem Chef bekommen, in der er von Ihnen Überstunden fordert, damit ein bestimmtes Projekt abgeschlossen wird. Wenn Sie diese Mail an eine Kollegin weiterleiten, mit dem Kommentar, wie sehr Sie von Ihrem Chef frustriert sind, bekommen Sie vielleicht eine tröstende Antwort. Wenn Sie aber aus Versehen statt auf „Weiterleiten" auf „Antworten" klicken und Ihr Chef den Kommentar liest, bekommen Sie wahrscheinlich Ärger. Wenn Sie „Allen antworten" anklicken und die Nachricht an die ganze Belegschaft schicken, werden Sie ganz unterschiedliche Reaktionen bekommen, verwirrt oder auch genervt klingende. Gar nichts wird hingegen passieren, wenn Sie Ihre Mail in den Ordner „Später senden" verschieben. Ein und dieselbe Nachricht kann also verschiedene Ergebnisse bringen, je nach Empfänger.

So in etwa verhält es sich auch mit den Neurotransmittern. Nehmen wir Dopamin als Beispiel. In einem Teil Ihres Gehirns wird Dopamin so empfangen: „Mir geht's gut!" Wird es im denkenden Teil Ihres Gehirns empfangen, erhöht es die Aufmerksamkeit; in einem anderen Teil verbessert es die Motorik (bei Parkinson z. B.

herrscht ein Mangel an Dopamin). Hat man nicht genug davon, fühlt man sich wenig motiviert und kann sich schlecht konzentrieren. Sie sehen schon – Dopamin kann Verschiedenes bewirken, je nach Menge und Empfangsort.

In Abbildung 1.1 ist dargestellt, wie Neurotransmitter von der Synapse einer Zelle („präsynaptisches Nervenende") zu der Synapse einer anderen Zelle („postsynaptisches Nervenende") übergehen. Bei der Ausschüttung des Neurotransmitters in die Synapse können drei Dinge passieren:

- Der Neurotransmitter wird vom „Rezeptor" der anderen Zelle aufgenommen. Bestimmte Rezeptoren empfangen nur bestimmte Neurotransmitter.
- Der Neurotransmitter wird weitergeleitet, um Platz für neue Reizübertragungen zu schaffen.
- Der Neurotransmitter kann von der Zelle, die ihn ausgeschüttet hat, wiederaufgenommen werden. Hier setzen die meisten Antidepressiva an. So hindern Serotonin-Wiederaufnahmehemmer (SSRI, „selective serotonin reuptake inhibitor") die Wiederaufnahme des Neurotransmitters und steigern damit dessen Produktion.

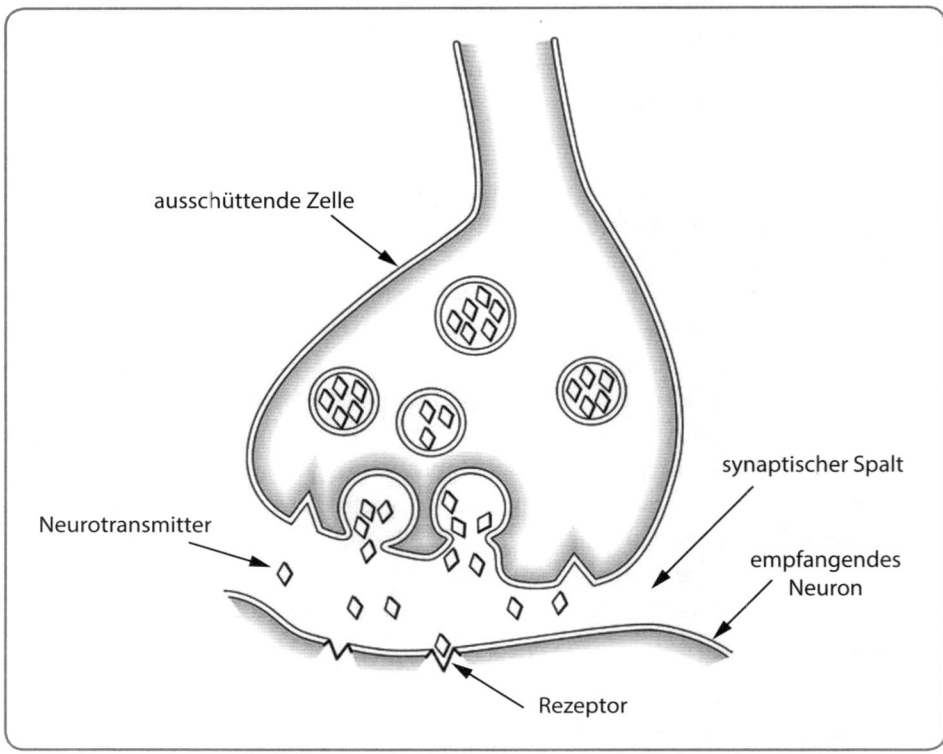

Abbildung 1.1: Neurotransmitter (als Rauten dargestellt) werden von einem Neuron in die Synapse ausgeschüttet und von einem anderen Neuron empfangen (siehe Wehrenberg, 2012)

Bei der Übertragung von Neurotransmittern können folgende Probleme auftreten:
- Zu geringe Kommunikation: Es gibt nicht genug Botenstoff für einen effektiven Ablauf.
- Zu viel Kommunikation überstimuliert das Gehirn. Extremer Stress zum Beispiel führt zur Ausschüttung einer ganzen Flut an Botenstoffen, woraufhin alles als zu anstrengend empfunden wird. Bei Dauerstress geht der Vorrat des Neurotransmitters schließlich zur Neige.
- Ist der Vorrat eines Botenstoffes erschöpft, gerät das ganze System der Neurotransmitterausschüttung aus dem Gleichgewicht. So besagt eine Theorie der Depression, dass ein Mangel an Serotonin die Ausschüttung von Noradrenalin verstärkt, was zu einem Zustand der Erregung führt.

Empfang von Botschaften

Aber selbst wenn die Menge der Neurotransmitter stimmt und deren Übertragung gut funktioniert, können Probleme beim Empfang auftreten. Ein Neuron muss genau wie ein Radio für den Signalempfang gut eingestellt sein. Verschlechtert wird dieser durch Hormonstörungen wie etwa Schilddrüsenprobleme, Testosteronmangel oder Östrogen- und Progesteronschwankungen. Gerade chronischer Stress kann bestimmte Gehirnareale so sehr reizen, dass die Betroffenen überreagieren und die Situation als belastender empfinden, als sie eigentlich ist.

Es reicht ja auch nicht, von Radiowellen und Mobilfunksignalen umgeben zu sein, um Sendungen zu empfangen und zu entschlüsseln. Man braucht dafür auch die richtigen Geräte. Erinnern Sie sich an den Wechsel von analogem zu digitalem Fernsehen? Da mussten Sie sich auch den passenden Receiver zulegen, sonst hätten Sie weder Bild noch Ton gehabt. So muss auch Ihr Gehirn gut eingestellt sein, damit es bereit ist, die über Neurotransmitter korrekt gesendeten Informationen sauber zu empfangen.

In verschiedenen Gehirnregionen werden Signale empfangen und entschlüsselt, Antworten generiert und abgesendet. Dort werden Informationen übermittelt, koordiniert und interpretiert, die ein zusammenhängendes Bild ergeben und dabei wieder neue Reaktionen produzieren. Jedes Areal hat seine eigenen Aufgaben, die sich von denen der anderen unterscheiden, doch alle müssen reibungslos funktionieren, damit die Nachrichten klar und deutlich übertragen werden können, wie bei Ihrem Mobiltelefon, das Signale empfängt, entschlüsselt und dann Ihre Antwort rücküberträgt. Diese neuronalen Netzwerke müssen auf jeden Fall miteinbezogen werden, wenn es um die Symptome der Depression und deren Heilung geht. Je häufiger ein Neuron mit einem anderen kommuniziert, umso bevorzugter werden die beiden

Neuronen aufeinander reagieren, gemeinsam „feuern" und sich „miteinander verdrahten" (Donald Hebb: „What fires together, wires together"), was darauf hinausläuft, dass die Gefühle einer Erfahrung zusammen mit den dazugehörigen Gedanken und Körperempfindungen im Gedächtnis gespeichert werden. Überdies ist jedes einzelne Detail in der Lage, die vollständige Erinnerung – bestehend aus Gedanken, Gefühlen, Körperempfindungen – wachzurufen, d. h., beim nächsten Zugriff auf die Erinnerung werden die Einzelheiten einer Erfahrung wieder zusammengefügt.

Das Gehirn wächst also. Aber nicht nur, indem sich Neurone miteinander vernetzen, sondern auch, weil Erfahrungen die Produktivität des Gehirns anregen. Das Feuern der Hirnzellen führt in den betreffenden Arealen nämlich zu einem Zuwachs an Nervengewebe und Blutgefäßen, was die Entstehung neuer Zellen und Zellkontakte begünstigt (Siegel, 2007). Nun besteht eine der Hauptursachen für Depression darin, wie *Neues* auf *Altem* aufbaut. So funktionieren *frühere* Erfahrungen wie Filter: Eine neue Erfahrung ruft sogleich eine Erinnerung wach, wodurch die Gegenwart gewissermaßen durch die Linse des Gedächtnisses betrachtet wird. Werden aber neue Erlebnisse dermaßen von alten Enttäuschungen, Traurigkeit und Hilflosigkeit überschattet, löst dieser eigentlich ganz effiziente Aspekt des neuronalen Netzwerks im Gehirn eine Depression aus. Sogar schlechte Laune kann Erinnerungen an ähnliche Situationen wachrufen (Williams, Teasdale, Segal & Kabat-Zinn, 2009). Denken Sie daran, wie es ist, wenn Sie sich über Ihren Partner oder Ihr Kind ärgern, wie schnell Ihnen dann alle anderen Male einfallen, an denen das passiert ist. Das haben Sie nun von Ihren neuronalen Netzwerken!

Gleichgewicht ist wichtig

Das Gehirn hat es gern, wenn alles schön ausgeglichen ist. Um den Körper im Gleichgewicht zu halten, überwacht es all dessen Vorgänge. Was passiert, wenn Sie sich bewegen? Der Bedarf an Sauerstoff steigt. Geht der Sauerstoffvorrat zuneige, werden Atem und Puls beschleunigt, damit Sie mehr Sauerstoff bekommen. Sie können Ihre Atmung auch absichtlich steuern, wie etwa beim Kampfsport, Gewichtheben oder Singen, doch auch ohne bewusste Steuerung sorgt Ihr Gehirn immer für genügend Sauerstoff.

Auch die Neurotransmitterpegel gleicht das Gehirn aus, und zwar mithilfe von Rückkopplungsschleifen. Wie Sauerstoffmangel sich in kurzem Atem oder Schwindelgefühl bemerkbar macht, so schlägt sich ein Zuviel oder Zuwenig an Neurotransmittern in Stimmungs-, Verhaltens- oder Denkschwierigkeiten nieder. Kommt es zu einem Ungleichgewicht der Botenstoffe, initiiert das Gehirn Aktivität, um das Gleichgewicht wiederherzustellen, ein Prozess, den man „Homöostase" nennt.

Die Techniken in diesem Buch helfen dem Gehirn, die Balance zu finden. Aus dem Gleichgewicht kommen Sie, wenn Sie sich nicht gesund ernähren, nicht genug Schlaf bekommen, zu gestresst oder körperlich krank sind. Ändern Sie also Ihre Ess-, Schlaf- oder Lebensgewohnheiten – oder gehen Sie zum Arzt.

Einzelne Neurotransmitter und ihre Funktionen

Folgende Neurotransmitter sind für ein Verständnis der Depression relevant:
- Glutamat
- GABA (engl.: gamma-aminobutyric acid, dt.: Gamma-Aminobuttersäure)
- Serotonin
- Noradrenalin (auch Norepinephrin genannt)
- Dopamin

Die Funktionen der Neurotransmitter

Glutamat. Stellen Sie sich Glutamat so vor, als würde Ihr Gehirn wie eine Ampel auf grün schalten. Glutamat gibt den Neuronen das Signal zum Losfeuern (löst also einen Reiz aus), damit sie ihre Neurotransmitter ausschütten. Da alle Neuronen Signale brauchen, ist Glutamat überall im Gehirn vorhanden. Oft wird es bei Stress ausgeschüttet. Die dauerhafte Übererregung durch chronischen Stress schädigt die Hirnzellen und kann depressiv machen. Ausgeglichen wird Glutamat durch GABA.

GABA. Jede Ampel muss auch mal auf rot schalten können. GABA ruft stopp. Es verlangsamt und bremst die Nervenaktivität. Auch GABA kommt überall im Gehirn vor. Wenn die Balance gestört wird, weil die GABA-Rezeptoren nicht gut funktionieren oder Glutamat überwiegt, kommt es zu Erregung und Grübeleien (immer wiederkehrendes Schwarzsehen) – zwei große Probleme bei Depression.

Serotonin. Obwohl Serotoninneuronen weniger zahlreich sind als die für GABA und Glutamat, produzieren sie überall im Gehirn Serotonin mit jeweils unterschiedlicher Wirkung. Serotonin beeinflusst Stimmung, Schlaf, Libido und psychische Funktionen wie Impulskontrolle, die Verarbeitung von Sinneseindrücken, Stress- und Schmerzreaktionen, Wahrnehmung und Gedächtnis. Serotonin lässt auch die eigene Zufriedenheit verspüren. Können Sie jetzt verstehen, wie es kommt, dass die Verminderung oder Aufnahmeverhinderung von Serotonin Depression verursacht?

Noradrenalin. Wenn Ihr Gehirn einen Energiejoker zücken könnte, dann wäre das Noradrenalin. Mit Noradrenalin bleibt man aufmerksam und voller Energie. Es gleicht den Blutdruck aus und mobilisiert bei Stress Energie. Bei niedrigem Noradrenalinpegel fühlt man sich schlapp und hat Mühe, die nötige Energie zur Abwehr negativer Gedanken aufzubringen.

Dopamin. Seine Botschaft hängt sehr von den jeweiligen Rezeptoren ab. In einer Hirnregion klingt es wie: „Mmmh, ist das gut!" In einer anderen, beispielsweise der, die fürs Denken zuständig ist, sorgt es für Konzentration. Dopamin ist wichtig, wenn Sie depressiv sind, weil Sie ohne die „Mir geht's gut"-Botschaft keine Motivation haben, um überhaupt etwas zu tun – selbst wenn es sich um etwas handelt, das Sie früher gern getan haben. Ein Mangel an Noradrenalin oder Dopamin oder an beidem kommt in Konzentrationsproblemen zum Ausdruck.

Zwei weitere Faktoren: BDNF und NO

Zwei vom Hirn ausgeschüttete Substanzen fallen zwar nicht in die Kategorie Neurotransmitter, haben aber trotzdem einen Einfluss auf die nervliche Gesundheit. Der erste ist der sogenannte Neuronenwachstumsfaktor BDNF (engl.: „brain-derived neurotrophic factor"). Das Gehirn schüttet BDNF aus, um das Wachstum neuer Gehirnzellen anzuregen. Erholt es sich jedoch nicht schnell genug, damit man sich an neue Umstände anpassen kann, hat man mehr Stress oder Mühe, Lösungen für Probleme zu finden. Auch das ist typisch für Depression.

Hinter dem chemischen Kürzel NO verbirgt sich Stickstoffoxid, ein Gas, das überall im Körper und auch im Gehirn ausgeschüttet wird. Seine vielen Aufgaben sind bis heute noch nicht vollständig geklärt. Eine ist auch für das Verständnis von Depression interessant: NO bringt Neuronen zusammen. Zellen, die Botschaften empfangen sollen, schütten zur Erleichterung beim Andocken NO aus (Nikonenko, Boda, Steen, Knott, Welker & Muller, 2008). Wenn Sie kreativer werden und Probleme besser lösen wollen, dann sollten Sie alles tun, um Ihre NO-Ausschüttung zu steigern, weil diese Ihr Gehirn auf neue Ideen bringt (siehe Benson & Proctor, 2003).

Name	Art der Substanz	Verursacht was?	Kommt wo vor / entsteht wo?	Auswirkungen
Glutamat	Neurotransmitter	Ausschüttung von anderen Neurotransmittern; wird oft bei Stress ausgeschüttet	Gehirn	Zu viel Glutamat kann auf Dauer Hirnzellen schädigen und depressiv machen
Gama-Aminobuttersäure (GABA)	Neurotransmitter	Bremst die Nervenaktivität	Gehirn	Gleichgewicht zwischen GABA und Glutamat wichtig (s. Tab. 1.5)
Serotonin (SE)	Neurotransmitter	Beeinflusst u. a. Stimmung, Schlaf, Libido, Verarbeitung von Sinneseindrücken, Stress- und Schmerzreaktionen, Gedächtnis u. lässt Zufriedenheit verspüren	Gehirn	SE-Mangel: Unfähigkeit, Zufriedenheit zu spüren, schlechte Schmerzregulierung, negative Stimmung, unkontrollierter Pessimismus (s. Tab. 1.2)
Noradrenalin (NA)	Neurotransmitter	Gleicht den Blutdruck aus und mobilisiert bei Stress Energie	Gehirn	NA-Mangel: Lethargie NA-Überdosierung: Übererregtheit, Anspannung (s. Tab. 1.3)
Dopamin (DA)	Neurotransmitter	Wohlbefinden, Konzentration	Gehirn	DA-Mangel: Antriebslosigkeit DA-Überdosierung: (überzogener) Perfektionismus (s. Tab. 1.4)
BDNF	Neuronenwachstumsfaktor	Regt Wachstum neuer Gehirnzellen an	Gehirn	

Name	Art der Substanz	Verursacht was?	Kommt wo vor/ entsteht wo?	Auswirkungen
Stickstoffoxid (NO)	Gas (unterschiedliche Funktionen)	Fördert im Gehirn „Kooperation" von Neuronen	Überall im Körper	Vorhandensein wichtig für Kreativität
Corticotropine-releasing Hormone (CRH)	Hormon	Ist indirekt für die Ausschüttung von ACTH verantwortlich	Hypothalamus	
Adrenokortikotropes Hormon (ACTH)	Hormon	Regt Hormonproduktion in der Nebennierenrinde an.	Hypophyse	
Cortisol	Hormon	Energetisierend, aktivierend	Nebennierenrinde	
Adrenalin	Hormon	Aktivierend, aufputschend	Nebenniere	

Tabelle 1.1: Körpereigene Substanzen, die im Zusammenhang mit Depression Bedeutung haben

1.3 Depression und die Strukturen des Gehirns

Viele Symptome der Depression lassen sich durch Aktivierung und Ausschüttung von Neurotransmittern in verschiedenen Gehirnregionen erklären. Das Gehirn besteht aus vielen verschiedenen Strukturen, von denen sich manche zur Ausführung ihrer Aufgaben zu Systemen oder Netzwerken zusammenschließen. Betrachten wir der Einfachheit halber zunächst einige Regionen einzeln und anschließend, wie Fehler bei der Zusammenarbeit Symptome verursachen.

- Das *Nervensystem* besteht aus anregenden und beruhigenden Nerven.
- Das *Stressreaktionssystem* sorgt für die Ausschüttung von anregenden Hormonen wie Adrenalin.
- Das *limbische System* ist das Emotions- und Gedächtniszentrum.
- Die *Basalganglien* koordinieren Motivation, Befriedigung und Bewegung.
- Der *Kortex* ist der Ort des Denkens und Entscheidens, von dem aus das übrige Hirn gesteuert wird.

Das Nervensystem

Das zentrale Nervensystem besteht aus dem Gehirn sowie aus allen Nerven, die sich durch den gesamten Körper ziehen und mit dem Rückenmark verbunden sind. Nerven befehlen Ihren Muskeln, sich zu bewegen, und signalisieren Ihrem Gehirn, wie es Ihnen körperlich geht. Nerven tragen Botschaften zwischen Ihren Körperorganen hin und her. Die Erregung und Beruhigung Ihres Nervensystems spielt auch eine Rolle bei der Depression (Abb. 1.2). Es besteht aus zwei Regionen.

Das parasympathische Nervensystem (PSNS): Bei Erregung stellt es durch seine verlangsamende und beruhigende Wirkung das Gleichgewicht im Gehirn wieder her. Viele Therapiemethoden helfen dem PSNS bei der Verminderung von Stresssymptomen mittels körperlicher Entspannung, da das PSNS während Meditation und Entspannungsübungen aktiviert ist.

Das sympathische Nervensystem (SNS): Es befiehlt den Organen Ihres Körpers, sich zu regen und bei Bedarf aktiv zu werden. Wenn Sie eine steile Treppe hochgehen, fordert das SNS eine Beschleunigung der Herz- und Atemfrequenz, um Ihren schwerer arbeitenden Muskeln mehr Sauerstoff zuzuführen. Selbst das Nachdenken über etwas Beängstigendes bringt das SNS und damit Herz und Atmung auf Trab. Bei Stress macht das System Überstunden.

Das Stressreaktionssystem

Damit der Körper die notwendige Energie hat, wenn das sympathische Nervensystem die Körperorgane in Schwung bringt, braucht man eine aufputschende Hormonaktivierung. Diese initiiert der Hypothalamus (mehr dazu im folgenden Abschnitt) mit einer Anweisung an die Adrenalindrüsen, zwei Hormone, die für Energie nötig sind, auszuschütten, nämlich Adrenalin und Cortisol. Diese rasen dann durch die Blutbahnen, um Körper und Gehirn für den Kampf gegen Stress zu mobilisieren. Das Stressreaktionssystem ist also dafür zuständig, bei Bedarf Energie zuzuführen.

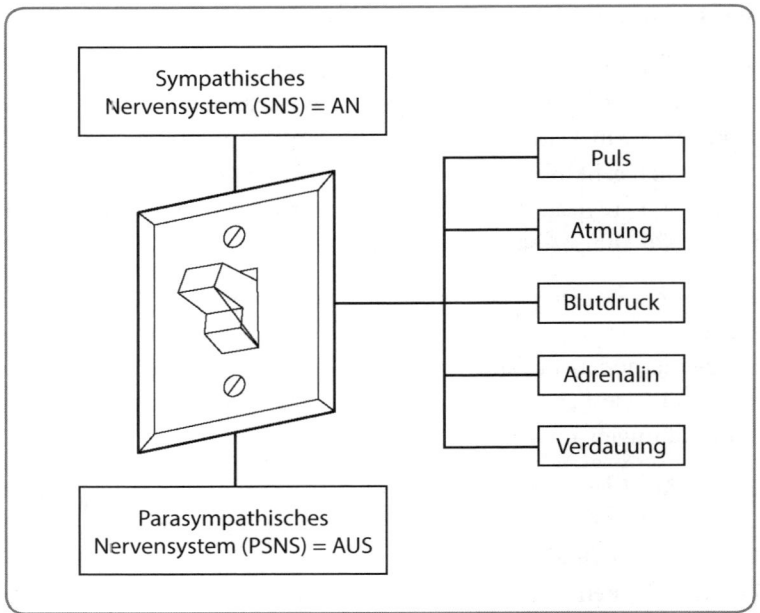

Abbildung 1.2: Das sympathische Nervensystem für Erregung und das parasympathische Nervensystem für Beruhigung

Möglicherweise ist Stress sogar die wichtigste Komponente in der Entstehung einer Depression. Bei Dauerstress sind Stresshormone entsprechend pausenlos unterwegs, was sich zunehmend negativ auf das Gehirn auswirkt. Die Übererregung durch chronischen Stress kann das Gehirn jedoch schädigen und es damit noch anfälliger für eine Depression machen (Nemeroff, 2004). Abbildung 1.3 veranschaulicht diesen Prozess in einem Diagramm.

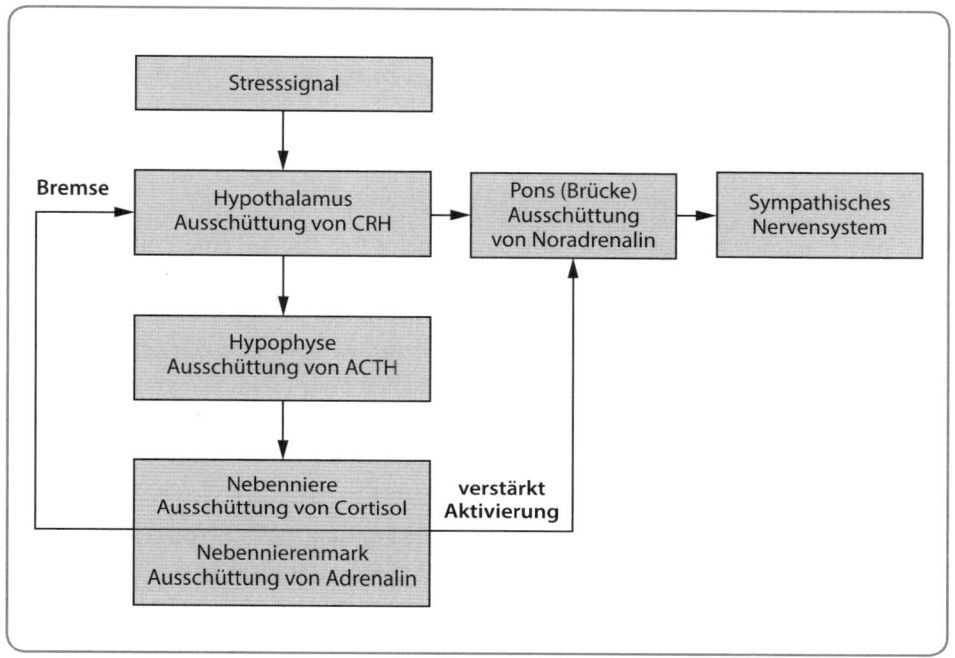

Abbildung 1.3: Das Stressreaktionssystem

Eine gestörte Stressregulierung gehört wohl zu den Hauptursachen für Depression. So kann eine hyperaktive Stressregulierung kleine Belastungen sehr viel größer aussehen lassen. Eine Überreaktion kann auf ein Trauma zurückgehen oder einfach genetisch bedingt sein. Reagiert man auf normale Situationen mit zu viel Stress, wird die Entwicklung positiver Bewältigungsfähigkeiten verhindert (Goodyer, 2008).

Außerdem dezimiert Dauerstress den Vorrat an neurochemischen Stoffen wie Serotonin, Dopamin und Noradrenalin, was dazu führt, dass man sich depressiv fühlt. Stress kann sogar krank machen, indem er die „Krankheitsreaktion" einschaltet: Appetitverlust, Müdigkeit oder Interesselosigkeit – alles typische Symptome einer Grippe oder, wenn keine Hinweise auf eine Infektion bestehen, eben auch Symptome einer Depression (Maier, 2001).

Das limbische System

Für die emotionale und die Gedächtnisarbeit des Gehirns tun sich gleich mehrere Strukturen zu einem Team zusammen mit dem Namen „limbisches System". Das Wort „limbisch" stammt aus dem Lateinischen und bedeutet „Saum", was sich auf

die Anordnung der Strukturen bezieht, die in der Mitte des Gehirns einen Ring bilden. Folgende gehören dazu:
- Thalamus
- Hypothalamus
- Hippocampus
- Amygdala

Jede einzelne spielt bei der Erzeugung emotionaler Reaktionen eine Rolle und steht auch mit anderen Gehirnregionen und dem Nervensystem in Verbindung. Denken ist dabei nicht erforderlich. Befindet man sich in einer akuten Gefahrensituation, wenn zum Beispiel ein Kind über die Straße rennt, dann wollen Sie keine Zeit mit Nachdenken verschwenden, ob Sie Energie brauchen oder nicht. Die gibt Ihr Körper Ihnen auch ohne willentliches Denken. Wenn man versteht, wie die einzelnen Teile zusammenarbeiten, kann man auch besser verstehen, wie es zur negativen Stimmung einer Depression kommt.

Thalamus: Der Thalamus hat viele wichtige Funktionen, vor allem aber die, Informationen, die über die Sinne aus der Umwelt hereinkommen, zu empfangen und sie dorthin weiterzuleiten, wo sie gebraucht werden. Man kann sich den Thalamus als Fußballspieler vorstellen. Er bekommt den „Ball" – das heißt eine Sinnesempfindung – zugespielt und gibt ihn an einen anderen Mitspieler seiner Gehirnmannschaft ab. Das kann zum Beispiel die Amygdala sein, die die Empfindung übernimmt und dann unverzüglich eine Handlung auslöst, oder aber auch das denkende Hirn, der Kortex.

Hypothalamus: Unterhalb des Thalamus liegt der Hypothalamus, ebenfalls Mitspieler der körperinneren Fußballmannschaft, zuständig für die Weiterleitung der Signale, die die Organe über das Blut transportieren. Der Hypothalamus hat die Aufgabe, Stressreaktionen zu initiieren, indem er den „Ball" mit der Information, dass man unter Stress steht, direkt an die Adrenalin ausschüttende Nebenniere abspielt, die prompt die benötigte Energie bereitstellt.

Hippocampus: Dieser Teil des limbischen Systems erinnert sich an Einzelheiten und hilft, neue Informationen in den richtigen Kontext einzuordnen. Wenn Sie sich fragen „Wo habe ich das schon mal gesehen?", hilft Ihnen unter anderem auch der Hippocampus, die Antwort zu finden. Völlig emotionslos registriert er alle Begebenheiten im Detail und sammelt sie akribisch. Die protokollierten Angaben – Daten und Fakten – sendet er an den Kortex, der über sie nachdenkt und sie mit den emotionalen Informationen der Amygdala kombiniert. Wollen Sie an die Informationen heran, die Ihr Hippocampus für Sie im Kurzzeit- oder Langzeitgedächtnis bereitstellt, müssen noch weitere Gehirnregionen tätig werden.

Amygdala: Die Amygdala ist so etwas wie das „Frühwarnsystem" des Gehirns und Hauptursache für die Entstehung depressiver Stimmungen und negativen Denkens. Ohne zu denken reagiert sie unmittelbar auf die Signale von Thalamus und Hypothalamus, die Warnungen enthalten wie beispielsweise „Gefahr!", „Achtung unangenehm!" oder „Versagerin!". Die Amygdala misst Wichtigkeit, Spannung und Intensität einer Erfahrung und informiert das Gehirn sofort, wenn es sich auf Probleme einstellen sollte. Den Hypothalamus alarmiert sie, um von ihm eine Stressreaktion zu bekommen, und setzt für die Kampf-oder-Flucht-Reaktionen Noradrenalin (der „Energieriese" unter den Neurotransmittern) frei. Diese ganze Aufregung passiert schneller, als das Gehirn darüber nachdenken kann.

Die Amygdala registriert alle hereinkommenden Informationen – zwar nicht nur die negativen, doch diese am liebsten zuerst. So findet ein wütendes Gesicht schneller ihre Aufmerksamkeit als ein lächelndes. Und eigentlich ist das auch ganz gut so, denn wenn Ihre Sicherheit gefährdet ist, müssen Sie ja schnell darauf reagieren. Doch es hat auch einen Nachteil, denn haben Sie einmal eine schlechte Erfahrung gemacht, reagiert die Amygdala später auf alles, was an jene Situation erinnert: eine andere Person, eine Stimme oder sogar ein Gefühl, das die Erinnerung an ein Gefühl wachruft, das Sie bei einer früheren schlechten Erfahrung hatten. Ändern können Sie das, indem Sie den Automatismus Ihrer Stimmung von negativ auf positiv umstellen.

Die Basalganglien (BG)

Eine „Ganglie" ist eine kernförmige Gruppierung von Neuronen. Mehrere Ganglien bilden Basalganglien, um gemeinsam an der Motivation, der Freisetzung von Energie zur Erreichung von Zielen sowie der Koordination von Körperbewegung und Emotion zu arbeiten. Sie befinden sich unterhalb des Kortex (Gehirnrinde), wo sich das Denken abspielt, und oberhalb des limbischen Systems. Ein Teil der Basalganglien, der Nucleus accumbens, ist darauf spezialisiert, sich bei Aufnahme von Dopamin belohnt zu fühlen. Wenn Sie etwas tun, das Dopamin stimuliert, und der Nucleus accumbens davon erfährt, fühlen Sie sich wohl. Dann wollen Sie das, was Ihnen dieses Wohlgefühl vermittelt, wiederholen. Die von den Basalganglien und ihrer Dopaminaufnahme stark beeinflusste Motivation und Energie funktionieren bei depressiven Menschen jedoch nicht gerade gut. Körperliche Lethargie und Desinteresse am Leben entstehen unter anderem deshalb auch in dieser Region. Die BG sind auch ganz direkt für die Verbindung von Bewegung und Emotion zuständig. Wenn Sie an einer bestimmten Aktivität Freude, Lust und Energie verspüren, werden Sie das öfter tun wollen. Ohne das Gefühl der Belohnung verlieren Sie hingegen das Interesse an dieser Aktivität, selbst wenn Sie einmal Spaß daran hatten. Kein Wunder also, dass die Basalganglien Ihre Stimmung beeinflussen!

Der Kortex

Die Strukturen des limbischen Systems arbeiten gemeinsam, um Signale an die Denkregion des Gehirns zu senden, an den Kortex. Das Wort bedeutet „Rinde" oder „Hülle", und im Vergleich mit Tiergehirnen ist diese Großhirnhülle beim Menschen richtig dick. Dieser extradicke Kortex dient der Verarbeitung und Speicherung der riesigen Masse an komplexen Informationen. Die menschliche Fähigkeit, über Denken und Fühlen nachzudenken, wird überhaupt erst durch die Aktivität des Kortex möglich. Um die vielfältigen Symptome der Depression zu begreifen, empfiehlt es sich, die Aktivität folgender Kortexbestandteile einmal näher zu betrachten:

- anteriorer cingulärer Gyrus (ACG)
- orbitofrontaler Kortex (OFK)
- Insula
- präfrontaler Kortex (PFK)

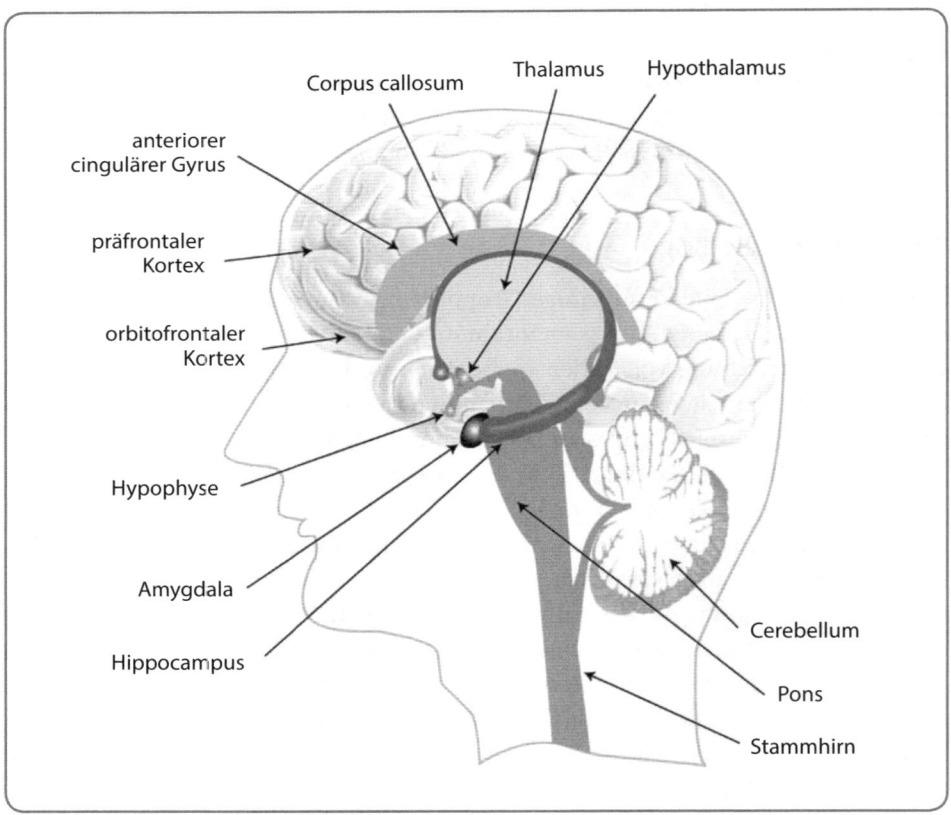

Abbildung 1.4: Innenansicht der linken Gehirnhälfte (Wehrenberg, 2012)

In Abbildung 1.4 ist das Gehirn in einer Zeichnung dargestellt.

Anteriorer cingulärer Gyrus (ACG): Dieser Teil des Kortex hilft die Informationen zu ordnen. Zwischen dem limbischen System und dem präfrontalen Kortex angesiedelt, verhält er sich wie ein Chefsekretär, der Zusammenhänge herstellt und für die Geschäftsleitung des Gehirns – den linken präfrontalen Kortex (LPFK) – Berichte schreibt. Umgekehrt leitet er Aufträge der Geschäftsleitung weiter an die niederen Gehirnstrukturen. Er protokolliert die Informationen des Hippocampus und den emotionalen Grundtonus der Amygdala. Gemeinsam mit der Insula arbeitet er daran, sinnlich Erfahrenes in den Kontext einzugliedern. Und schließlich liefert er alle Informationen an den LPFK, damit dieser sie analysieren kann. In bildgebenden Studien zeigte sich der ACG bei depressiven Menschen recht träge. Deswegen ist es so schwierig, negative Gedanken zu unterdrücken oder das ständige Herumgrübeln zu lassen. Wenn man jedoch von Emotionen überflutet wird oder immer wieder den gleichen Gedanken nachhängt, kann man nicht gut Probleme lösen.

Orbitofrontaler Kortex (OFK): Dieser Teil des Kortex ist so etwas wie der Leiter der Abteilung Brainstorming. Er regelt das sogenannte Arbeitsgedächtnis – auch Kurzzeitgedächtnis genannt –, das Informationen nur so lange speichert, wie sie zur Lösung von Alltagsproblemen notwendig sind. Damit kann der OFK Informationen mit Erinnerungen an ähnliche frühere Situationen vergleichen. Dieses ist notwendig, um mehrere mögliche vernünftige Problemreaktionen zu erzeugen und die Daten dann zur Analyse und Entscheidungsfindung an den präfrontalen Kortex weiterzuleiten.

Ein ordnungsgemäß funktionierender OFK sorgt für eine reibungslose Impulskontrolle, was sich darin zeigt, dass man Entscheidungen nicht überstürzt trifft, sondern wohlüberlegt. Eine Ausgewogenheit der Neurotransmitter im OFK stimmt optimistisch, nach dem Motto: Es gibt für alles eine Erklärung und auch eine Lösung, nichts ist aussichtslos. Fehlt es jedoch an Neurotransmittern oder ist die Übertragung gestört, geben depressive Menschen ihren Impulsen nach, essen und trinken zu viel, versuchen, sich mit Alkohol oder Drogen zu helfen oder gar sich umzubringen. Gelingt es dem OFK nicht, etwaige Erinnerungen an tief sitzende frühere Verlusterfahrungen, wie etwa Vernachlässigung in der frühen Kindheit, unter Kontrolle zu bringen, passiert etwas, das für eine Depression besonders kennzeichnend ist: der plötzliche Absturz in die Verzweiflung.

Insula: Die Insula, die sich zwischen der seitlichen Großhirnrinde und dem limbischen System befindet, sammelt aus dem Körper stammende Daten zur Befindlichkeit. Sie sorgt dafür, dass man sich und seines Körpers bewusst ist, und spielt auch bei der Schmerzempfindung eine Rolle. Sogenannte Bauchreaktionen gehen auf Informationen aus der Insula zurück. Bei unter Panikanfällen und Depression leidenden Menschen hat man hier eine verminderte Funktion des Neurotransmitters GABA festgestellt, was auf eine hyperaktive Insula hinweist (Cameron et al., 2007).

Des Weiteren verbindet die Insula das emotionale (limbische) mit dem denkenden Gehirn (LPFK). Dadurch kann man sich in andere Menschen hineinversetzen und mit ihnen mitfühlen. Bei Depressionen ist diese Fähigkeit häufig gestört. Die Betroffenen reagieren zu stark, nicht nur auf den (psychischen oder physischen) Schmerz anderer Menschen, sondern auch auf den eigenen. Funktioniert hier alles normal, weiß man, wer man ist und wozu man fähig ist und wozu nicht. Bei Menschen, die meditieren und auf diese Weise ihre Fähigkeit zu Einfühlungsvermögen und Mitgefühl verbessern, ist das Volumen dieser Gehirnregion größer.

Präfrontaler Kortex: Der präfrontale Kortex (PFK) ist die Geschäftsleitung des Gehirns. Hier laufen sämtliche Informationen aus dem gesamten Körper und allen anderen Gehirnregionen zusammen, und hier wird auch entschieden, was nun zu tun ist. Der PFK hat alle Fäden in der Hand. Bei Lieferung guter Datenqualität kann er die Situation optimal analysieren und herausfinden, ob Grund zur Beunruhigung besteht oder nicht. Er entscheidet, welche Daten brauchbar sind und ins Langzeitgedächtnis überführt und welche unbrauchbar sind und gelöscht werden. Er tüftelt neue Lösungen aus und plant deren Umsetzung. Dafür braucht der PFK allerdings Klarheit und Energie.

Vielleicht haben Sie schon einmal von dem Unterschied zwischen der linken und der rechten Gehirnhälfte gehört und fragen sich, ob beide auch bei Depression eine Rolle spielen. Die knappe Antwort lautet: ja. Jedes bisher beschriebene Gehirnareal kommt sowohl rechts als auch links vor. Doch macht das Gehirn nicht etwa alles doppelt, dazu ist es zu effizient. Jede der beiden Gehirnhälften, der sogenannten Hemisphären, hat ihren eigenen individuellen Aufgabenkomplex. Betrachten wir zunächst die Unterschiede zwischen dem rechten und dem linken PFK.

Linker präfrontaler Kortex (LPFK): In dieser Gehirnhälfte wird die verbale Arbeit geleistet. Hier bekommen die Dinge eine Bedeutung, werden sie verstanden. Die linke Hemisphäre kategorisiert, löst Probleme und analysiert Informationen. Sie wird auch das „optimistische Gehirn" genannt, weil sie aus negativen Informationen hilfreiche Folgerungen schließt, wie zum Beispiel „Das ist nicht so schlimm" oder „Du hast schon Schlimmeres überstanden" oder „Dieses Problem hat auch eine gute Seite". Diese Funktion ist wichtig, um eine Depression in den Griff zu bekommen und sie zu überwinden.

Die linke Gehirnhälfte sorgt für das Zeitverständnis, ordnet Erlebnisse chronologisch ein und weiß, wann was passiert ist. Informationen zeitlich einzuordnen und zu chronologisieren hilft auch, Aufgaben systematisch auszuführen. Mit solch einem Zeitrahmen weiß man außerdem, wann etwas vorüber und vorbei ist. Er ermöglicht das Zusammenstellen einer Autobiografie, weil man sich daran erinnert, wann man dies oder jenes im Laufe des Lebens erlebt hat. Bei Depression jedoch werden frühere Schwierigkeiten in der Erinnerung immer wieder erlebt und sind daher ständig präsent. Aus diesem Grund ist die in der Achtsamkeitspraxis übliche Methode „Leben im Hier und Jetzt statt im Dort und Damals" sehr hilfreich.

Rechter präfrontaler Kortex: Auch der rechte präfrontale Kortex (RPFK) ist Teil der Chefetage des Gehirns, auch er hat Entscheidungsbefugnis, allerdings im nonverbalen Bereich. Stellen Sie sich den RPFK als kreatives Gehirn vor, das versucht, die der Zeit, dem Raum und der Emotion entstammenden Probleme zu ergründen. Bei Depression sieht der RPFK alles negativ. Dann wird er in Situationen, wo schlechte Stimmungen, niedrige Erwartungen oder frühere negative Gefühle seine Aufmerksamkeit beanspruchen, stärker als der linke Kortex sein (Johnstone, van Reekum, Urry, Kalin & Davidson, 2007). Dieser überlässt dann dem rechten Kortex das Lösen von Problemen, was dazu führt, dass Dinge abhängig von Stimmung und Emotion analysiert und entschieden werden. Das Denken ist einseitig und viel zu sehr mit dem Negativen beschäftigt, sodass man in Gefühlen von Hoffnungslosigkeit und Hilflosigkeit versinkt (Bajwa, Bermpohl, Rigonatti, Pascual-Leone, Boggio & Fregni, 2008).

Orbitofrontaler Kortex, Insula und anteriorer cingulärer Gyrus: Diese (oben beschriebenen) Bestandteile des Kortex befinden sich in der Nähe der unteren (subkortikalen) Gehirnregionen und sind besonders wichtig bei der Impulskontrolle, dem Problemlösen, der Bereitstellung von Verhaltensmöglichkeiten in schwierigen Situationen und der Affektsteuerung. Sie registrieren instinktive Reaktionen auf äußere Reize, prüfen die limbische Reaktion, schicken die koordinierten Informationen an den PFK und leiten dessen Antworten weiter an Körper und Gehirn. Daher sind sie ganz wichtig bei der Verarbeitung hereinkommender Informationen und bei der wechselseitigen Übertragung zwischen der Kommandozentrale (PFK) und dem emotionalen (limbischen) Teil des Gehirns. Bei Depressionen spielen sie eine vielseitige Rolle. So ist Apathie möglicherweise auch eine Folge des Schwunds an grauer Substanz (Lavretsky, Ballmaier, Pham, Toga & Kumar, 2007).

1.4 Wie die Zusammenarbeit der Hirnregionen zu Depression führt

Es hängt also von den Hirnregionen ab, in denen Neurotransmitter ausgeschüttet werden, welche depressiven Symptome Ihnen am meisten zu schaffen machen. Wie es dazu kommt, werde ich später erläutern. Beschäftigen wir uns zunächst einmal kurz damit, wie es zu einem Mangel an Neurotransmittern kommen kann.

Ein Mangel an Neurotransmittern kann viele Gründe haben. Er kann zum Beispiel angeboren sein. Dies ist häufig bei chronisch depressiven Menschen der Fall (die bspw. eine „endogene Depression" haben). Eine sowieso schon geringe Menge kann unter bestimmten Lebensumständen so weit schwinden, dass sie nicht mehr ausreicht. So zehren Trauma oder Krankheit besonders am Serotoninvorrat, stocken hingegen den von Noradrenalin auf, was die Wirkung des Traumas oder der Krankheit wiederum intensiviert. Wird dieser unausgeglichene Zustand nicht behandelt, dauert er über Jahre an. Chronischer Stress verbraucht zu viele Neurotransmitter, unterbindet zudem ein Aufstocken der Vorräte und verursacht dadurch ein Defizit. Auch ungenügender Schlaf und schlechte Ernährung senken die Neurotransmitterpegel. Je nach Lebensumständen kann es also einen oder mehrere Gründe dafür geben, wenn Neurotransmitter aus dem Gleichgewicht geraten.

Schauen wir uns die Neurotransmitter nun noch einmal einzeln an, um zu verstehen, wie ihr Verhalten in verschiedenen Gehirnarealen depressiv macht.

Serotonin (SE): Dies ist der Botenstoff, der bei Depression die größte Rolle spielt. Gibt es davon nur wenig, richtet er in den meisten Gehirnsystemen Chaos an (Tab. 1.1). Da Serotonin hauptsächlich eine regulierende Funktion hat, führt dessen Fehlen unweigerlich zu folgenden Symptomen: Unfähigkeit, Zufriedenheit zu spüren, schlechte Schmerzregulierung, negative Stimmung und unkontrollierter Pessimismus, um nur einige wenige zu nennen.

Gehirnstruktur	depressives Symptom
Limbisches System (Amygdala)	→ Negativität, Ängstlichkeit, Sensibilität für Gefahr
Präfrontaler Kortex (PFK)	→ mangelhaftes Vorausdenken, Unvermögen, Negativität beiseitezuschieben oder zu einer positiven Einstellung zu finden, Verlust der emotionalen Kontrolle oder Affektregulierung, Unfähigkeit, Zufriedenheit zu empfinden
Orbitofrontaler Kortex (OFK)	→ schlechte Impulskontrolle, irrationale Reaktionen auf Probleme
Anteriorer cingulärer Gyrus (ACG)	→ ängstliches Grübeln, unflexibles Verhalten

Tabelle 1.2: Reaktion der Gehirnstrukturen auf einen Serotoninmangel

Noradrenalin (NA): Dieser Botenstoff sorgt auf vielfältige Weise für Depression. Er hält wach und sorgt für erhöhte Aufmerksamkeit. Um hereinkommende Informationen zu registrieren, muss das Gehirn munter sein. Noradrenalin befindet sich in einem komplizierten Gleichgewicht mit anderen Neurotransmittern. So führt laut einer Theorie ein niedriger Serotoninpegel zur Ausschüttung von NA, was die Serotoninproduktion anregen soll, allerdings dazu führen kann, dass zu viel NA ausgeschüttet wird (und dann ebenfalls zur Neige geht). Daher kann eine Depression auch von Erregungszuständen oder Überwachsamkeit gekennzeichnet sein. Es gibt jedoch auch andere Hypothesen. Der Einfluss von NA auf die Hirnstrukturen ist in Tabelle 1.3 dargestellt.

Bei einer hyperaktiven Stressreaktion oder chronischem Stress wird zu viel NA ausgeschüttet, was nervös macht und das Gefühl verursacht, ständig „genervt zu sein".

Befindet man sich aufgrund von zu viel ausgeschüttetem NA dauerhaft in einem Zustand der Überregung, leidet man unter Hypervigilanz (Überwachsamkeit), ein Merkmal der Posttraumatischen Belastungsstörung, die übrigens auch von depressiven Symptomen gekennzeichnet ist (Rothschild, 2002; Yehuda, 1997).

Gehirnstruktur	depressives Symptom
Im gesamten Gehirn	
NA hoch	→ allgemeine Übererregtheit, innere Nervosität, körperliche und geistige Anspannung
NA niedrig	→ körperliche und geistige Lethargie
Präfrontaler Kortex	
NA hoch	→ extreme Wachsamkeit (Hypervigilanz)
NA niedrig	→ geistige Trägheit
Basalganglien	
NA hoch	→ Rastlosigkeit, Perfektionismus, Arbeitssucht, die auch in eine Depression münden kann
Sympathisches Nervensystem	
NA hoch	→ chronischer Stress und Bemühungen um Stressabbau

Tabelle 1.3: Reaktion der Gehirnstrukturen auf Probleme im Zusammenhang mit Noradrenalin

- Noradrenalin wirkt auf die Basalganglien (BG) und den präfrontalen Kortex (PFK). Bei zu hohem Noradrenalinspiegel ist der Antrieb zunächst stark, was zu Perfektionismus und Arbeitssucht führen kann und darüber oft auch zu Depression.
- Bei zu niedrigem Noradrenalinspiegel sinkt auch die geistige und körperliche Energie. Man fühlt sich geistig matt und körperlich schlapp.

Dopamin (DA): Dieser Botenstoff ist besonders interessant, weil er wie NA Depression verursacht, wenn es zu wenig oder zu viel von ihm gibt. Es kommt darauf an, in welcher Hirnregion und unter welchen Umständen das Ungleichgewicht entstanden ist. Während eines Traumas ist der Dopaminspiegel hoch, er sorgt dafür, dass man alle Einzelheiten ganz besonders aufmerksam wahrnimmt. Außerdem intensiviert er die Erinnerung daran. Je mehr Dopamin, desto wahrscheinlicher wird die Amygdala bei jedem kleinsten Detail, das an das frühere Trauma erinnert, Gefahr signalisieren. Eine derartige Überempfindlichkeit bei Erinnerungsauslösern (sogenannten Triggern) führt bei Menschen, die ein Trauma erlebt haben, mit Sicherheit aber zu mehr Stress.

Zu wenig Dopamin stellt bei Depression ein noch größeres Problem dar, weil man dadurch noch nicht einmal Lust auf Dinge hat, die eigentlich Spaß machen. Um Ziele mit Freude anzugehen und diese auch zu erreichen braucht man genügend Dopamin. Wenig Freude an vollbrachten Leistungen zu haben macht traurig oder unzufrieden und hält davon ab, etwas zu unternehmen, um auf andere Gedanken zu kommen und Neues auszuprobieren.

Fehlt es im PFK an Dopamin, kann man sich nicht konzentrieren – ein ganz typisches kognitives Kennzeichen der Depression. Tabelle 1.4 fasst zusammen, welche Probleme Dopamin in verschiedenen Gehirnstrukturen bewirkt.

Gehirnstruktur	depressives Symptom
Basalganglien	
DA niedrig	→ Verlust der Freude oder des Interesses, Antriebslosigkeit, Energiemangel
DA hoch	→ starker Perfektionismus und Arbeitssucht, was zu Depression führen kann
Präfrontaler Kortex	
DA niedrig	→ mangelnde Konzentration
DA hoch, wie bei Trauma	→ Fixierung auf Einzelheiten und zu viel Stress als Reaktion auf Erinnerungen
DA chronisch hoch	→ Psychose oder wahnhafte Störungen

Tabelle 1.4: Reaktion der Gehirnstrukturen auf Probleme im Zusammenhang mit Dopamin

GABA und Glutamat: Die Balance zwischen GABA und Glutamat, zwei Neurotransmittern, die überall im Gehirn vorkommen, spielt in der Physiologie der Depression unterschiedliche Rollen, je nachdem, wo im Gehirn GABA aktiv ist (Tab. 1.5). Erinnern Sie sich daran, dass GABA beruhigend wirkt? Wenn es in den Basalganglien (BG) nicht normal funktioniert, führt das dort unter Umständen zu Hyperaktivität. Die Folge ist Muskelverspannung, was die Schmerzen noch verschlimmert, zumal wenn diese aufgrund einer mangelnden Balance zwischen SE und NA nicht abklingen können. Bei chronisch hohem Stress kann eine dauerhafte Glutamatausschüttung die Gehirnzellen überstimulieren und zu Schäden führen, vor allem durch die Verringerung der Anzahl von Neuronen im Hippocampus und deren Zuwachs in der Amygdala. Da unter anderem auch die Reizüberflutung in der Amygdala die Negativität steigert und der Verlust von Hippocampusmasse Gedächtnisschwierigkeiten nach sich zieht, entstehen depressive Symptome.

Gehirnstruktur	depressives Symptom
Überall im Gehirn	→ starke Erregung, die andere Probleme wie Schmerzwahrnehmung verstärkt, möglicherweise erhöhtes Risiko auf Alkoholabhängigkeit
Hippocampus (Überschuss an Glutamat)	→ eingeschränkte Gedächtnisleistung
Amygdala (Überschuss an Glutamat)	→ Übersensibilität, übermäßige Negativität

Tabelle 1.5: Reaktion der Gehirnstrukturen auf ein Ungleichgewicht zwischen GABA und Glutamat

So wie die Gehirnregionen und -systeme zur Entstehung einer Depression beitragen, können sie aber auch zu deren Beseitigung beitragen. Wenn man weiß, was schiefläuft und was genau man erreichen will, kann man wie gesagt das Gehirn nutzen, um es zu verändern. Aber ganz unabhängig davon, ob Sie wissen, was im Gehirn vorgeht, oder nicht – die zehn besten Antidepressionstechniken bewirken in jedem Fall etwas! Sie funktionieren, indem Sie sie anwenden. Den Rest erledigt Ihr Gehirn für Sie.

2. Die medikamentöse Behandlung des depressiven Gehirns

Medikamente gegen Depression bekommt man in der Regel schneller und einfacher als einen Psychotherapieplatz. Der Arzt stellt dafür ein Rezept aus und hat damit seine Aufgabe erfüllt. Und eine medikamentöse Behandlung wirkt ja auch. In der Tat sind viele Symptome einer Depression somatisch: Schmerz, Müdigkeit, Stress und Schlaflosigkeit – alles verständliche Gründe, um einen Arzt aufzusuchen. Daher wird die medikamentöse Behandlung von Depression von Schulmedizinern stark befürwortet. Doch wie bereits erwähnt zeigt die Forschung, dass langfristig selbst Menschen, die keine schwere Depression haben, von einer Psychotherapie profitieren können, und dass kurzfristig eine Kombination aus medikamentöser und psychotherapeutischer Behandlung am schnellsten den Gesundungsprozess in Gang setzt. Manche Gründe sprechen für Psychopharmaka, andere hingegen für Psychotherapie. In diesem Kapitel werden die Gründe erörtert, die für eine Behandlung mit Psychopharmaka sprechen, häufig verschriebene Medikamente vorgestellt und deren beabsichtigte Wirkungen beschrieben. Ob man Psychopharmaka verwendet und wie man sie in den gesamten Behandlungsplan integriert, hängt immer vom Einzelfall ab und sollte mit der Hausärztin besprochen werden.

2.1 Woher man weiß, ob man Medikamente braucht

Eine gute Psychotherapie kann helfen, Symptome auf nichtmedikamentösem Weg zu beseitigen, aber eine Kombination aus beidem kann Ihr Gehirn beruhigen, sodass eine Therapie schneller und besser anschlägt. Vielleicht sollten Sie sich von einer Allgemeinärztin untersuchen lassen, um eine körperliche Krankheit auszuschließen, bevor Ihre Symptome als Depression diagnostiziert werden. Stellt sich heraus, dass es sich tatsächlich um eine Depression handelt, kann die Ärztin ein Antidepressivum verschreiben. Eine medikamentöse Behandlung kann zwar schneller Erleichterung verschaffen als eine Psychotherapie allein, doch nur mithilfe einer Psychotherapie werden Sie Ihr Denken und Verhalten ändern und Strategien erlernen, die Sie ohne Nebenwirkungen Ihr ganzes Leben lang anwenden können (Blackburn & Moore, 1997; Clark, Ehlers & McManus, 2003; Fava, Rafanelli & Grandi, 1998; Frank, 1991; Gould, Otto & Pollack, 1995; Kroenke, 2007).

Woher wissen Sie denn nun, ob Sie Medikamente einnehmen sollten? Fragen Sie auf jeden Fall Ihren Doktor, am besten einen Nervenarzt oder eine Psychiaterin, weil diese speziell dafür ausgebildet sind und sich besser mit dem vielfältigen Angebot an Medikamenten gegen diverse depressive Symptome auskennen als Allgemeinmediziner. Auf der Grundlage meiner langjährigen Arbeit mit Depressiven und der Lektüre von Forschungsergebnissen stelle ich Ihnen nun ein paar Fragen, die zur Klärung beitragen sollen, ob zusätzlich zur psychotherapeutischen Behandlung auch die Einnahme von Medikamenten eine gute Option sein könnte.

- Grübeln Sie intensiv und sehen Sie alles schwarz? Lassen sich diese negativen Gedanken nur schwer abschütteln? Haben Sie das Gefühl, dass Ihre Gedanken wie Flipperkugeln wild in Ihrem Denkkasten herumspringen, wie einige meiner Klienten es so treffend beschrieben haben?
- Können Sie dieses ängstliche Herumgrübeln in Zeiten, in denen Sie sich auf etwas Wichtiges konzentrieren müssen, zwar sein lassen, jedoch in Momenten, in denen Sie nichts haben, auf das Sie Ihre Aufmerksamkeit richten können, nicht?
- Sind Sie müde und möchten am liebsten im Bett bleiben, wieder zurück ins Bett gehen oder sich aufs Sofa legen, obwohl Sie eigentlich ausgeschlafen sind?
- Haben Sie Schwierigkeiten, sich zu konzentrieren? Ist Ihnen allein schon die Vorstellung, eine Therapie zu machen, zu viel?
- Finden Sie es schwierig, sich an das, was Sie eigentlich wissen, zu erinnern, oder sich neue Dinge zu merken, selbst wenn diese eigentlich nicht weiter kompliziert sind?
- Sind Sie innerlich aufgewühlt und unfähig, Dinge tatsächlich in Angriff zu nehmen?
- Leiden Sie unter Schmerzen, fühlen Sie sich steif oder unwohl, obwohl es eigentlich gar nicht so schlimm sein kann?

Einnahme von Medikamenten bereits vor Beginn der Psychotherapie

Oft unterziehen sich Menschen, die schon Antidepressiva verschrieben bekommen haben und einnehmen, später zusätzlich einer Psychotherapie. Wenn das bei Ihnen der Fall ist, sollten Sie die medikamentöse Behandlung ordnungsgemäß fortsetzen. Egal, ob Sie die Übungen in diesem Buch alleine machen oder zusammen mit einer Therapeutin – *niemals* dürfen die Medikamente abrupt abgesetzt werden, weil es sonst zu Entzugserscheinungen kommt. Schlagen die Medikamente tatsächlich an, ist das ein Zeichen, dass es Ihnen bald besser gehen wird.

Wenn Sie während der Arbeit mit den Antidepressionstechniken gleichzeitig auch Medikamente einnehmen, hat das den Nachteil, dass Sie dann eigentlich gar nicht wissen, wie es ist, die Depression ohne den Einfluss von Medikamenten zu bewältigen. Seien Sie sich bewusst, dass Sie sich nach Absetzen der Medikamente anders fühlen werden, auch dann, wenn Sie das gemäß ärztlicher Anweisung schrittweise tun. Sobald Sie die Medikamente absetzen können, empfiehlt es sich, die psychotherapeutischen Übungen zu wiederholen oder sich „zur Wiederauffrischung" ein paar zusätzliche Psychotherapiesitzungen zu gönnen.

2.2 Die Wirkung von Psychopharmaka im Gehirn

Psychopharmaka bewirken Veränderungen im Gehirn beziehungsweise bei den Neurotransmittern. In diesem Abschnitt werden verschiedene Antidepressiva beschrieben sowie deren Wirkmechanismen.

SSRI: Selektive Serotoninwiederaufnahmehemmer sollen in Ihrem Gehirn mehr Serotonin freisetzen. Fehlt dieser Stoff, hat man Probleme mit der Konzentration und der Aufmerksamkeit, ist negativ gestimmt, überaus ängstlich und kann die eigene Negativität und Ängstlichkeit nur schwer unterdrücken. Man neigt zu Schlafstörungen und Gefühlen der Hoffnungslosigkeit und begegnet der Möglichkeit einer Veränderung oder Lösung der Probleme mit Pessimismus. Das limbische System überanstrengt sich, um negative, ängstliche Gedanken zu produzieren, die der Kortex nicht unterdrücken kann, weil er wiederum nicht genug Energie bekommt. Der anteriore cinguläre Gyrus verbeißt sich in Angstvorstellungen und tut nicht genug, damit Informationen, die zur Verschiebung des negativen Fokus beitragen, zwischen dem limbischen System und dem Kortex übertragen werden. Der orbitofrontale Kortex schafft es nicht, neue Situationen mit alten abzugleichen und richtig einzuschätzen, was zu einer negativen Bewertung des Neuen und zu Schwierigkeiten im Finden kreativer Problemlösungen beiträgt.

Eine Verbesserung des Serotoninspiegels und der Gehirnaktivität wirkt sich förderlich auf die Regulierung von Denken und Stimmung aus. Mit einem besser funktionierenden Gehirn lassen sich psychotherapeutische Techniken zur Veränderung von Depression leichter erlernen. Dann hat man auch die nötige seelische Energie, um sich auf die Vorschläge der Therapeuten einzulassen.

SSRI wirken allerdings nicht stimmungsverändernd in dem Sinne, dass ihre Einnahme unmittelbar zu einer Heilung von Depression führt, und machen daher auch nicht abhängig. Sie helfen Ihrem Gehirn bei der Produktion von Serotonin, indem sie die Wiederaufnahme der Serotoninmoleküle in die ausschüttende Zelle blockieren (Abb. 2.1). Wenn das ausgeschüttete Serotonin nicht mehr von der Synapse zurück in die Zelle fließt, ist das für die Zelle ein Zeichen, dass es an Serotonin fehlt, weshalb das Gehirn an die Arbeit geht und mehr Serotonin in den Zellen produziert. Die Einnahme von SSRI bewirkt außerdem die Bildung neuer Serotonin produzierender Nervenzellen im Gehirn, da sie aus Gründen, die bisher noch nicht ganz klar sind, BDNF stimulieren, die Substanz, die das Neuronenwachstum anregt (siehe Kapitel 1).

Weil SSRI das Vorhandensein von Serotonin aber nur schwach beeinflussen, dauert es in der Regel Wochen, bis das Gehirn so viel mehr Serotonin produziert, dass eine spürbare Veränderung eintritt und die Depression abklingt. Die Bildung neuer Serotonin produzierender Zellen wird zwar auch von genügend Nährstoffen und Schlaf unterstützt, aber ohne Medikation würde das Gehirn sogar Monate brauchen, um die Produktion überhaupt aufrechtzuerhalten. Daher müssen SSRI über eine lange Zeit eingenommen werden, mindestens aber ein Jahr. Sie dürfen nur unter ärztlicher Aufsicht abgesetzt werden.

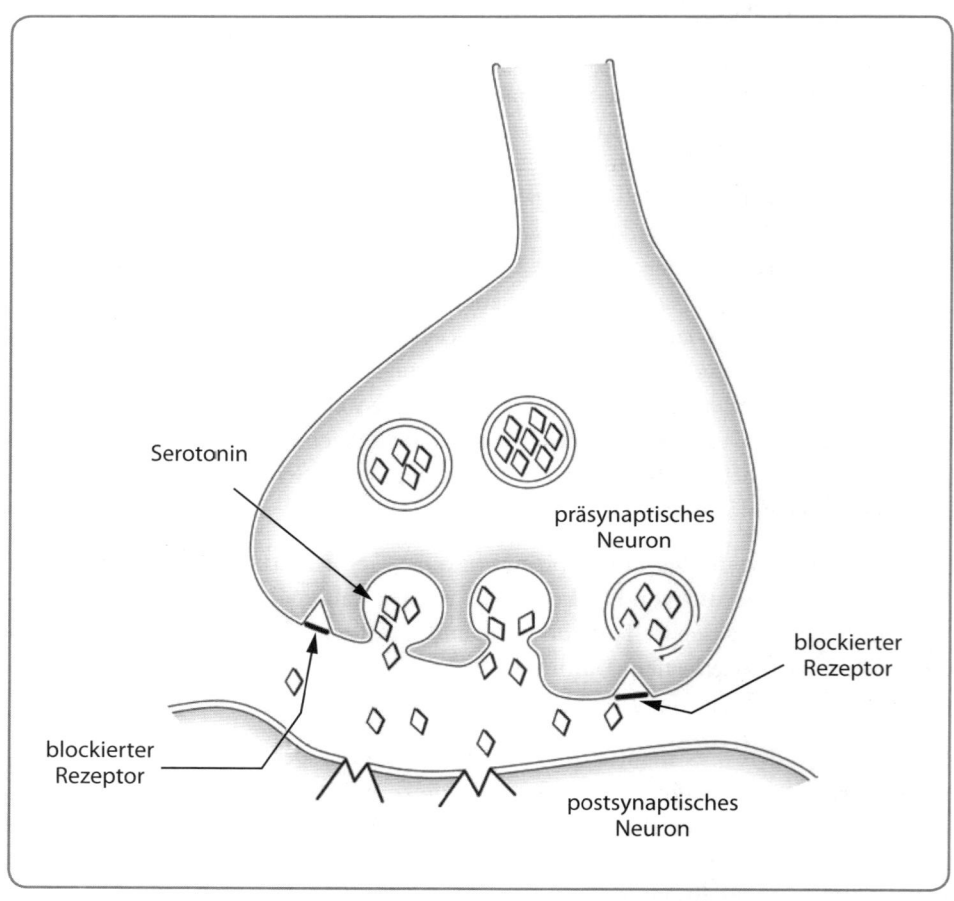

Abbildung 2.1: SSRI blockieren die Wiederaufnahme des Serotonin in die Zelle

Werden SSRI vor Beginn einer Psychotherapie verschrieben, ist es in der Regel am besten, sie auch weiterhin einzunehmen, damit sie genug Zeit haben zu wirken. Stellen Sie sich also darauf ein, das Medikament nicht nur über einige Wochen, sondern viele Monate lang zu nehmen. Wird es zu schnell abgesetzt, können die Symptome sofort wiederkehren. Ein solcher Rückfall zeigt im Grunde, dass das Medikament ganze Arbeit geleistet hat. Psychopharmaka können das Lernen von Techniken zur Bewältigung von Depression unterstützen. Sind die Symptome ausreichend abgeklungen, könnte eine Ärztin entscheiden, die Behandlung zu beenden. Dies sollte aber langsam geschehen, damit keine Beschwerden auftreten. Auch während dieser Ausschleichphase empfiehlt sich die Unterstützung durch eine Psychotherapeutin für einen leichteren Übergang zu einem Leben ohne Psychopharmaka.

Folgende Liste enthält Präparate, die üblicherweise verschrieben werden. Zuerst erscheint der Handelsname, dahinter in Klammern der Wirkstoff.

Fluctin, Fluoxetin (Fluoxetin)
Zoloft (Sertralin)
Paroxat, Paroxetin (Paroxetin)
Citalopram, Cipramil (Citalopram)
Cipralex (Escitalopram)

Medikamente, die sowohl das Vorkommen von Serotonin wie auch das von Noradrenalin beeinflussen, werden „SSNRI" (selektive Serotonin-Noradrenalin-Wiederaufnahmehemmer) genannt. Dazu gehören:

Trevilor (Venlafaxin)
CYMBALTA (Duloxetin)

Trizyklische Antidepressiva: Diese Präparate sind schon älter und gelten kaum noch als Mittel der ersten Wahl. Sie haben aber die gleiche Wirkung wie SSRI und SSNRI, indem sie die Wiederaufnahme von Serotonin, Noradrenalin und Dopamin blockieren. Da sie weniger zielgerichtet als die neuen selektiven Medikamente wirken, haben sie allerdings auch mehr Nebenwirkungen. Außerdem ist bei ihnen das Risiko einer Überdosierung höher. Trotz allem sind sie effektiv und werden in bestimmen Fällen durchaus noch verschrieben. Zu den Trizyklischen Antidepressiva gehören:

Amineurin, Saroten (Amitriptylin)
Anafranil (Clomipramin)
Aponal (Doxepin)
Imipramin-neuraxpharm (Imipramin)
Nortrilen (Nortriptylin)
Stangyl, Trimineurin, Trimipramin-Neuraxpharm (Trimipramin)

MAOH: Monoaminoxidase-Hemmer verlangsamen das Enzym Monoaminoxidase, das für den Abbau der Neurotransmitter in den Synapsen zuständig ist. Auf diese Weise haben Neurotransmitter eine größere Chance, nach ihrer Ausschüttung auch aufgenommen zu werden. Weil diese Medikamente jedoch gefährliche Nebenwirkungen haben können, wenn sie zusammen mit Tyramin enthaltenden Nahrungsmitteln eingenommen werden, müssen bestimmte Ernährungsvorschriften strikt eingehalten werden. Unter anderem auch aus diesem wichtigen Grund werden diese Medikamente seltener verschrieben. Zu den wenigen, die noch eingesetzt werden, gehören folgende:

    Jatrosom (Tranylcypromin)
    Aurorix (Moclobemid)

Benzodiazepine: Normalerweise werden diese Medikamente nur dann verschrieben, wenn die Depression mit schwerer Angst einhergeht. Ihre potenzielle Suchtgefahr sollte kein Grund zur Ablehnung sein, ausgenommen bei Alkoholikern, sehr alten oder sehr jungen Menschen, bei denen die Einnahme von Benzodiazepinen problematisch sein könnte. Aber wie bei allen medikamentösen Komplikationen sollte man diese Entscheidung am besten mit einer Ärztin besprechen und sie nach möglichen Vor- und Nachteilen befragen.

Der Nutzen von Benzodiazepinen besteht hauptsächlich darin, dass sie die starke körperliche Erregung intensiver Belastungen und Überreizungen regulieren. Normalerweise werden sie in den ersten Behandlungswochen in Kombination mit einem SSRI-Präparat verschrieben. Sie sollten nicht abrupt, sondern – je nach Länge der Einnahmedauer – allmählich abgesetzt werden, um potenziell unangenehme oder sogar ernste Entzugserscheinungen zu vermeiden.

Benzodiazepine wirken sich auf GABA aus, ein Neurotransmitter, der das Feuern der Hirnzellen verlangsamt und bei starkem Stress, der bei manchen Depressionen ein ernstes Problem darstellt, unterstützt werden muss. Die beruhigende Wirkung der Benzodiazepine tritt innerhalb von 30 bis 60 Minuten ein und hält je nach Präparat über mehrere Stunden an. Aus diesem Grund gehören sie zu den sogenannten stimmungsverändernden Medikamenten. Sie helfen GABA bei der Arbeit, doch nur so lange, wie sie im Körpersystem aktiv sind. Für gewöhnlich werden Benzodiazepine nur für kurze Zeit verschrieben, eher Wochen als Monate.

Zu den am häufigsten verschriebenen Benzodiazepinpräparaten gehören:

    Alprazolam, Tafil, Xanor (Alprazolam)
    Lorazepam, Tolid, Tavor (Lorazepam)
    Bromazepam, Bromazanil (Bromazepam)

Buspiron (Handelsnamen: z. B. Buspar): Dies ist eine atypische Substanz gegen Angst, die zur Gruppe der Azapirone gehört. Wie SSRI beeinflusst auch Buspiron das Serotoninsystem, aber anders, nämlich indem es die Neurone dazu bringt, beim Feuern mehr Serotonin auszuschütten. So steht also ein kleiner Serotoninüberschuss für alle Regionen zur Verfügung, in denen es aktiv ist. Buspiron beeinflusst auch den Dopaminhaushalt, lindert Angst und Erregungszustände. Die Wirkung macht sich jedoch nicht sofort bemerkbar, sondern erst nach einigen Wochen. Von diesem Medikament profitieren Menschen mit generalisierter Angststörung und Depression, wenn sie es über einen Zeitraum von mehreren Monaten einnehmen.

Bupropion (Handelsname: Wellbutrin): Dieser selektive Wiederaufnahmehemmer erhöht den Dopaminspiegel. Da Dopamin für Aufmerksamkeit und Zufriedenheit zuständig ist, wirkt Bupropion auf diese Weise antriebssteigernd und sorgt auch für ein gesteigertes Interesse am Leben, was gerade für lethargische oder gleichgültige Menschen sehr hilfreich ist. Dieses Medikament wird auch bei der Rauchentwöhnung verabreicht, weil es vom Drang zu rauchen ablenkt.

Neuroleptika: Bei schwerwiegenden Denkstörungen, wie sie auch bei einer Major Depression vorkommen, ist ein Neuroleptikum (Antipsychotikum) hilfreich. Dieses hat Einfluss auf die Art, wie Dopamin und Noradrenalin an die Rezeptoren andocken, und senkt so die Erregung im Gehirn. Nicht alle Wirkstoffe dieser Gruppe werden bei Depression eingesetzt. Bewährt haben sich Aripiprazol und Quetiapin, Letzteres wurde 2010 vom Bundesinstitut für Arzneimittel und Medizinprodukte (BfArM) zur Behandlung von Depression offiziell zugelassen.

Abilify (Aripiprazol)
Seroquel (Quetiapin)
Leponex, Clozapin-Neuraxpharm (Clozapine)
Zyprexa (Olanzapine)
Risperdal, Risperidon (Risperidon)

Komplikationen

Wenn man außer der Depression noch weitere, sogenannte komorbide Erkrankungen hat, kann das die medikamentöse Behandlung verkomplizieren. Psychiater sollten in diesem Fall am besten mehrere Medikamente miteinander kombinieren, um den Patienten, im Hinblick auf die Depression wie auch auf die Begleiterkrankung, richtig einzustellen. Hierzu hat die Arzneimittelkommission der Bundesärztekammer Empfehlungen herausgegeben. Dieser Abschnitt befasst sich mit einigen komorbiden Störungen, die bei einer Depression auftreten können.

Schlaflosigkeit: Depression geht oft mit Schlafstörungen einher, bei denen die Antidepressiva für gewöhnlich helfen, sofern die Betroffenen auf eine gute Schlafhygiene achten. Nun hat Schlaflosigkeit viele mögliche Ursachen, darunter auch körperliche, wie zum Beispiel das Schlafapnoe-Syndrom. Dies muss bei der Diagnostik genau abgeklärt und die medikamentöse Behandlung daraufhin angepasst werden. Da Schlaflosigkeit sehr an den Kräften zehrt, ist gerade bei Depression die kurzfristige Einnahme eines Schlafmittels notwendig, wobei das jeweilige Präparat von der Art der Schlafstörung abhängen sollte. Es gibt eine ganze Bandbreite an Schlafmitteln, die das Einschlafen und die Schlafqualität auf sehr unterschiedliche Weise beeinflussen.

Altersbedingte Probleme: Ein wichtiges Kriterium bei der Entscheidung über die Medikation bei Depression ist das Alter der Betroffenen. So ist man bei Kindern eher zurückhaltend mit Medikamenten. Da schwere Depressionen die kindliche Entwicklung jedoch stören können, wäre in diesem Fall eine medikamentöse Behandlung die bessere Option.[1] Unter altersbedingte Komplikationen fallen auch Aufmerksamkeitsdefizit-/Hyperaktivitätsstörungen (ADHS). Wurde ADHS nicht richtig diagnostiziert oder behandelt, kann es besonders bei Kindern und Jugendlichen zu einer Depression kommen, da sich Defizite wie ein niedriges Selbstwertgefühl, soziales Fehlverhalten und nicht den Fähigkeiten entsprechende Misserfolge mit der Zeit anhäufen und zu Frustration führen. Eine Behandlung der ADHS wird jede komorbide Depression lindern helfen.

Auch bei Geriatriepatienten können komorbide Störungen (oder die Medikamente, mit denen sie behandelt werden) Depression verursachen. Leidet ein Geriatriepatient unter Denkstörungen oder Verwirrung, muss bei der Diagnose unbedingt zwischen Demenz und Depression unterschieden werden. Hier kann eine Behandlung ausschließlich mit Antidepressiva womöglich nicht ausreichen.

Andere Probleme: Die Zahl der möglichen Begleiterkrankungen bei Depressionen ist groß. Dazu gehören Panikstörung, generalisierte Angststörung, Posttraumatische Belastungsstörung, Zwangsstörung und Bipolare Störung. Hier können Antidepressiva von anderen Psychopharmaka verstärkt werden, etwa von solchen zur Verbesserung des Denkens, Stabilisierung der Stimmung und Senkung der Angst. Zum Beispiel wird jemand mit einer bipolaren Störung ein stimmungsstabilisierendes Medikament benötigen, das nicht nur die Depression, sondern auch die Manie unter Kontrolle hält. Die richtige Medikation zu finden ist ein Prozess, in dem sorgfältig einzuschätzen ist, wie schnell Stimmungsschwankungen erfolgen, wie schwer die Symptome sind und wie die Betroffenen auf die Medikation reagieren.

---

1 Jedoch gehen verschiedene Länder unterschiedlich mit dieser Frage um. So sind in den USA die beiden SSRI-Präparate Prozac (Fluoxetin) und Lexapro (Escitalopram) von der *Food and Drug Administration* (FDA) für Kinder zugelassen, in Deutschland aber nicht (Anm. d. Ü.).

Einfach ausprobieren

Leider gibt es keinen medizinischen Test, mit dem sich voraussagen ließe, auf welche Mittel Sie besser oder schlechter ansprechen. Es ist also nicht immer möglich, auf Anhieb das richtige Medikament zu finden. Vielleicht müssen Sie verschiedene Präparate ausprobieren, bis Sie eines finden, das Ihre Symptome ohne allzu viele Nebenwirkungen lindert. Weil in diesem Versuchsprozess Irrtümer nicht ausgeschlossen sind, kann er frustrierend sein und zu Gedanken führen wie zum Beispiel „Diese Medikamente helfen doch eh nicht!" oder „Ich werde nie das richtige Medikament finden!". Mithilfe einer guten Ärztin werden Sie letztendlich dahin kommen. Auch die richtige Dosierung zu finden kann ein Problem sein. Normalerweise wird zunächst eine niedrige Dosis verordnet, die dann allmählich gesteigert werden kann, bis die richtige Höhe erreicht ist. Auch dies ist ein Prozess, bei dem es auf eine gute Kommunikation zwischen Ärztin und Patientin ankommt. Und manchmal kann ein weiteres Medikament in Ihrem Behandlungsschema (zur „Augmentationstherapie") einen ganz entscheidenden Unterschied machen.

Da ein neues Medikament immer erst nach einem gewissen Zeitraum anschlägt, kann der Auswahlprozess langsam und entmutigend sein. Sie sollten aber die nötige Geduld aufbringen, um die richtige Art, die richtige Dosis und die richtige Kombination herauszufinden, weil das zu einem deutlich besseren Behandlungsergebnis führt.

Da jeder Fall individuell verschieden und komplex sein kann, sucht man bei komplizierten Symptomen am besten eine Psychiaterin auf, die über das nötige Spezialwissen verfügt. Sie wird wissen,
- welche Wirkung Psychopharmaka auf Menschen verschiedener Altersgruppen haben,
- welche Wirkung Psychopharmaka auf Menschen mit verschiedenen Symptomen haben,
- welche Medikamente für Menschen mit komplizierten Depressionen bzw. mit weiteren psychischen Erkrankungen am besten geeignet sind, und
- von welchen neuen oder zusätzlichen Medikamenten Sie profitieren könnten.

Wenn es um die richtige medikamentöse Einstellung geht, lohnt sich jeder Arztbesuch!

2.3 Kräuterheilmittel und andere Alternativen

Es liegen inzwischen etliche Nachweise vor, dass eine bewusste Ernährung und ausreichende Körperbewegung die Stimmung verbessern und sich positiv auf die Gesundheit von Körper und Geist auswirken. Wenn Sie interessiert, wie Ihr Gehirn Nährstoffe zum Aufbau von Neurotransmittern verwertet und wie Sie zu einem ausgewogenen Speiseplan kommen, blättern Sie zu den Literaturempfehlungen am Ende des Buches und schlagen Sie den Abschnitt „Gesunde Ernährung" auf. Dort finden Sie ausgezeichnete Informationsquellen zu diesem Thema.

Krankenversicherungen und Schulmediziner plädieren bei jeder Art von Depression für eine medikamentöse Behandlung. Antidepressiva werden Ihnen zwar keine Techniken beibringen, mit deren Hilfe Sie in Ihrem Gehirn Veränderungen hervorrufen können. Sie können jedoch eine Grundlage dafür sein, dass Ihr Gehirn überhaupt in die Lage versetzt wird, Techniken zur Depressionsbewältigung zu lernen und effektiv anzuwenden. Am besten ist es, wenn eine Psychotherapeutin und eine Ärztin mit Ihnen im Team zusammenarbeiten. Gemeinsam können Sie einen effektiven Plan aufstellen, der sowohl Medikamente als auch psychotherapeutische Methoden umfasst, mit denen Sie die Symptome Ihrer Depression verringern oder sogar ganz beseitigen können.

3. Technik Nr. 1: Auslöser erkennen und anders auf sie reagieren

Je mehr man über Depression weiß, desto klarer wird: Sie hat nicht nur eine, sondern viele Ursachen. Die große Symptomvielfalt deutet auf mehrere Arten von Depression hin. So gelangt die neurobiologische Forschung zunehmend zu der Erkenntnis, dass „Depressionen eine Familie verwandter, aber unterschiedlicher Erkrankungen darstellen" (Shelton, 2007, S. 1). Untersuchungen von Gehirnfunktionsstörungen und Neurotransmittern weisen auf neuropathologische Unterschiede hin. Mit anderen Worten, verschiedene Symptome in Gemüt oder Verhalten haben verschiedene Ursachen. Vielleicht machen – genetisch, krankheits-, verletzungs- oder biografisch bedingte – „Schwachpunkte" im Gehirn für Depression anfällig. Ist man genetisch vorbelastet, kann man in einer Lebenskrise also depressiv werden. Verschiedene Ursachen führen aber eben auch zu verschiedenen Symptomgruppen. Laut Shelton ist es beispielsweise „wahrscheinlich, dass eine Depression, die mit widrigen Umständen der frühen Kindheit zusammenhängt, andere wesentliche körperliche Funktionsstörungen aufweist als eine, bei denen kein Zusammenhang zu einem frühkindlichem Trauma besteht" (S. 2). Dem Autor zufolge könnte ein Verständnis der Ursachen zu mehr Zielgenauigkeit in der Behandlung führen. Seine Arbeit an der Offenlegung der neurobiologischen Grundlagen der Depression untermauert auch meine eigenen jahrelangen klinischen Beobachtungen depressiver Symptome, die sich in Körper, Denken und Verhalten meiner Klienten bemerkbar machen.

3.1 Verschiedene Arten der Depression

In meiner therapeutischen Praxis habe ich bei depressiven Klienten markante Unterschiede festgestellt. So sind die Symptome bei jemandem, der schon in der frühen Kindheit einen Verlust erlebt oder unter widrigen Umständen gelebt hat und dann nach einem schweren Verlust depressiv wird, intensiver als bei jemandem, der kein frühkindliches Trauma erlebt hat. Menschen, die als Folge von chronischem Stress depressiv werden, klingen anders als Menschen, die fast ihr ganzes Leben lang depressiv waren. Um zu verstehen, wie Psychotherapie funktioniert, habe ich mich mit Neurobiologie befasst und auf diese Weise eine Vorstellung davon bekommen, wie depressive Symptome in Gruppen kategorisiert werden können, abhängig von der jeweiligen Ursache der Krankheit. Für mich haben sich so Unterscheidungen herauskristallisiert, die ich bei meinen Klientinnen automatisch treffe. Es hilft mir, die

Auslöser ihrer depressiven Stimmungen und Episoden zu erkennen und rechtzeitig eine effektive Behandlungsweise auszuwählen, die für den mir bekannten biografischen Hintergrund passt.

Wie lassen sich Symptomgruppen am besten erkennen?

Die folgende grobe Einteilung von Depressionen basiert auf eigenen Beobachtungen von Klientinnen, die ich in all den Jahren in meiner Praxis therapiert habe, sowie auf meinem neurobiologischen Wissen. Depressionen anhand von Symptomgruppen und möglichen Ursachen zu differenzieren hilft den Betroffenen, die Auslöser ihrer individuellen depressiven Stimmungen, Gedanken und Verhaltensweisen zu erkennen. Wer schon einmal depressiv war, kennt die schweren Phasen, in denen die Depression wie ein dicker Nebel heranrollt und Denken und Fühlen verschleiert, oder weiß, wie es ist, wenn man bereits bei Kleinigkeiten in den Abgrund der Verzweiflung stürzt. Solche Phasen werden von verschiedenen Dingen ausgelöst bzw. haben auch mit dem jeweiligen zugrunde liegenden Depressionstypus zu tun. Mit den in diesem Buch vorgestellten Techniken können Sie etwas gegen die Symptome unternehmen, aber allein schon die Aufmerksamkeit auf die Auslöser zu richten kann die Depression lindern, und wenn Sie anders als gewohnt darauf reagieren, können Sie die Bedrohung einer Depression abwenden.

Eine wichtige Anmerkung für Menschen mit bipolaren Störungen: Da die Wechsel zwischen den manischen und depressiven Phasen der bipolaren Störung biologisch bedingt sind, gehe ich hier nicht auf deren Auslöser ein. Trotzdem können die Betroffenen von dem Wissen über wahrnehmbare Auslöser für Stimmungswechsel profitieren. Zum Beispiel kann bereits eine kurze, aber intensive äußere Belastung, wenn etwa das Kind krank wird, eine manische Phase auslösen.

In diesem Kapitel geht es um die Ursachen und Auslöser nichtzyklischer Depression. Aber keine Angst, es handelt sich nicht um eine Art Bibel, sondern um ganz allgemeine Richtlinien. Folgende Liste fasst die verschiedenen Depressionsarten zusammen:
- *Endogene Depression:* Dies ist die genetische und neurobiologische Variante, mit der Menschen „nun einmal geboren" sind.
- *Depression als Folge einer gestörten Bindung oder von Misshandlung:* Diese Art der Depression ähnelt der endogenen Variante von der Dauer der Symptome her, geht aber auf einen Verlust oder eine Krise in der frühen Kindheit zurück oder auch auf das Versagen der Eltern, dem heranwachsenden Kind ein sicheres Nest zu bieten und es zu beschützen.

- *Situationsbedingte bzw. reaktive Belastungsdepression:* Schwere Belastungen, oft chronischer Natur, entziehen dem Gehirn erforderliche Neurotransmitter und machen es dadurch noch anfälliger für Stress, was in eine nur schwer wieder abzuschüttelnde Depression münden kann.
- *Depression bei posttraumatischer Belastung:* Meiner Meinung nach ist dies das Ergebnis eines traumatischen Belastungserlebnisses, das sich nicht in der Kindheit, sondern später ereignet hat – zum Beispiel eine Depression nach einem Unfall, einer schweren Verletzung, einer Naturkatastrophe, einem medizinischen Trauma oder Kriegstrauma.

3.2 Netzwerkende Nerven

Bevor ich die möglichen Ursachen der aufgelisteten Depressionsarten beschreibe, möchte ich auf ein besonders relevantes Merkmal hinweisen, das bei allen Depressionen gleich welcher Ursache eine Rolle spielt: Nerven vernetzen sich und bestimmen damit die Art, wie Erinnerungen aufbewahrt und wieder hervorgeholt werden. So wird jedes Mal, wenn eine Erinnerung ausgelöst wird, automatisch ein ganzes Netzwerk ähnlicher Erinnerungen aktiviert. Einzelheiten dieser Erinnerung – etwa ein Gefühl – verbinden sich mit ähnlichen Erfahrungen. Wenn Sie zum Beispiel eine Kindergeburtstagsparty ausrichten, kommen Ihnen vielleicht Ihre eigenen Geburtstage als Kind wieder hoch und in Zusammenhang damit auch die vielen kleinen Einzelheiten, die Sie schon längst vergessen glaubten.

Beim Abrufen von Informationen ist diese Fähigkeit eigentlich ganz praktisch. Bei Depression jedoch hat das zur Folge, dass jedes Mal, wenn man über eine negative Erfahrung nachdenkt, einem gleich auch alle anderen Erfahrungen ähnlicher Art wieder einfallen. Um noch einmal das Beispiel der Geburtstagsparty aufzugreifen: Wenn Sie unter Depression leiden und aus Versehen den Geburtstagskuchen im Backofen verbrennen lassen, könnte es passieren, dass Ihnen all die anderen Male einfallen, wo Sie als Mutter oder Vater „versagt" haben, sodass Sie in eine Abwärtsspirale aus Selbstvorwürfen stürzen.

Auch Stimmungen haben diese Wirkung. Hat man schlechte Laune, leuchtet das ganze Netzwerk „Schlechte Laune in der Vergangenheit" auf, und schon versinkt man in Erinnerungen, die bittere Gedanken, Enttäuschungen, Misserfolge oder auch negative Verhaltensmuster wieder hochbringen, was die schlechte Laune noch verstärkt.

Ein generelles Therapieziel besteht darin, das negative Netzwerk unterbrechen und ganz bewusst in ein positives umschalten zu lernen. Diese Fähigkeit des Umschaltens wird sich mithilfe der in diesem Buch vorgestellten Techniken fast wie von selbst ergeben. Erkennen zu lernen, wie sich das neuronale Netzwerk – beispielsweise in der für Depression typischen Tendenz zum negativen Denken – bemerkbar macht, wird Energie freisetzen, die notwendig ist, um an den Techniken so lange weiterzuarbeiten, bis man in der Lage ist, die Eigendynamik des neuronalen Netzwerks zu unterbrechen.

3.3 Endogene Depression

Wer sich über mangelnde geistige Energie beklagt („Irgendwie kann ich gerade gar nicht darüber nachdenken" oder „Ich weiß nicht, was ich tun soll, ich kann mich einfach nicht entscheiden" oder „Ich sitze nur da und schaue in der Gegend herum, anstatt zu arbeiten"), permanent schlechte Laune hat, leicht reizbar ist, nur begrenzt Lebensfreude verspürt, den Alltag desinteressiert angeht, dessen Lethargie aber weder auf ein Trauma noch auf eine außergewöhnliche Belastung zurückzuführen ist, leidet wahrscheinlich unter einer endogenen Depression. Die Betroffenen verhalten sich eher passiv, lassen sich sehr schwer zu etwas motivieren und werden für eine Therapie im Großen und Ganzen nur folgenden Kommentar übrig haben: „Wozu soll das denn gut sein?"

Mögliche Ursachen für endogene Depression

Hypothese 1: Das Krankheitsbild wird von einer genetisch bedingten Unterversorgung mit den Neurotransmittern Serotonin, Noradrenalin und Dopamin verursacht.
- Ein niedriger Serotoninspiegel führt zu Negativität, Grübeleien und einem Mangel an geistiger Energie. Serotonin sorgt bei Anstrengungen, die man zum Erreichen von Zielen unternimmt, für ein Gefühl der Zufriedenheit. Geht der Vorrat von diesem Neuotransmitter zur Neige, empfindet man bei Leistungen keine Befriedigung und fühlt sich daher auch nicht motiviert genug, um sich überhaupt erst anzustrengen.
- Richtig dosiert versetzt Noradrenalin in einen allgemeinen Zustand der Erregung, der körperliche und geistige Energie freisetzt. Ein Mangel führt hier zu Lethargie.
- Dopamin ist notwendig, um sich zu konzentrieren und auch, um Befriedigung zu verspüren. Es sorgt ganz direkt dafür, dass man das, was man gerade erlebt hat, als angenehm empfindet, und übermittelt die motivierende Botschaft: „Mach das noch mal!" Ein niedriger Dopaminspiegel führt also zu Antriebslosigkeit.

Sind diese Neurochemikalien nicht in genügender Menge vorhanden, ist man schlecht gelaunt, unmotiviert und zu schlapp, um etwas zu unternehmen, damit man sich besser fühlt. Außerdem übersieht man dann auch das, was gerade gut läuft.

Hypothese 2: Eine andere Hypothese für die endogene Depression betrifft den Neurotransmitter Glutamat. Manche Menschen zeigen eine genetisch bedingte neurobiologische Überreaktion auf Stress. Starker Stress erhöht die Menge von Cortisol und Glutamat, welche zum Absterben von Hirnzellen führen. Eventuell reduziert der Erregungsbotenstoff Glutamat die Hirnsubstanz noch stärker als Cortisol (Yehuda, Bierer, Schmeidler, Aferiat, Breslau & Dolan, 2000). Da das Gehirn aber gerne im Gleichgewicht ist, erhöht eine solche durch genetisch bedingte Gehirnveränderungen hervorgerufene Unausgewogenheit die Wahrscheinlichkeit für eine Stressreaktionsstörung und damit auch die Anfälligkeit für Depression (Shelton, 2007). Dies bedeutet, dass Menschen mit einer genetisch bedingten Überreaktion auf Stress besonders sensibel auf Depression auslösende Situationen reagieren.

Was hilft?

Einigen Forschern zufolge wird eine endogene Depression am besten mit Psychopharmaka behandelt. Aber auch Veränderungen des Denkens und Verhaltens helfen – entweder zusammen mit Antidepressiva oder ohne diese.

Obwohl bei allen Depressionstypen Unausgewogenheit im Neurotransmitterhaushalt eine Rolle spielt, ist sie bei endogenen Depressionen auch Auslöser (anstelle eines traumatischen Ereignisses, das das neurochemische Ungleichgewicht auslöst, welches wiederum eine Depression auslöst). Man kann aber anders auf diesen Auslöser reagieren, indem man sich ganz bewusst über die biochemisch bedingte Energielosigkeit hinwegsetzt und sich darum bemüht, in einen positiven neuronalen Kreislauf zu gelangen. Mit anderen Worten, neuronale Netzwerke können einerseits schuld daran sein, dass Sie in negativen Gedankenmustern stecken bleiben, andererseits jedoch auch einen Ausweg bieten, wenn Sie sich ganz bewusst über den automatischen Negativismus Ihres Gehirns hinwegsetzen. Sie können nämlich versuchen, auf diejenigen Netzwerke zuzugreifen, die positive Erfahrungen vermitteln, und diese zu stärken. Zugang zu ihnen bekommen Sie, indem Sie sich willentlich auf positive Gedanken bringen, die Ihre Motivation stärken, einmal etwas anderes zu tun.

Nun fühlt man sich bei Depression unweigerlich eher zum Nichtstun als zum Tun hingezogen. Statt etwas in Angriff zu nehmen, möchte man das lieber vermeiden. Die Ampel steht auf rot, nicht auf grün. Körperlich und gefühlsmäßig empfindet man negativ. An einem Punkt müssen Sie eine bewusste Entscheidung treffen und darauf vertrauen, dass es möglich ist, die Lethargie und die Lebensunlust der endogenen Depression zu verändern. Als Erstes könnten Sie sich den Grad Ihrer Lebenszufriedenheit anschauen und bewusst auf eine Verbesserung hinarbeiten.

Zufriedener werden

Zufriedenheit ist keine vorübergehende Stimmung, sondern ein Zustand. Während Fröhlichkeit kommt und geht, handelt es sich bei Zufriedenheit um eine Einschätzung der gesamten Situation, nicht eines einzelnen Aspekts. So könnte Ihr Kommentar nach Vollendung eines Projekts lauten: „Obwohl ich nicht glücklich darüber war, dass es so lange gedauert hat, bin ich nun mit dem Ergebnis zufrieden und würde es wieder tun."

Der erste Schritt zur Verbesserung der Zufriedenheit besteht darin, Ihre aktuelle Lebenszufriedenheit einzustufen. Edward Diener an der Universität Illinois erforscht, was Menschen zufriedenstellt. Für seine Untersuchungen verwendet er eine 1980 von ihm entwickelte Skala zur Messung der Zufriedenheit (Diener, Emmons, Larsen & Griffen, 1985; Diener & Biswas-Diener, 2008), die aus fünf verblüffend präzisen Fragen besteht (siehe Abb. 3.1). Wenn Sie sich depressiv fühlen, können Sie anhand dieses Fragenkatalogs schnell den Grad Ihrer Lebenszufriedenheit messen und abhängig von Ihrer Antwort direkt etwas unternehmen, das Ihre Depression lindert.

Zu wissen, wo man steht, ist bei einer Depression deswegen hilfreich, weil man damit ein objektives Maß hat, an dem man auch die Fortschritte ablesen kann.

Sobald Sie Ihren Zufriedenheitsgrad kennen, gibt es verschiedene Möglichkeiten, wie Sie ihn verbessern können. Sie können gleich damit beginnen. *Wie* Sie etwas einschätzen, hängt allerdings auch ganz entscheidend davon ab, *was* Sie bewerten. Diesbezüglich spricht die Lerntheorie vom sogenannten Primär- und Rezenzeffekt, demzufolge man sich an zuerst und zuletzt eingegangene Informationen am besten erinnert. Wie der Nobelpreisträger Daniel Kahneman bei seinen Untersuchungen herausfand, trifft dieser Effekt auch auf die Lebenszufriedenheit von Menschen zu. So machte er die Beobachtung, dass man zur Beurteilung einer Erfahrung deren Höhepunkte und Tiefpunkte sowie den Ausgang am stärksten beachtet (Coady, Cray & Park, 2005). Behalten Sie dies im Hinterkopf, können Sie Ihre Erinnerungen positiver gestalten. Machen Sie sich zur Gewohnheit, sich immer *das Gute* eines Erlebnisses ins Gedächtnis zu rufen. Behalten Sie das im Blick, was gut ging, und nicht die Klötze, die Sie ins Stolpern brachten. Dazu gehört viel Übung! Denn wahrscheinlich haben Sie es sich inzwischen zur festen Gewohnheit gemacht, sich stets auf das zu konzentrieren, was schiefgegangen ist. Das Zufriedenstellende konstant zu ignorieren kann jedoch eine depressive Stimmung auslösen. Also sollten Sie lernen, Ihre Erlebnisse auf Grundlage der guten Seiten statt der schlechten zu bewerten.

Im Folgenden sehen Sie fünf Aussagen, denen Sie zustimmen können oder auch nicht. Stufen Sie Ihre Zustimmung zu jedem Punkt auf einer Skala von 1 bis 7 ein und schreiben Sie diese Ziffer auf die Linie vor der Aussage. Seien Sie offen und antworten Sie ehrlich.

7 – Ich stimme dem uneingeschränkt zu
6 – Ich stimme dem zu.
5 – Ich stimme dem eingeschränkt zu.
4 – Ich stimme dem weder zu noch lehne ich es ab.
3 – Ich stimme dem eher nicht zu.
2 – Ich stimme dem nicht zu.
1 – Ich stimme dem überhaupt nicht zu.

_____ Mein Leben entspricht größtenteils meiner Idealvorstellung.
_____ Meine Lebensbedingungen sind ausgezeichnet.
_____ Ich bin mit meinem Leben zufrieden.
_____ Bislang habe ich meine wichtigen Lebensziele erreicht.
_____ Wenn ich mein Leben noch einmal von vorn leben könnte, würde ich fast alles wieder genauso machen.
_____ Gesamtsumme

Prüfen Sie nun, in welcher Gruppe Sie sich befinden.
31 – 35   Sehr zufrieden
26 – 30   Zufrieden
21 – 25   Einigermaßen zufrieden
16 – 20   Neutral
15 – 19   Einigermaßen unzufrieden
10 – 14   Unzufrieden
 5 – 9   Sehr unzufrieden

Abbildung 3.1: Skala der Lebenszufriedenheit
(mit freundlicher Genehmigung von Dr. Edward Diener)

Gehen Sie bewusst auf Abstand zur Negativität

Eine weitere Möglichkeit, wie man Lethargie und Lebensunlust umwandeln kann, besteht darin, der Negativität bewusst auszuweichen. Obwohl eine endogene Depression langfristige Korrekturen des Lebensstils verlangt, können Sie kurzfristig Ihr depressives Ich mit einem sanften Stoß in eine aktivere und positiv gestimmte Geisteshaltung bewegen. Versuchen Sie einmal, die folgenden Sätze (oder alternativ dazu auch Ihre eigenen, selbst ausgedachten) nachzusprechen:

- Ich kann denken, was ich will. Und ich will denken, dass ich viele gute Seiten an mir habe.
- Ich muss mein negatives Gehirn nicht auf Autopilot geschaltet lassen, sondern kann umschalten und an etwas Positives denken.
- Was ich denke, hat Einfluss auf das, was ich tue. Ich werde darüber nachdenken, meine starken Seiten zum Einsatz zu bringen.
- Auch wenn ich keine Energie verspüre, etwas zu tun, kann ich mich dennoch entscheiden, etwas zu tun.

Diese Aussagen sind auch bei anderen Arten von Depression hilfreich, denn unabhängig von der ursprünglichen Ursache hat man es immer mit Negativität zu tun.

Langfristig sollte man bei endogener Depression Methoden anwenden, die den präfrontalen Kortex dazu bewegen, dass er absichtlich auf Abstand zur Negativität geht und der Lethargie etwas entgegensetzt, während man gleichzeitig an Veränderungen des Lebensstils arbeitet, die den Aufbau eines gesünderen oder widerstandsfähigeren Gehirns unterstützen. Für eine solche Veränderung sind zwar viele verschiedene antriebssteigernde und gesundheitsfördernde Methoden erforderlich, aber auch kleine Dinge, die Sie kurzfristig zur Vermeidung von Auslösern unternehmen, können dazu beitragen, dass Sie nicht mehr unter dem Gewicht sich häufender Niederlagen zusammenbrechen.

Erstellen Sie eine „To-Do-Liste"

Die bewusste Anstrengung, vom negativen Denken auf positives Denken umzuschalten, ist im Kampf gegen eine endogene Depression vielleicht der effektivste nichtmedikamentöse Ansatz. Wie jedoch zuvor erwähnt, kann dieses Umschalten für Menschen, die ihr ganzes Leben über eine negative Einstellung hatten, schwierig sein. Wenn es Sie zu sehr schreckt, Ihr Denken und Fühlen auf die positive Seite hinüberzuziehen, und Ihnen diese Aufgabe unmöglich erscheint, versuchen Sie, sich abzulenken.

Das geht ganz gut, indem Sie etwas tun, das einfach, aber produktiv ist. Am besten machen Sie von all diesen kleinen Dingen, die Sie tun wollen, eine Liste, auf die Sie dann im Fall einer negativen Gemütsverfassung zurückgreifen können. Was könnte auf einer solchen Liste stehen? Ein Foto einrahmen; einen Schrank aufräumen; einen Zeitschriftenartikel lesen; einen Freund anrufen, mit dem Sie lange nicht gesprochen haben; den Innenraum Ihres Autos ausmisten; Unkraut jäten; den Kühlschrank sauber machen; den Dokumentarfilm anschauen, den Sie sich für ein ruhiges Stündchen aufgehoben haben; den Recycling-Müll entsorgen; ein Bad nehmen. Es gibt unendlich viele Möglichkeiten, dafür aber zwei Bedingungen: Erstens muss es sich um etwas handeln, das relativ leicht auszuführen ist. Über die komplette Neuverkachelung Ihres Badezimmers nachzudenken würde den Grad Ihrer Erschöpfung wahrscheinlich noch erhöhen, statt ihn zu senken! Und als zweite Bedingung sollte es etwas sein, das keine gute Stimmung voraussetzt. Obwohl es Ihnen ja, wie Sie noch merken werden, hinterher besser gehen wird!

Planen Sie, das Gewünschte zu erreichen

Wie gesagt, handelt es sich bei endogener Depression im Wesentlichen um eine Störung des neurochemischen Haushalts. Trotzdem kommen auch äußere Auslöser mit ins Spiel. Oft sind dies Stressoren, die zu einem Gefühl der Erschöpfung führen: unerwartete Mehrarbeit, Enttäuschungen in Beruf und Sozialleben und ganz allgemein unerfüllte Hoffnungen. Auch kleine Dinge, wie beispielsweise eine schlechtere Note in einem Test, können die Befürchtung auslösen, dass man niemals gut genug sein wird – und schon befindet man sich auf dem besten Weg in die Depression.

Wenn Sie wissen, dass Sie vor einer Situation stehen, die für Sie erfahrungsgemäß kritisch ist, bereiten Sie sich vielleicht innerlich auf eine depressive Phase vor, spielen sie im Geiste schon einmal durch, was jedoch die Wahrscheinlichkeit für eine Auslösung der Depression erhöht. Man ist immer sehr versucht, die Enttäuschung mit einzuplanen und sich selbst zu sagen: „Da hast du's, das läuft doch immer so." So könnten Sie zum Beispiel erwarten, dass andere Sie hängen lassen und Ihnen nicht helfen – Ihre Arbeitskolleginnen werden ihre Aufgaben nicht erledigen, Ihre Studienkolleginnen in dem Gruppenprojekt werden das Ganze abblasen –, und dann wird es Ihnen schlecht gehen. Dies ist der Moment des Auslösers. Sie spielen im Geiste die Wiederholung vergangener Erlebnisse durch und üben sie damit ein.

Reagieren Sie doch einmal anders. Kalkulieren Sie Ihre Verletzung und Hoffnungslosigkeit nicht schon vorher mit ein. Was können Sie stattdessen tun? Vertagen Sie als Erstes jegliche Gedanken an Fehlschläge. Damit möchte ich nicht sagen, dass Sie sich Luftschlösser bauen sollen. Weigern Sie sich einfach, einen unausweichlichen Fehlschlag vorwegzudenken. Sagen Sie sich stattdessen, dass Sie „dem ins Gesicht sehen, wenn es so weit ist". Werden Sie dann doch enttäuscht, wird später noch genug Zeit sein, um sich damit zu befassen.

Worüber Sie als Nächstes nachdenken, ist Ihre Entscheidung: Sie können negative Gedanken erst einmal beiseiteschieben und sich auf etwas anderes konzentrieren, auf irgendetwas, das Sie in diesem Moment gerade tun. Sie können Musik hören oder jemanden anrufen, um über ein anderes Thema zu reden. Stellen Sie sich, wenn möglich, ganz bewusst vor, dass Sie nicht enttäuscht wurden, sondern dass alle anderen Ihre Erwartungen erfüllt haben.

Falls es Ihnen schwerfällt, sich vorzustellen, dass die anderen für Sie da sein werden, können Sie von Ihren trübsinnigen Gedanken abrücken, indem Sie auf eine Vorstellung umschalten, bei der Sie in einer belastenden Situation angemessen handeln. Sehen Sie sich selbst als widerstandsfähig. Wenn Sie sich etwa vorstellen, dass Ihr Freund oder Ihre Freundin nicht zur Verabredung kommt oder nicht wie eigentlich erwartet anruft, dann lassen Sie in Gedanken diesen Moment beiseite und denken Sie stattdessen darüber nach, was Sie alternativ mit Ihrer Zeit anfangen werden. Vielleicht können Sie ja in dieser neu gewonnenen Zeit Weihnachtsgeschenke einkaufen oder bei einer Freundin vorbeischauen, die in der Gegend wohnt. Vielleicht können Sie die Zeit nutzen, um Ihre E-Mail-Korrespondenz aufzuarbeiten oder endlich den einen Verwandten anzurufen, den Sie schon so lange anrufen wollten. Wenigstens für ein paar Minuten so zu tun, als hätten Sie etwas Besseres zu tun, kann der überwältigenden Lethargie vorbeugen.

Auslöser für depressive Stimmungen lassen sich aus dem Grund durch das Verschieben von Gedanken an Enttäuschungen beseitigen, weil die neuronalen Netzwerke schon in dem Moment, in dem Sie eine Enttäuschung nur *erwarten*, aufleuchten und Ihnen damit eine *bereits stattgefundene* Enttäuschung signalisieren. Weil dies wiederum zu Untätigkeit führt, ist es wichtig, so schnell wie möglich aus diesem Teufelskreis herauszukommen. Das Gegenteil zur Depression aber ist Aktivität, daher kann jede noch so kleine Tätigkeit das Depression auslösende Gefühl der Sinnlosigkeit abzuwenden helfen.

Sie können auch etwas zur Vorbeugung gegen Enttäuschungen tun. Befürchten Sie beispielsweise, dass Ihre Kolleginnen Sie bei einem wichtigen Projekt im Stich lassen, könnten Sie ihnen per Mail, SMS oder Telefon mitteilen, dass Sie sich darauf freuen, von ihnen zu erfahren, was sie bisher getan haben, sie an den Fertigstellungstermin erinnern und daran, was noch zu tun ist. Wenn Sie damit rechnen, dass eine Freundin oder ein Freund zu einer Verabredung zu spät kommt oder gar nicht erst auftaucht, geben Sie ihr oder ihm Nachricht, dass Sie sich auf das Wiedersehen freuen, und nennen Sie noch einmal den Ort und die Zeit des Treffens.

Die mit Lethargie einhergehende endogene Depression kann jedoch dazu führen, dass man sich angewöhnt, diese kleinen Dinge zur Vermeidung von Enttäuschungen zu unterlassen. Je weniger Sie tun, um anderen dabei zu helfen, Ihnen etwas Gutes zu tun, desto öfter können diese Sie enttäuschen. Damit führt Ihre Depression Sie aufs Glatteis und macht Sie glauben, dass Ihre negative Vorstellung von anderen zutrifft – während es in Wirklichkeit vielleicht gar nicht erst zu den Enttäuschungen gekommen wäre, wenn Sie Ihrer Lethargie und Ihrem Hang zur Tatenlosigkeit nicht nachgegeben hätten.

3.4 Depression als Folge von Bindungsproblemen oder Missbrauch

An Menschen, die in ihrer Kindheit vernachlässigt oder misshandelt wurden, habe ich mitunter die schwierigsten Symptome beobachtet. Sie haben häufig die Tendenz zu extrem starken Stimmungsschwankungen, fühlen sich in einem Moment blendend und im nächsten schwer depressiv. Solch eine Depression zeigt sich aber auch in dem „kognitiven Automatismus" einer generellen negativen Erwartungshaltung. Kein positives Ergebnis wird diese Menschen überraschen. Gleichzeitig lassen sie sich einerseits weder von anderen beruhigen noch können sie sich in kritischen Momenten selbst beruhigen. Stattdessen stürzen sie bei jeder kleinen Aufregung in Verzweiflung und neigen dann auch zu impulsivem selbstverletzendem Verhalten wie Alkoholexzessen, Glücksspielen, riskanten Sexabenteuern oder sogar Selbstmord.

Wenn ich beobachte, dass jemand von relativer Gelassenheit plötzlich in bittern Kummer und tiefe Resignation verfällt, suche ich in der frühen Kindheit des Betroffenen nach widrigen Umständen, die diese Wechsel erklären könnten und Einfluss auf die Art der Behandlung haben. Die Betroffenen erwarten nicht viel von anderen und sind nur schwer davon abzuhalten, sich kopfüber in die Verzweiflung zu stürzen wie von einer Klippe. Daher muss sich eine Therapie zuerst auf die Prävention von zerstörerischen Handlungen konzentrieren, wie in Kapitel 9 beschrieben wird. Sobald mithilfe von Strategien zur Symptombewältigung ein gewisses Maß an Sicherheit und Selbstkontrolle erreicht ist, kann man effektiv an der langfristigen Auseinandersetzung mit traumatischen Kindheitserfahrungen arbeiten, damit auch jene Abstürze in die Verzweiflung letztendlich aufhören.

Ursachen für Depression bei Menschen mit Bindungsstörungen

Diese Art der Depression geht auf schwerwiegende und wiederholte Erschütterungen in der frühen Kindheit zurück, die ausgerechnet von Personen verursacht wurden, die das Kind eigentlich beschützen sollten. Es ist also sehr wahrscheinlich, dass traumatische Kindheitserfahrungen, besonders aber Misshandlung und wiederholte Vernachlässigung, „erheblich zum Potenzial für eine depressive Episode beitragen" (Kendler, Thornton & Gardner, 2001, S. 582). Dieses Risiko basiert auf mehreren potenziellen Auswirkungen wiederholter frühkindlicher Belastungen:

- Eine Ursache besteht in einer veränderten Stressreaktion (Bergmann, 1998), die dazu führt, dass auf Stress permanent überreagiert wird und geringe Belastungen viel stärkere Auswirkungen haben.
- Bekommt ein Kind bei Stress nicht genug liebevolle Zuwendung, kommt es zu Zellveränderungen, die mit der Zeit die Reaktion auf neue Stressoren in ihrer Wirksamkeit schwächen (Kendler et al., 2001). Beobachtet wurde hierbei eine genetische Veranlagung in Verbindung mit einer „dosisspezifischen" Belastung (Nemeroff, 2004; Shelton, 2007).
- Ein unter Stress leidendes Kind, das nicht getröstet wird, gerät außer sich und macht innerlich dicht (Schore, 2007). Die wiederholte Vernachlässigung oder traumatisierende Verweigerung von Zuwendung hat neurobiologische Folgen in Form eines Zusammenbruchs innerhalb des parasympathischen Nervensystems, der einen Zustand körperlicher und seelischer Verzweiflung verursacht. Diese Art biologischen Abschaltens eines nicht nachlassenden Reizes hat Nachwirkungen. Wenn zu einem späteren Zeitpunkt ein ähnlicher Reiz verspürt wird, wird er viel schneller ausgeblendet.
- Das sogenannte implizite Gedächtnis – Erinnerungen, die eher körperlich als geistig wahrgenommen und nicht gezielt abgerufen werden (Siegel & Hartzell, 2003) – resultiert in einem Nachlassen der Selbstberuhigung und trägt zu negativen Erwartungen hinsichtlich des Ergebnisses neuer Erfahrungen bei.
- Aufgrund von Veränderungen der neurobiologischen Stressreaktion und des Stressbewältigungsstils, die später zu inadäquaten Verhaltensmustern führen, erhöhen widrige Erfahrungen in der frühen Kindheit das Risiko für Depression (Felitti et al., 1998; Nemeroff, 2004). Die Betroffenen neigen dazu, auf unangemessenen Wegen nach Trost zu suchen. Das kann bis zu selbstzerstörerischem Verhalten führen, wie etwa die Vernachlässigung des eigenen Wohlergehens, schlechte Ernährungsgewohnheiten, Rauchen oder riskante sexuelle Verhaltensweisen.

Mit Übergang in die Pubertät mündet das Risiko ausbleibender Belohnung und das daraus folgende nachlassende Bemühen um Belohnungen in die Tendenz zu dürftigen zwischenmenschlichen Kontakten und depressiven Stimmungen. Im Erwachsenenalter sind die Betroffenen dann gar nicht in der Lage, in schwierigen Situationen sich selbst durch ein vernunftgesteuertes Selbstgespräch zu beruhigen.

Darauf läuft es für Kinder, die bei Stress immer wieder allein gelassen und von ihren Bezugspersonen nicht getröstet werden, aller Voraussicht nach hinaus. Das Kind gerät zunächst außer sich, resigniert dann, gibt letztendlich jede Hoffnung auf und schaltet in der Folge emotional ab. Wiederholte Erfahrungen dieser Art der Vernachlässigung oder traumatischen Bindungsstörung können im Erwachsenenleben zu einem Automatismus der Hoffnungslosigkeit und der niedrigen Erwartungen an sich selbst und andere führen und damit in sich selbst verstärkende Abstürze in die seelische Verzweiflung.

Im Laufe des Lebens entwickelt sich die gewohnheitsmäßige Art, über sich selbst zu denken, zu einem Selbstbild. Ein auf der Grundlage einer impliziten Erinnerung an Verzweiflung entstandenes Selbstbild ist wesentlich vom Gefühl der Wertlosigkeit geprägt. Hier kann jegliche Situation zum Auslöser für den Sturz in die Verzweiflung werden: innere gedankliche Vorgänge oder ein Gespräch, das die Angst hervorruft, enttäuscht, im Stich gelassen oder missachtet zu werden. In einigen Fällen ist der Auslöser offensichtlich, wie etwa das Ausbleiben der erhofften Beförderung, in anderen kann es sich aber auch um etwas Kleines handeln, wie im Restaurant nicht aufmerksam bedient zu werden.

Was hilft?

Für die Bewältigung einer so verursachten Depression reicht es offensichtlich nicht, einige passende Interventionen zur Symptombewältigung anzuwenden, sondern eine intensivere Behandlung ist hier angezeigt. Ganz bewusst an der Sicherheit zu arbeiten ist die optimale Voraussetzung, um Vertrauen in die Therapie und unschädliche Verhaltensweisen zu entwickeln.

Sicherheit ist hier wörtlich zu verstehen, das heißt, sich also nicht selbst zu schädigen, aber auch, sich in der Therapie in Sicherheit zu wissen und dem Heilungsprozess zu vertrauen. Dies ist eine Frage der Zeit, aber zunächst brauchen die Betroffenen auch einen Anstoß von außen, um hoffen zu können, dass sich in ihrem Leben die Dinge besser entwickeln, als sie sich das vorstellen können. Gleichzeitig können praktische Antidepressionsstrategien sehr wirkungsvoll für den Umgang mit Auslösern sein. Als Erstes sollte man sich folglich darauf konzentrieren, den Automatismus der andauernd negativen Erwartungen zu unterbrechen, und etwas gegen die Schwermut, Enttäuschung und das niedrige Selbstwertgefühl tun, indem man in einer Phase, in der die Depression einen nicht gefangen hält, stärkere neuronale Netzwerke der Freude aufbaut.

Tun Sie etwas Befriedigendes, bevor die Depression einsetzt

Beschäftigen Sie sich möglichst mit Dingen, die Sie als befriedigend erleben oder spannend finden und zu denen Sie sich zur Prävention von Auslösern regelmäßig verpflichten – zum Beispiel indem Sie im Voraus für Tennisstunden bezahlen, einem Sportverein beitreten oder sich mit anderen jede Woche zum Kartenspielen treffen. Falls dann einmal unerwartet ein Absturz droht, kann Sie die teilnahmepflichtige Aktivität wieder aufmuntern.

Bilden Sie positive Gehirnschaltkreise

Um anders als sonst auf die Auslöser zu reagieren, die einen in diese Art von Depression stürzen, ist Vorausplanung erforderlich. Im Moment des Fallens ist kreatives Denken unmöglich. Also besteht die neue Reaktion darin, Ihren Plan aufzuschreiben. Sie können sich neue Bewältigungsstrategien aneignen, die Ihnen guttun und Sie beruhigen, indem Sie mithilfe Ihres gewohnheitsmäßigen Denkprozesses lernen, das negative Netzwerk links liegen zu lassen und stattdessen positive Netzwerke zu bilden, die die negativen im Wettbewerb um die Aufmerksamkeit Ihres Gehirns schlagen und Sie mit den Ressourcen ausstatten, die Sie für eine Veränderung brauchen. Das kann etwas ganz Einfaches sein wie beispielsweise ein Erinnerungszettelchen an Ihrer Tür, heute etwas Schönes zu tun.

Eine Veränderung können Sie auch hervorrufen, indem Sie die negativen Vorlagen und pessimistischen Erwartungen, die Sie wahrscheinlich viel zu stark als Vorbereitung auf die Enttäuschung betrachten, aktiv herausfordern. Nehmen Sie sich vor, jede negative Voraussage mit einer völlig entgegengesetzten, positiven zu unterbrechen. Obwohl man an sich schon die Fähigkeit braucht, sich auf Probleme vorzubereiten, sollte Ihr erstes Ziel heißen, die Häufigkeit negativer Gedanken zu reduzieren. Wenn Sie sich also zum Beispiel bei der Vorstellung ertappen, wie Ihre Chefin Sie anbrüllt, stellen Sie sich bewusst vor, was passieren würde, wenn sie freundlich zu Ihnen wäre.

Sie können die machtvolle Leitungs- und Entscheidungsträgerfunktion Ihres linken präfrontalen Kortex nutzen, um Veränderungen zustande zu bringen, die bei Bedarf das negative, bei bestimmten Auslösern automatisch einsetzende Denken herunterzuregeln helfen. Situationen immer wieder positiv zu beurteilen und positiv darauf zu reagieren wird den Zugang zu positiven Gedanken erleichtern. Je weniger Zeit Sie im Land des Negativen verbringen, desto seltener wird Ihr Gehirn automatisch dorthin marschieren. Mehr darüber in Kapitel 11.

Eine weitere Möglichkeit, wie Sie – wiederum im Vorausplanungsdenkmodus – Ihre Fähigkeit, sich Zugang zu positiven Gehirnschaltkreisen zu verschaffen, stärken können, besteht darin, bei Beschreibungen von Situationen *nur die guten Seiten* zu nennen. Lauschen Sie sorgfältig auf automatische Beschreibungen. Zielen Sie auf die schlechten Seiten einer Erfahrung ab, nach dem Motto „Ist das nicht furchtbar?!", als Mittel, um Ihren Standpunkt mit einem Touch Drama klarzumachen oder um von anderen Mitleid zu bekommen? Viele Menschen mit Depression lernen, mit anderen zu kommunizieren, indem sie Dinge erzählen, die von Traurigkeit, Verlust, Trauer, Enttäuschung, Feindseligkeit und Ungerechtigkeit handeln. Eine traurige Geschichte erzeugt bei den Zuhörern Aufmerksamkeit und bewirkt vielleicht auch, dass sie miteinstimmen, was beim Erzählenden dann ein Gefühl von Trost und Verbundenheit entstehen lässt. Mitgefühl von anderen zu bekommen erzeugt ein Gefühl der Zusammengehörigkeit. Langfristig wird jedoch das Einüben von Geschichten über Ungerechtigkeit und Verlust weder dazu beitragen, dass es einem gut geht, noch wird es Freundschaften so gut zusammenschweißen, wie Freude das kann. Vielleicht müssen Sie lernen, wie Sie diese Art der Verbindlichkeit mit unbeschwerten oder heiteren Erzählungen erreichen können.

Versuchen Sie das wahrzunehmen, was an einer Erfahrung jeweils gut war. Schauen Sie, was dabei rüberkommt, wenn Sie beim Erzählen die Tiefpunkte auslassen. Was passiert, wenn Sie nur die Höhepunkte erzählen? Machen Sie das mal ganz absichtlich. Die Chancen stehen gut, dass Sie das Erlebnis als angenehmer bewerten.

1. Bewerten Sie den Grad der Befriedigung, die Sie bei einer kürzlich erlebten Unternehmung verspürt haben. Wählen Sie etwas Gewöhnliches wie einen Ölwechsel, eine Party, ein Schulkonzert oder ein Mittagessen mit einer Kollegin.
2. Erzählen Sie dann jemandem davon, erwähnen Sie jedoch nur die guten, heiteren, angenehmen oder lustigen Aspekte der Situation. (Aber tarnen Sie Jammern nicht als etwas Lustiges!)
3. Bewerten Sie, gleich nachdem Sie die Geschichte erzählt haben, den Grad Ihres Vergnügens.

Sich Zugang zu Vergnügen zu schaffen kann Ihnen sehr viel nützen, wenn Sie versuchen, dem Jammertal der Depression zu entkommen, und sei es nur für kurze Zeit.

Schließen Sie sich einer Selbsthilfegruppe an

Wie gesagt, können Menschen mit einer Depression versuchen, sich selbst mithilfe von selbstzerstörerischen Dingen zu beruhigen, wie etwa mit Glückspielen, Alkohol oder übermäßigem Essen. Wenn Sie solche Verhaltensweisen bei sich selbst bemerken, ist es eine gute Idee, sich einer Selbsthilfegruppe anzuschließen, die sich mit diesem Problem beschäftigt. Durch die Teilnahme an solch einer Gruppe können Sie sich als Prävention gegen Auslöser mit anderen Menschen zusammentun und dann anders als sonst reagieren. Jemanden aus der Gruppe anzurufen ist eine Direktmaßnahme gegen einen Auslöser von Verzweiflung und Depression. Eine Selbsthilfegruppe wird Ihnen außerdem dabei behilflich sein, Strategien zu lernen, die Sie im Vorfeld einüben können, Ihnen zum Beispiel Literaturtipps geben. Etwas zu lesen, das Sie beruhigt oder auf Ideen bringt, ist ein Ersatz für die fehlende Stimme liebevoller Eltern. Bis der Prozess der Heilung von der Depression schon weiter fortgeschritten ist, muss solch ein Einfluss zunächst einmal von außen kommen.

3.5 Situationsbedingte bzw. reaktive Belastungsdepression

Die Symptome dieser Art von Depression, besonders aber die ausgeprägte körperliche Lethargie und soziale Abkapselung, sind natürliche Folgen einer anhaltenden Anspannung, wie sie von chronischem Stress verursacht wird. Der Ausdruck „Burnout" beschreibt den Zustand, der einer depressiven Reaktion oft vorausgeht. Schlafstörungen und Selbstmedikation mit rezeptfreien Arzneimitteln oder auch mit Alkohol kommen häufig vor und können mit der Zeit problematisch werden. Die Symptome bekommen leicht eine Eigendynamik, weil es sehr schwierig ist, Traurigkeit, Niedergeschlagenheit oder ein Gefühl der Sinnlosigkeit zu überwinden, wenn man ständig erschöpft ist und sich von anderen abkapselt. Eine depressive Reaktion kann auf schlimme Verlusterlebnisse erfolgen (etwa nach Verlust der Arbeit oder eines nahestehenden Menschen), nach Burnout oder Erschöpfung wie zum Beispiel durch die Langzeitpflege eines kranken Familienangehörigen.

Die Behandlung dieser situationsbedingten Depression erfordert nicht nur eine Veränderung der Einstellung, sondern auch der Situation. Leiden Sie beispielspeise an einer Depression, weil Sie von Ihrem Partner misshandelt werden, sind oben beschriebene Ansätze wie „Sprechen Sie nur über die guten Seiten" nicht nur wirkungslos, sondern sogar kontraproduktiv, wenn Sie nicht auch die Beziehung beenden. Natürlich lassen sich Erschütterungen und Belastungssituationen nicht vermeiden: der Tod des Partners oder der Partnerin, die Pflege eines an Alzheimer erkrankten Elternteils, viele Überstunden, um die Arbeit nicht zu verlieren. In diesen Fällen ist eine Veränderung des Verhaltens im Umgang mit der schwierigen Lage notwendig. So kann etwa die Tochter, die ihre alte Mutter pflegt, nach Möglichkeiten suchen, die ihr die Arbeit erleichtern, zum Beispiel einen Pflegedienst kommen zu lassen, der sie zeitweise unterstützt.

Die Situation bzw. die Art des Umgangs damit zu verändern kann für Menschen mit einer reaktiven Depression allerdings eine große Herausforderung sein. Bei Burnout ist man geistig unbeweglich und sieht keine Alternativen. So kann eine Frau, die einen Angehörigen pflegt, im Verhaltensmuster des Helfens („Helfersyndrom") festsitzen und unfähig sein, selbst Hilfsangebote anzunehmen, die ihr das Leben erleichtern könnten, weil sie darin nur Nachtteile sieht und nicht die Vorteile. Vielleicht merkt sie, dass es ihren alten Vater stört, wenn jemand Unbekanntes zu ihm kommt, und hat Angst, damit seinen Zustand noch zu verschlimmern, übersieht dabei aber, dass sich ihre Anspannung störend auf das Zusammensein mit ihrem Vater auswirkt und sie mit Unterstützung bei der Pflege emotional präsenter sein könnte.

Solch eine Starrheit im Denken zeigt sich, wenn man viele Überstunden macht oder viel Zeit damit verbringt, Probleme immer wieder auf dieselbe Art lösen zu wollen, obwohl andere Lösungen vielleicht besser helfen würden. Jemand mit einem Burnout hat einfach nicht die Energie, sich etwas anderes zu überlegen und das dann auch umzusetzen. Dabei sei ausdrücklich festgestellt, dass ein situationsbedingtes Burnout in jedem Beruf und in jeder Altersstufe vorkommt. So können auch Kinder hyperaktiv sein oder im Fall eines kranken oder anderweitig abwesenden Elternteils zu sehr in Haushaltspflichten oder Pflegetätigkeiten eingespannt sein. Dieser Mangel an Flexibilität im Denken und verzweifelte Erschöpfung sind bei dieser Art von Depression die markantesten Symptome.

Ursachen für eine situationsbedingte bzw. reaktive Depression

Wer auf einen Vorfall mit Depression reagiert, hat eventuell eine entsprechende Veranlagung – mit anderen Worten, die Depression war immer schon latent vorhanden und hat nur noch auf einen Auslöser gewartet. Schuld sind nicht nur die neurochemischen Veränderungen aufgrund von chronischem Stress, sondern vor allem auch die dabei auftretende körperliche und geistige Erschöpfung. Auch ohne Trauma ist chronischer Stress in vieler Hinsicht gesundheitsschädigend, etwa im Gehirn, wo er die Neurochemie stört. Unter belastenden Umständen verbraucht das Gehirn alle Vorräte von Serotonin, Noradrenalin und Dopamin, woraufhin die für eine Depression typischen Symptome sich immer deutlicher abzeichnen: das Schwinden der körperlichen und geistigen Energie, des Interesses an der Umwelt sowie der Freude. Da der Verlust an geistiger Klarheit und Energie eine kreative Herangehensweise an die Lösung stressbedingter Probleme verhindert, wird man auch darin immer unflexibler.

Die von chronischem Stress verursachten Symptome ähneln denen einer körperlichen Krankheit: Erschöpfung, Interesselosigkeit, Appetitverlust und so weiter. Die Betroffenen wollen sich ausruhen, was zur Überwindung einer Infektion zwar auch sehr hilfreich ist, aber nicht bei der einer Depression. Ebenso wenig hilft, gegen die Symptome und den Stress „anzukämpfen": Je stärker man dagegen ankämpft, desto schlimmer wird die körperliche Belastung. Auch hier besteht die einzige Möglichkeit darin, entweder die Situation zu verändern oder die Art des Umgangs damit.

Wenn man das Gefühl hat, weder die Situation noch die Umgangsweise verändern zu können, werden einige vielleicht versuchen, dem Stress zu entkommen und ihre „Batterien wieder aufzuladen", indem sie sich von anderen Menschen abkapseln und aufhören, Dinge zu tun, die ihnen vorher Freude bereitet haben, weil sie glauben, dass das Alleinsein den Stress reduziert. Vereinzelung wird jedoch selten zu einer Aufladung der Energie führen, erst recht nicht, wenn der Stress weitergeht. Im Gegenteil – soziale Kontakte und die Zugehörigkeit zu einer Gruppe wirken wie Balsam auf die stressbedingten Wunden (Jetten, Haslam, Haslam & Branscombe, 2009). Mit anderen gemeinsam Dinge zu tun, die Spaß machen und lohnenswert sind, erhöht nämlich die Ausschüttung von Dopamin, dem „Wohlfühlbotenstoff", oder von Oxytozin, einem „Beruhigungsbotenstoff", der bei Berührungen, freundlichem Umgang mit oder angenehmem Kontakt zu anderen Menschen ausgeschüttet wird. Diese Neurochemikalien sorgen dafür, dass man ausgeglichen und ruhiger ist und sich erfrischt fühlt. Wenn man sich isoliert, fehlt diese positive Belohnung. Durch sozialen Rückzug werden sich also die Chancen verringern, den Stress mit Freude und dem Gefühl von Geborgenheit auszugleichen. Auch die Isolation selbst wird zum Auslöser einer Depression. Wie die Forschungsergebnisse von Jetten andeuten, führt Isolation nicht nur zu Einsamkeit, sondern verschlechtert auch die Fähigkeit zur Lebensbewältigung. Weil auch Wahrnehmung, Denken und Erkennen davon betroffen sind, kann man nicht so gut Entscheidungen treffen. So denken Menschen, die unter situationsbedingtem Stress leiden, häufig „Ich kann nicht", doch fällt es ihnen schwer, es laut auszusprechen. Indem sie Kontakt zu anderen herstellen, können sie sich Hilfe verschaffen und werden weniger überfordert sein.

Was hilft?

Die neurochemischen Veränderungen lassen sich mit der Zeit wieder rückgängig machen. Wenn aber nicht gleichzeitig auch zielgerichtet an der Veränderung der durch Belastungen wie Überarbeitung oder Langzeitpflege eines Angehörigen entstandenen Verhaltensmuster gearbeitet wird, kommt man aus der Depression nicht heraus. Daher hat die Verhaltensänderung Priorität (siehe Technik Nr. 3, „Cool down Burnout"). Das größte mentale Hindernis aber besteht in der besagten kognitiven Rigidität, die in solch einer Situation entsteht. Um dieser Rigidität Einhalt zu gebieten brauchen die Betroffenen oft eine andere Person, die ihnen dabei hilft, das Problem zu benennen und es zu lösen. Doch wer geistig unbeweglich ist und sich bemüht, so gut wie möglich durchs Leben zu kommen, will lieber nicht hören, dass er etwas anderes tun sollte, weil er sonst das Gefühl bekommt, ein Versager zu sein. Dabei bedeutet die Möglichkeit, etwas zu verändern, egal, ob man selbst darüber nachdenkt oder es einem von jemand anderem nahegelegt wird, nicht unbedingt, dass man versagt hat. Man darf nicht vergessen, dass Menschen mit einer situationsbedingten Depression mit der Situation, in der sie jetzt überfordert sind, zuvor wahrscheinlich ganz erfolgreich umgegangen sind. Ihrer Meinung nach hat das, was sie früher gemacht haben, ja funktioniert, daher ist es normal, wenn sie sich nun widersetzen, etwas Neues auszuprobieren. In einen anderen Modus können sie kommen, indem sie sich vorstellen, bei der Verhaltensänderung etwas Neues oder anderes als sonst ausprobieren, um damit in der belastenden Situation ähnlich gute Resultate zu erzielen, nur eben auf eine weniger schmerzhafte Weise.

Wieder gut für sich selbst sorgen

Zu den Auslösern einer stressinduzierten Depression gehört auch, nicht mehr auf sich selbst zu achten. Daher ist es für Menschen, die bei Stress ausgerechnet gesundheitsfördernde Dinge unterlassen, besonders gut, sich zur Abwechslung einmal mit Körperpflege zu beschäftigen. Solche Veränderungen der Lebensweise (die ausführlich in Kapitel 5 behandelt werden) sind sehr effektiv und lösen keine Versagensängste aus.

Raus aus der Isolation

Neben der Selbstfürsorge, die bei der Genesung eine wichtige Rolle spielt, ist es kurzfristig sehr hilfreich, sich wieder mehr um Sozialkontakte zu kümmern. Sich auf andere zu verlassen kann in Ihrer Lage unpraktisch oder unmöglich erscheinen, aber kleine Schritte in Richtung Vertrauen in andere Menschen zu unternehmen – und wenn ihre Hilfe auch nur darin besteht, dass sie Ihre Situation mit anderen Augen betrachten und Ihnen eine neue Sichtweise gewähren – kann Ihnen sofort die Last der Einsamkeit erleichtern. Ohne Beendigung der Isolation wird eine Genesung langfristig wahrscheinlich gar nicht möglich sein (siehe Technik Nr. 5). Denn wer sich von anderen abkapselt, führt ein Leben, das aus dem Gleichgewicht geraten ist, und dieses muss erst wiederhergestellt werden.

Nehmen Sie wieder Kontakt mit Ihrer spirituellen Seite auf

Viele Menschen mit einer situationsbedingten Depression fühlen sich ausgelaugt, irgendwie leer, als hätten sie etwas verloren. Diese Art spiritueller Verarmung kommt daher, weil sie früher wichtige Kontakte zu einer Gemeinschaft abgebrochen haben. Dabei kann es sich um ehrenamtliche Tätigkeiten handeln, etwa in einer Kirchengemeinde oder innerhalb eines Sozialprojekts. Solche Beziehungen geben dem Leben Sinn und vermitteln ein Gefühl der Verbundenheit mit etwas, das größer ist als man selbst. Diese spirituellen Kontakte nicht weiter schleifen zu lassen, sondern sie wiederaufzunehmen wird einen ausgelaugten, überarbeiteten und gestressten Geist wieder erfrischen. Möglichkeiten zu finden, wie man sich mit etwas verbinden kann, das größer ist als man selbst, ist der erste Schritt auf dem Weg der Genesung: eine geistige Komponente, die zu einem tiefen Gefühl des Friedens führt. Die einen erreichen dies, indem sie meditieren oder beten, andere verbringen Zeit in der Natur oder engagieren sich ehrenamtlich für eine gute Sache, von der sie überzeugt sind. Diese Form der spirituellen Verbundenheit setzt auch den Prozess in Gang, mit dem man lernt, wann und wie man Hilfe von anderen Menschen bekommen kann, weil man sich nicht nur mit etwas „Größerem" verbindet, sondern durch den Kontakt zu einzelnen Menschen oder Gruppen eine immaterielle Form der Unterstützung findet.

3.6 Posttraumatische Belastungsdepression

Eine weitere Ursache für Depression ist die Posttraumatische Belastungsstörung (PTBS). Diese Form der Depression kann mittelschwer oder sehr schwer sein und sogar mit Selbstmordvorstellungen einhergehen. Als Symptom der PTBS kann eine Depression vom Schweregrad her stark variieren, abhängig vom Gesundheitszustand vor dem belastenden Ereignis wie auch von der individuellen Widerstandskraft der Betroffenen. Mit anderen Worten, die Depression ist bei jemandem, der eine PTBS erlitten hat, nicht unbedingt schwerer als bei jemandem, der keine PTBS hat. Wie schwer sie auch sein mag, die Depression zeigt sich in einem plötzlichen Gefühl der Hilflosigkeit, das durch innere oder äußere Ereignisse ausgelöst wird. In einigen Fällen sind diese Auslöser offensichtlich. So kann Sex mit einem neuen Partner beispielsweise Erinnerungen an eine Vergewaltigung auslösen. In anderen Fällen sind die Auslöser jedoch schwer zu erkennen, wie zum Beispiel ein kaum wahrnehmbarer Geruch, der unbewusst Erinnerungen an ein Trauma wieder hochkommen lässt.

Ein Gefühl der Hilflosigkeit ist ein typisches Merkmal der Depression, bei Menschen mit einer PTBS aber auf ganz besonders bemerkenswerte Weise. Hier äußert es sich nämlich nicht nur emotional, sondern auch kognitiv. So ist jemand, der sich in einem depressiven Zustand dieser Art befindet, eher nicht in der Lage, an der Lösung von Problemen zu arbeiten. Daher wissen Traumaopfer sich bei ihrer Depression nicht zu helfen und wiederholen damit vielleicht den Zustand der Hilflosigkeit, in dem sie sich während des Traumas befanden. Es fällt ihnen schwer, daran zu glauben, dass jemand ihnen helfen kann, und erst recht, dass sie sich jemals selbst helfen können.

Mögliche Ursachen für Depressionen, die auf eine Posttraumatische Belastungsstörung zurückgehen

Die Hilflosigkeit zu überwinden oder zu ignorieren ist besonders schwierig, weil dieses Gefühl so glaubhaft ist: Wenn man fest davon überzeugt ist, dass jede Anstrengung, die man unternimmt, um sich besser zu fühlen, vergeblich ist, ist man nur schwer motivierbar. Dies ist verständlich – aus verschiedenen Gründen. Erstens sensibilisiert eine traumatische Belastung das Gedächtnis, sodass Erinnerungen an das Trauma leicht ausgelöst werden. Das hat mit Dopamin und Noradrenalin zu tun, von denen das Gehirn während des Traumas überflutet wird, was bewirkt, dass sich Assoziationen ganz besonders stark ins Gedächtnis einprägen. Mit anderen Worten, das Trauma wird auf einprägsame und lebhafte Weise gelernt und das Gelernte dann ganz leicht wieder abgerufen. Dies wird von der zweiten Ursache noch weiter verstärkt: dem neuronalen Netzwerk. Denn mit der Erinnerung an das Trauma gerät man in das gesamte mit dieser Erfahrung zusammenhängende Netzwerk, das alle Einzelheiten enthält, sämtliche Körperempfindungen, Umweltreize, Gedanken und Gefühle, und zwar nicht nur im Zusammenhang mit diesem Erlebnis, sondern darüber hinaus auch in Verbindung mit anderen Erlebnissen, die dem ursprünglichen ähnlich sind. Auf diese Weise bekommt die Hilflosigkeit eine Eigendynamik.

Ein weiteres Merkmal dieser Art von Depression besteht darin, dass selbst kleine Stressoren sich unverhältnismäßig stark auswirken, geistig wie auch körperlich. So betrachtet Rachel Yehuda (Yehuda, 1997; Yehuda, Harvey, Buschbaum, Tischler & Schmeidler, 2007) den Cortisolmangel bei Menschen mit einer Anfälligkeit für PTBS als einen Risikofaktor, weil er zu Problemen beim *Abbau* von Stress führt. Sie untersuchte Menschen, die nach einem Trauma eine PTBS hatten (was bei der Minderheit von Traumatisierten der Fall ist), und fand heraus, dass die PTBS unter anderem auch von biologischen Risikofaktoren, wie eben dem Mangel an Cortisol, verursacht wird.

Wie ebenfalls erwiesen ist, schraubt ein Trauma die Stressreaktion des Gehirns um einige Grade hoch und sorgt damit für eine ständige Erhöhung des Noradrenalinspiegels, die wiederum für die Stressauslösung sensibilisiert und intensivere körperliche Reaktionen auslöst (Bergmann, 1998). Kleine Stressoren werden dann sowohl psychisch wie auch physisch als groß erlebt. All diese Umstände tragen zur Entstehung einer Depression bei. Sowohl die genetische Veranlagung für Depression wie auch die Auswirkungen eines Traumas, die die Gesundheit und Ausgeglichenheit des Gehirns durcheinanderbringen und es empfindlicher machen, sind mögliche Gründe für eine stressinduzierte Depression.

Die Auslöser zu identifizieren ist für jemanden mit einer PTBS sehr schwierig, weil unser cleveres Gehirn bei seinem Bemühen, uns physisch und psychisch zu beschützen, alle möglichen neuen Situationen mit der ursprünglichen traumatischen Erfahrung assoziiert, wenn sie ihr auch nur entfernt ähneln. Dieser Prozess erfolgt automatisch und läuft meist auch unbewusst ab. Das heißt, Sie brauchen für die Bildung neuer Assoziationen nicht über das Trauma nachzudenken. Um Sie vor Gefahren zu bewahren, reagiert das Gehirn auf neue Assoziationen – Reize oder Auslöser –, damit Ihre emotionale Gehirnfunktion in einer neuen Situation mögliche Risiken rechtzeitig erkennen kann. Das Problem ist aber, dass Sie davon gar nichts mitbekommen. Während Sie die Situation auf der bewussten Ebene als unproblematisch einschätzen, stürzen Sie dennoch in die Tiefen einer Depression (und fühlen sich hilflos und ängstlich). Es gibt Therapiemethoden, wie Eye Movement Desensitization and Reprocessing (kurz EMDR, wörtlich auf Deutsch: Augenbewegungs-Desensibilisierung und Wiederaufarbeitung), mit denen sich Reaktionen auf Auslöser finden und abstellen lassen, selbst dann, wenn sie nicht willentlich entstehen. Aber auch außerhalb einer Therapie kann man Schritte unternehmen, um Auslöser zu erkennen und anders mit ihnen umzugehen.

Was hilft?

Die Heilung von einer mit PTBS assoziierten Depression erfordert eine zweigleisige Herangehensweise: zum einen das Bewusstmachen der auslösenden Assoziationen mit dem Trauma und zum anderen die Therapie zur Verarbeitung der traumatischen Belastung.

Rufen Sie sich das Geschehene ins Bewusstsein

Menschen mit einer PTBS-assoziierten Depression können sich innerhalb von Stunden oder sogar einigen Augenblicken hilflos und depressiv fühlen. In solchen Situationen ist folgende Strategie angesagt: „Innehalten, nachschauen und hinhören!" Legen Sie eine Pause ein und denken Sie darüber nach, was gerade passiert ist. Verwerfen Sie nicht die Möglichkeit, dass das, was Sie fühlen, irgendwie mit der Situation zusammenhängt, in der Sie sich gerade befinden. Wie gesagt, gibt es Situationen, bei denen die Assoziation mit dem Trauma offensichtlich sind. So könnten Sie beispielsweise nach einem Autounfall bemerken, dass Sie jedes Mal nervös werden, wenn ein anderes Auto sehr dicht auffährt oder Sie überholt. (Nervosität ist eine sehr häufige Reaktion auf Auslöser.) Diese Nervosität kann sich dann sehr schnell zu einem Gefühl der Depressivität ausweiten. Gleichwohl gibt es auch andere Auslöser, die nicht so offensichtlich sind. Statt in der Außenwelt wahrgenommen, werden diese eher innerlich gefühlt, wie etwa eine Emotion oder ein Gedanke, der an die traumatische Situation erinnert.

Schreiben Sie darüber. Falls Ihnen das Schreiben nicht liegt oder Sie im Moment dazu nicht in der Lage sind – könnten Sie stattdessen mit sich selbst reden? Wenn Sie das lieber laut tun würden, könnten Sie einen Freund oder eine Freundin anrufen, um einfach nur zu beschreiben, was Ihnen gerade passiert ist oder Ihnen durch den Kopf ging. Machen Sie sich nicht zu viele Sorgen über die Frage, *weshalb* gerade diese Situation ein Auslöser sein sollte, sondern nehmen Sie nur zur Kenntnis, dass es sich um einen handelt. Finden Sie so viele Einzelheiten wie möglich, und wenn Sie auf den Auslöser stoßen, werden Sie eine Veränderung in der Intensität Ihrer Emotionen registrieren. Vielleicht geht es Ihnen schlechter wahrscheinlich aber eher besser, weil Sie *bewusst wahrgenommen haben,* wovor Ihr Gehirn Sie warnen wollte.

Sobald Sie sich dessen bewusst sind, brauchen Sie sich nur noch zu vergewissern, ob Sie tatsächlich in Gefahr sind. Könnte die aktuelle Situation wirklich schlimme Folgen für Sie haben? Höchstwahrscheinlich spricht nichts dafür.

Beispiel:

Douglas, einer meiner Klienten, stand mit seinem Auto an einer Ampel, als ihn jemand mit voller Wucht von hinten rammte. Nach diesem Unfall wurde er schwer depressiv. Manchmal hatte er das Gefühl, das Haus nicht verlassen zu können, weil er sich so hilflos vorkam. Er wagte sich immer weniger aus dem Haus und verlor schließlich jegliches Interesse am Leben. Selbst die einfachsten Dinge wie Einkaufen, Ins-Kino-Gehen oder ein Schaufensterbummel mit seiner Frau überforderten ihn. Nachdem er eine Zeit lang „Innehalten, nachschauen und hinhören!" praktiziert hatte, fiel ihm auf, dass er sich immer dann überfordert fühlte, wenn er sich irgendwo hinbegeben sollte, wo sich andere Menschen ihm von hinten nähern konnten. Ihm wurde klar, dass sein Gehirn alle Erfahrungen der Art „Sich-von-hinten-Nähern" mit dem Unfall assoziierte, egal, ob es sich um eine tatsächliche Bedrohung handelte oder nicht. Als er dies begriffen hatte, konnte er sich schließlich selbst dazu überreden, wieder aktiv zu werden, und fühlte sich nicht länger so hilflos.

Therapie

Langfristig wird es notwendig sein, zur Verarbeitung der traumatischen Belastung eine Therapie zu machen. Zur erfolgreichen Behandlung der mit PTBS verbundenen Depression untersuchte Yehuda (1997; Yehuda et al., 2007) die Auswirkungen des Syndroms. Sie beobachtete, dass die subjektive Betrachtungsweise des traumatischen Ereignisses Einfluss darauf hat, ob es bei den Betroffenen in der Folge auch zu einer PTBS kommt, und dass die Interpretation des Ereignisses sehr stark von früheren Traumata beeinflusst wird. Folglich ist eine kognitive Veränderung in vieler Hinsicht von entscheidender Bedeutung. Sehr wichtig ist es, kognitive Psychotherapieansätze, wie das Umdeuten von Auffassungen (Reframing) oder das Beobachten tatsächlicher Ergebnisse, sowie Methoden zur neurologischen Integration (wie z. B. Tagebuchschreiben) miteinzubeziehen. Ohne Hilfestellung von außen wird diese Art der Verarbeitung wahrscheinlich nicht möglich sein. Dass Unterstützung von anderen Menschen zur Linderung von Symptomen einer Depression beiträgt, wurde ebenfalls von Yehuda bestätigt. Dabei schließen die verschiedenen Methoden zur Heilung von Depression einander keinesfalls aus. Wie man die Unterstützung von anderen Menschen für sich nützt, hängt aber auch von der individuellen Situation ab. Bei einer PTBS hilft dies jedenfalls, um die Auslöser der Depression herauszufinden.

Ist es in Anbetracht dieser Bandbreite an Ursachen, die alle adäquat und wahrscheinlich langfristig zu behandeln sind, dann überhaupt verwunderlich, dass depressive Menschen verzweifelt nach effektiven Methoden der Stressminderung suchen? Oder dass Therapeutinnen so viele Techniken wie möglich in Betracht ziehen, um ihren Klientinnen zu helfen? Meiner Erkenntnis nach ist es hilfreich, auf die jeweiligen Symptome zugeschnittene Bewältigungsstrategien zu vermitteln, die sowohl die Gehirnfunktionen korrigieren als auch die psychotherapeutische Behandlung der zugrunde liegenden Ursache unterstützen.

Indem man an der richtigen Stelle ansetzt und die Symptome angeht, die am ehesten mit der Ursache der Depression zu tun haben, ist es möglich, die Energie so weit zu verändern, dass man aus einer Depression wieder herausfindet. Dazu ist es aber vernünftig, klein anzufangen und schrittweise aufzubauen.

4. Technik Nr. 2: Dort ansetzen, wo man schon ist

Die bei Depression vorherrschenden Unzulänglichkeits- und Minderwertigkeitsgefühle hängen eng mit zwei weiteren Symptomen zusammen. Lethargie sowie die Unfähigkeit, Befriedigung zu empfinden, sorgen dafür, dass man sich wirklich für unzulänglich oder minderwertig hält, auch wenn das von der Wahrheit oft weit entfernt ist. So sind besonders Menschen mit einem Burnout oder einer situationsbedingten Depression davon überzeugt, nicht gut genug oder anderen unterlegen zu sein, weil sie wissen, dass sie früher mit der Situation zurechtgekommen wären, sich dazu jetzt aber nicht in der Lage sehen. Sie sind sich des Unterschieds zwischen ihrem früheren Selbstbild als fähige Menschen und dem aktuellen Gefühl der Überwältigung und Unzulänglichkeit wohl bewusst und setzen sich selbst als wertlos herab – zunächst nur in einem Lebensbereich, zunehmend aber auch in anderen. Bei Menschen mit einer sogenannten endogenen Depression wirkt körperliche oder seelische Lethargie motivationsschwächend. Diese oft lebenslang anhaltende Form der Depression hat auch Folgen für die Identität, weil die Betroffenen sich im Vergleich mit anderen für weniger wert erachten.

In beiden Fällen beginnt nun womöglich ein Teufelskreis. Der Glaube an die eigene Unzulänglichkeit oder Wertlosigkeit mindert die Energie, Neues zu tun oder wenigstens auszuprobieren, sich Herausforderungen zu stellen oder die Lethargie zu überwinden. Je weniger man macht oder versucht, desto unzulänglicher fühlt man sich jedoch. Unter diesen Umständen nimmt die Motivation ab, kommen Minderwertigkeitsgefühle auf oder werden – falls sie schon vor der Depression da waren – stärker. Dies wirkt sich in jedem Fall hinderlich auf den Heilungsprozess aus.

Wie können Sie aber Ihre Motivation steigern, wenn Sie körperlich nicht über die Energie verfügen, die Sie brauchen, um sich überhaupt in Bewegung zu setzen? Wie können Sie etwas gegen die Lethargie und das Gefühl der Unzulänglichkeit tun, wenn Ihnen diese Aufgabe wie ein unüberwindlicher Berg erscheint? Sie werden überrascht sein – es ist nicht so mühevoll, wie Sie vielleicht meinen. Das Geheimnis liegt darin, dort anzusetzen, wo Sie bereits sind. Wenn Sie sich Ihr Leben einmal näher ansehen, können Sie schließlich Dinge erkennen, die Sie an sich selbst gut finden, und Stärken, die Sie vorher übersehen haben. Dann werden Sie schließlich erkennen, dass es auch in der Gegenwart positive Aspekte und Erfahrungen gibt. Das Bewusstsein zu schärfen für Ihre besten Seiten und die Dinge, die in Ihrem Leben gut laufen, wird Sie sowohl geistig als auch körperlich anregen und Ihnen die nötige

Energie geben, um die Lethargie zu überwinden, die Sie davon abhält, mehr zu tun und sich besser zu fühlen.

Bei andauernder depressiver Lethargie ist es vielleicht am einfachsten, wenn Sie, statt etwas Neues anzufangen, mit dem, was Sie gerade tun, *aufhören*. Ziehen Sie einmal die folgende Möglichkeit in Betracht.

4.1 Konzentrieren Sie sich auf das, was Sie an sich selbst schätzen

Bei einer Depression verbindet das neuronale Netzwerk (die Art, wie Ihr Gehirn Erinnerungen an Körperempfindungen, Gefühle, Einzelheiten, Handlungen und Gedanken in Gruppen zusammenfasst, die das erinnerte Ereignis darstellen) die Erinnerung an ein Unglück mit anderen, ähnlichen Erinnerungen. Diesem Netzwerk also haben Sie es zu verdanken, dass Sie von einem trübseligen Gedanken zum anderen taumeln, ständig darüber nachgrübeln, was mit Ihnen nicht stimmt, und auf diese Weise die Gefühle der Unzulänglichkeit und Wertlosigkeit noch verstärken.

In dieses Netzwerk einzugreifen ist der erste Schritt in Richtung Motivation. Wie machen Sie das? Hören Sie vor allem auf, die Sprache der Negativität zu sprechen. Das ist eine kleine Veränderung, für die fast jeder depressive Mensch die Energie hat, weil es sich darum dreht, etwas *nicht mehr* zu tun, statt etwas Neues anzufangen. Jeder, der sich bestimmter Lebenszusammenhänge bewusst ist, weiß, dass man mit dem, was man über sich selbst sagt und wie man über seine Situation spricht, die eigene Realität konstruiert. Daraus folgt:

Hören Sie auf, schlecht von sich selbst zu sprechen. Reden Sie nicht schlecht über sich selbst, weder sich selbst noch anderen gegenüber. Achten Sie darauf, ob Sie Dinge sagen wie „Ich kann das einfach nicht" oder „Ich habe Mist gebaut" oder „Ich werde nie fähig sein, zu ...". Hören Sie in dem Moment, da Sie sich dessen bewusst werden, auf, es zu denken oder zu sagen. Wir alle haben Defizite – ein depressiver Mensch ist da keine Ausnahme –, und dennoch sind wir mehr als unsere Defizite.

Tun Sie dann etwas anderes. Etwas Kleines, das nicht viel mehr Energie in Anspruch nimmt als das Aufhören, doch tun Sie es absichtlich:

Nehmen Sie wahr, was Sie an sich selbst mögen. Unternehmensberatungen nutzen die Methode der „wertschätzenden Befragung", nach deren Anwendung schon so manche Firma einen rauschenden Erfolg feiern konnte. In der ersten Phase werden zur Verbesserung eines Unternehmens nicht etwa Probleme betrachtet, sondern die Dinge, die richtig gut laufen. Anscheinend gibt es hier eine direkte Parallele zur Motivationssteigerung. Um aus einer Depression herauszukommen, ist es nicht sehr motivierend, sich alle Probleme und Schwachstellen vor Augen zu halten. Viel hilfreicher ist es, wenn man sich dem widmet, was man an sich selbst am besten findet, und dies auch wertschätzt. Egal, wie deprimiert Sie sind, Sie haben Ihre guten Seiten, und die sind Teil Ihrer selbst, auch wenn Sie, wie in diesem Moment, glauben, dass niemand außer Ihnen selbst davon weiß.

Schreiben Sie nun all diese Dinge auf, egal wie klein oder groß, wichtig oder scheinbar unwichtig sie sind. Machen Sie eine Liste von 25 oder mehr Dingen, die Sie an sich selbst gut finden. (Falls Sie auf weniger kommen, ist das auch in Ordnung. Vielleicht haben Sie – noch – nicht die Energie, um alle guten Seiten wahrzunehmen.) Denken Sie ganz speziell auch über Ihre Eigenschaften nach. Hier sind einige Beispiele für positive Eigenschaften:
- freundlich
- mutig
- rücksichtsvoll anderen gegenüber
- gütig
- kann gut kochen
- intelligent
- gute Arbeitsmoral
- lese gerne
- geschickter Heimwerker
- großzügig
- gutes Auge für Dekor / Kunst
- fahre gerne Fahrrad
- komme gut in meinem Beruf klar
- kinderfreundlich
- höfliche Autofahrerin
- wenn ich etwas zusage, dann ziehe ich es auch durch
- halte Ordnung an meinem Arbeitsplatz
- bin umgänglich

Seien Sie so genau wie möglich und machen Sie sich keine Sorgen, wenn Sie all diese Qualitäten vielleicht nicht immer *in die Tat umsetzen*. Es geht hier nicht um das, was Sie tun, sondern um die Qualitäten, die Sie haben. Das Problem ist ja, dass eine Depression die negativen Erinnerungen aufwertet. Dieser Schritt – sich selbst wertzuschätzen – ist hingegen eine Besinnung auf das, was *gut* ist. Wenn Ihnen das schwerfällt, bitten Sie eine Freundin oder einen Freund oder auch beide, ein paar gute Eigenschaften zu nennen. Hören Sie nicht auf die Stimme in Ihrem Kopf, die vielleicht sagt „Das zeugt nicht gerade von Bescheidenheit", denn schließlich werden wir alle eher dazu ermutigt, das Beste aus Talenten und Fähigkeiten zu machen und ein guter Mensch zu sein. Sie können Ihr Potenzial aber nicht voll ausschöpfen, wenn Sie keine Ahnung haben, worin genau es besteht. Über das nachzudenken, was wirklich in Ihnen steckt, ist auch gut für Ihre Motivation, also sollten Sie sich darüber als Erstes Gedanken machen.

Tragen Sie die fertige Liste immer bei sich. Nehmen Sie sich mehrmals täglich einen Moment Zeit, um sich die Liste anzuschauen und sich daran zu erinnern, dass diese Dinge wahr sind, egal, was Sie an diesem Tag von sich denken.

Diese Technik mag banal erscheinen, ist es aber beileibe nicht. Sie ist nicht ohne Grund eine der ersten Methoden zur Beseitigung einer Depression. Indem Sie sich auf das konzentrieren, was Sie an sich selbst gut finden, *konstruieren Sie nämlich eine Realität, in der Sie gut zurechtkommen und wertvoll sind.* Diese Übung soll Sie nicht „einlullen", sondern Ihnen das Gute verdeutlichen, das Sie an sich haben, damit Sie es in Ihrem Leben auch realisieren können. Die Übung erfordert nicht allzu viel Mühe, wirkt aber energiesteigernd. Denn das Gute an sich selbst wertzuschätzen ist ein entscheidender Motivator. Was man im Kopf durchspielt, wird man eher in die Tat umsetzen. Wenn Sie die Energie haben wollen, um Ihre guten Seiten auszuleben und Ihrem Potenzial gerecht zu werden, beginnen Sie, indem Sie sich vorstellen, etwas in dieser Richtung zu tun. Dies ist der Anfang.

> *Zusammenfassung: Schätzen Sie sich selbst wert*
> 1. Hören Sie auf, schlecht von sich selbst zu sprechen.
> 2. Machen Sie eine Liste von den Dingen, die Sie gut an sich finden.
> 3. Tragen Sie diese Liste immer bei sich.

4.2 Hören Sie auf, sich mit anderen zu vergleichen

Typisch für Depression ist, dass man sich kein klares Bild von sich selbst machen kann, da die Negativität des depressiven Hirns auf alles seinen Schatten wirft, auch auf das Selbstbild. In diesem negativen Denkmodus kann es leicht passieren, dass Ihnen alle möglichen Leute einfallen, die besser sind oder mehr machen. Aber das verstärkt nur Ihre tendenzielle Wahrnehmung von sich selbst als ungenügend oder wertlos. Um sich das abzugewöhnen ist es wiederum leichter, mit etwas *aufzuhören*, als mit etwas Neuem anzufangen – also *hören Sie auf*, sich mit anderen zu vergleichen!

Damit aufhören können Sie aber erst, wenn Sie merken, dass Sie es überhaupt tun, und wenn Sie es merken, wird Ihnen wahrscheinlich auch auffallen, dass Sie es ziemlich oft tun. Viele Menschen stürzen sich förmlich darauf, ob andere dicker, schlanker oder fitter sind. Manche Frauen tun dies jedes Mal, wenn sie eine andere Frau sehen, Männer zwar auch, doch achten sie eher auf den Status ihrer Geschlechtsgenossen: Welches Auto fährt der andere, wer hat die teurere Uhr oder die besser bezahlte Arbeit? Besonders anfällig fürs Vergleichen sind Jugendliche. Verzweifelt sehnen sie sich danach, in ihrer Einzigartigkeit wahrgenommen zu werden, und wollen gleichzeitig aber auch wie alle anderen sein, um nicht von den Gleichaltrigen abgetan zu werden. Doch wie deprimierend sind solche Vergleiche!

Verstärkt wird diese Tendenz zum Vergleichen durch all die scheinbar „perfekten Menschen", die überall in den Medien zu sehen sind. Kinofilme, Fernsehsendungen, Zeitschriften und Werbung zeigen in allen Variationen Frauen mit Barbiekörper und makelloser Haut und Männer mit Waschbrettbauch und prallem Bizeps. Wie viel Nachbearbeitung und Verfälschung in diesen Bildern steckt, sieht man jedoch nicht. Mittlerweile ist es in Bildredaktionen nicht mehr üblich, nur zu retuschieren, sondern ganze Körperteile auszutauschen und durch attraktivere zu ersetzen, Extrapfunde und Falten komplett zu löschen und damit den Körper radikal zu ändern.

Wenn Sie davon ausgehen, dass Sie „besser" als andere sein müssen, damit Sie ein gutes Gefühl von sich selbst bekommen, dann wird es Ihnen schlecht gehen. Jedes Mal, wenn Sie dem Vergleich nicht standhalten, werden Sie das Gefühl haben, unzulänglich, unattraktiv und wertlos zu sein. Vergleiche zu ziehen ist eine riskante Art, Selbstbewusstsein zu stärken, weil es unwahrscheinlich ist, dass Sie durchweg besser als die anderen abschneiden werden. Die Wirklichkeit schaut folgendermaßen aus: Es wird immer Menschen geben, die besser aussehen, reicher und erfolgreicher sind als Sie. Sich mit ihnen zu vergleichen wird eine bereits vorhandene Depression noch verschlimmern, weil Sie sich auf der Minusseite irren und andere als besser, sich selbst aber als weniger adäquat und wertvoll einschätzen, als Sie wirklich sind.

Um diese Gewohnheit zu ändern können Sie bewusst versuchen, sich jedes Mal, wenn Sie sich beim Vergleichen ertappen, zu unterbrechen. Stoppen Sie buchstäblich den Gedanken in Ihrem Kopf oder die Worte, die Ihnen aus dem Mund kommen, und ändern Sie den Gedanken um in einen, der keinen Vergleich enthält. Statt „Sie sieht so viel besser aus als ich" versuchen Sie „Sie sieht gut aus" zu sagen. Verwandeln Sie die Aussage in ein einfaches Kompliment. Wenn es um den Status geht, probieren Sie Folgendes aus: „Mannomann. Der fährt ein tolles Auto. So eins hätte ich auch gerne!" Erkennen Sie Ihren Wunsch nach Ansehen an, ohne sich jedoch selbst zu verurteilen, dass Sie dies zu diesem Zeitpunkt in Ihrem Leben noch nicht erreicht haben.

Haben Sie den negativen Gedanken gestoppt, ersetzen Sie ihn durch einen positiven: „Ich habe Glück, dass ich so gesund und stark bin." „Ich bin dankbar dafür, dass ich so ein gut funktionierendes Gehirn habe." „Ich weiß nicht, wie das Leben von diesem Typen aussieht, deswegen weiß ich eigentlich auch nicht, ob er glücklicher ist als ich."

Außerdem:
a. Vermeiden Sie, Zeitschriften zu lesen oder Sendungen anzuschauen, die Sie in den Vergleichsmodus versetzen.
b. Machen Sie sich bewusst, wie stark manipuliert die Fotos in solchen Zeitschriften sind, und
c. üben Sie, sich daran zu erinnern, dass Sie so, wie Sie sind, in Ordnung sind.

4.3 Gebrauchen Sie Ihre Stärken

Gefühle von Unzulänglichkeit und Wertlosigkeit hindern Sie daran, im eigenen Sinne zu handeln. Leider treten sie auch in Erscheinung, wenn Sie sich vor Augen halten, welche Stärken Sie haben und wie Sie sie leben. Fast immer kommen depressive Menschen irgendwie zurecht, nur eben nicht so gut oder erfolgreich wie in den Zeiten, in denen es ihnen gut geht. (Nur bei sehr schweren Depressionen kommt es zu einem vollkommenen Stillstand. Wenn es Ihnen heute tatsächlich so gehen würde, hätten Sie wahrscheinlich gar nicht die Energie, um dieses Buch hier zu lesen!) Doch ihr depressives Hirn lässt sie den Blick auf das richten, was sie nicht schaffen, statt auf das, was sie tun. Um die Lethargie zu überwinden, ist es sehr wichtig, das wahrzunehmen, was Sie gerade tun: Sie lesen, Sie arbeiten, Sie sorgen für Ihre Familie. Sie tun also bereits etwas!

Depressive sagen manchmal, dass die Arbeit das Einzige sei, was noch gehe. Natürlich ist das Verdienen des Lebensunterhalts ein starker Motivator, um auch dann zu arbeiten, wenn einem eigentlich gar nicht danach ist. Hausfrauen oder -männer erzählen mir oft, dass sie sich dazu überwinden können, zusammen mit den Kindern aufzustehen und sie für die Schule fertig zu machen, die Energie anschließend aber nachlasse. Was einen in Bewegung hält, ist die Verantwortung anderen gegenüber. Aber es gibt noch einen weiteren Grund, der dafür sorgt, dass man seine Arbeit macht: Meist gebrauchen wir in der Alltagsarbeit Stärken und Talente. Etwas zu tun, was man gut kann, ist ein wahrer Motivationsbooster! Man fühlt sich dadurch wertvoll und fähig, zwar nicht bei allem, aber doch bei einigen von den Dingen, die man tut.

Diese Ansicht wird von mehreren Forschern unterstützt. Martin Seligman (2003), der auf dem Gebiet der Positiven Psychologie Beträchtliches geleistet hat, sowie Buckingham und Clifton (2011) haben sich auf eine Komponente des menschlichen

Wohlbefindens konzentriert: die Stärken. Die Arbeiten dieser Forscher weisen darauf hin, dass Menschen, die das tun, worin sie gut sind, ein besseres Selbstbild haben. Mihaly Csikszentmihalyi (2010) schrieb über ein Phänomen, das er „Flow" (Fluss) nennt, bei dem man emotional von solchen Erfahrungen profitiert, die einen herausfordern, gleichzeitig aber auch ein Gefühl von Kompetenz vermitteln.

Das, was Sie *tun*, verändert also auch die Art, wie Sie sich selbst *erleben*. Daher sind Gelegenheiten, bei denen Sie Ihr Bestes zeigen können, immens wichtig für Ihr Selbstwertgefühl. Sind Sie depressiv, vergessen Sie womöglich, dass Sie Stärken besitzen, die Sie auch tatsächlich gebrauchen oder zumindest grundsätzlich einsetzen könnten.

Wie das Fokussieren der Seiten, die Sie an sich gut finden, wird Sie die Methode „Gebrauchen Sie Ihre Stärken" einen Schritt weiterbringen. Bei dieser Übung werden Sie wieder eine Liste anfertigen, mit einem entscheidenden Unterschied: Zusätzlich zu Ihren Stärken werden Sie nun auch darauf achten, wann und wie Sie sie gebrauchen, mit der Intention, dies öfter zu tun. Wenn Sie etwas tun, das in sich für Sie schon lohnenswert ist, frischen Sie Ihren Dopaminhaushalt auf und fühlen sich anschließend besser. Und je besser Sie sich fühlen, desto unternehmungslustiger werden Sie, was wiederum einen Rückgang der depressiven Motivationsschwäche bewirkt.

Zeichnen Sie als Erstes eine Tabelle (siehe Tab. 4.1). Tragen Sie Ihre Stärken in die Kopfzeile ein. Stärken sind mehr als reine Fähigkeiten und beinhalten auch die Art, wie man sie bei bestimmten Aufgaben gebraucht. Denken Sie also beispielsweise nicht nur darüber nach, was Sie bei Ihrer Arbeit tun, sondern auch, wie Sie es tun. So könnte es sein, dass Sie gut am Computer sind, aber auch geduldig, wenn Sie anderen zeigen, wie man damit umgeht. Ihre Stärken hier wären also sowohl Ihre Versiertheit am Computer als auch Geduld. Ebenso könnte es sich um die Fähigkeit handeln, die passenden Worte für eine Werbeanzeige oder einen Flyer zu finden und das Layout gut zu gestalten. In diesem Fall würden Ihre Stärken „Wortgewandtheit" und „kreative Vorstellungskraft" lauten. Vielleicht können Sie gut tischlern und führen außerdem Dinge gewissenhaft zu Ende. (Sollten Sie gar keine Stärken erkennen, blättern Sie bitte zum Abschnitt „Berufliche Kompetenz" unter den Literaturempfehlungen am Ende dieses Buches. Dort finden Sie Vorschläge für Webseiten und Bücher, die Ihnen dabei helfen werden, wie Sie Ihre Stärken identifizieren können.)

Tragen Sie dann in die linke Tabellenspalte untereinander alle Wochentage ein und jeweils darunter, wo Sie die Stärken anwenden (auf der Arbeit, in der Beziehung etc.).

Machen Sie unter der Tabelle eine Liste, bei welchen Gelegenheiten Sie Ihre Stärken gebrauchen: Wann im Alltag können Sie Ihre Qualitäten zum Ausdruck bringen beziehungsweise anwenden?

Füllen Sie die Tabelle aus, indem Sie sich täglich fragen: „Habe ich meine Stärken gebraucht? Wie?" Tabelle 4.1 ist ein Muster für eine teilweise ausgefüllte Tabelle (eine leere Tabellenvorlage finden Sie im Anhang auf Seite 245). Sollte Sie die Vorstellung, Ihre Stärken anzuwenden, überfordern, denken Sie bitte daran, dass Sie gar nicht viel und erst recht nichts Neues tun sollen. Sie sollen nur einige der vielen Möglichkeiten aufspüren, wie Sie *bereits jetzt* Ihre Fähigkeiten gebrauchen.

Das Wahrnehmen und Gebrauchen Ihrer Stärken wird Ihnen neue Energie geben und Sie mehr Zufriedenheit im Alltag verspüren lassen. Und das allein ist schon ein Antidepressivum!

	Freundlichkeit	**Disziplin**	**Neugier**	**Treue**
Montag: auf der Arbeit, zu Hause, bei meiner Freundin	Im Meeting habe ich die neue Mitarbeiterin zum Reden gebracht.	War müde – habe meine Arbeit geschafft.	Habe das Regal zusammengebaut, ohne zu wissen, wie das geht.	Habe mit meiner Freundin über ihr Problem geredet.
Dienstag: versch. Aktivitäten, zu Hause, bei der Arbeit	Habe auf der Post die Tür für die Frau mit dem Kinderwagen aufgehalten.	Habe Rechnungen bezahlt und die Buchhaltung erledigt.	Habe angefangen, ein neues Buch über die Geschichte der amerikanischen Revolution zu lesen.	Habe im Gespräch mit meinem Chef meine Kollegin verteidigt.

Tabelle 4.1: Meine Stärken und wie ich sie gebrauche

Gelegenheiten für den Gebrauch von Stärken

- zu Hause
- auf der Arbeit
- mit meiner Freundin
- mit meiner Familie

> ### *Zusammenfassung: Gebrauchen Sie Ihre Stärken*
> 1. Listen Sie Ihre Stärken auf.
> 2. Listen Sie die Gelegenheiten für den Gebrauch Ihrer Stärken auf.
> 3. Schreiben Sie jeden Tag etwas in die Tabelle.

4.4 Achten Sie ganz bewusst darauf, was gut ist und was gut läuft

Bei der Technik Nr. 1, „Auslöser erkennen und anders auf sie reagieren", ging es darum, wie die Messung Ihrer Zufriedenheit zeigt, auf welche Art und Weise Depression Ihr Leben behindert und Ihre Lebensfreude mindert. Es gibt Möglichkeiten, wie Sie im Gesamten zufriedener werden können und darüber auch mehr Antrieb bekommen, in Ihrem Leben aktiv zu werden. Die empfundene Zufriedenheit führt nämlich dazu, dass man das, was einen zufrieden macht, automatisch wiederholen möchte.

Zufriedenheit hat auch damit zu tun, wie es einem geht, nachdem man etwas unternommen hat, und dies wiederum hat ganz stark damit zu tun, was man davon im Gedächtnis behält. Die Forschungsergebnisse von Daniel Kahneman zeigen, dass in vieler Hinsicht die Beurteilung, ob eine Erfahrung zufriedenstellend war, eher vom Gesamteindruck als von einzelnen Momenten bestimmt wird (Coady et al., 2005). Ein hervorragendes Beispiel hierfür ist das Aufziehen von Kindern, das ja auch viele lästige Seiten hat. Ich kenne keine Eltern, die begeistert Windeln wechseln, mitten in der Nacht aufstehen und zu Elternabenden gehen, oder es toll finden, kein Telefonat führen zu können, ohne dass ein Kind dazwischenquakt, und so weiter. Trotzdem freuen sich die meisten an ihren Kindern und finden es wichtig und erfüllend, eine Familie zu haben. Im Berufsleben verhält es sich ähnlich. Gibt es dort nicht auch bestimmte Aufgaben, die Ihnen nie Spaß machen werden, die Sie, wenn Sie sie nicht mehr hätten, nie vermissen würden? Dass es trotz allem lohnenswert ist, liegt nicht an dem, was man Tag für Tag arbeitet, sondern eher an der Gesamterfahrung. Also arbeiten Sie daran, bei Ihrer derzeitigen Arbeit oder Aufgabe zufriedener zu sein!

1. Achten Sie regelmäßig darauf, was Ihnen an Ihrer Arbeit gefällt. Notieren Sie im Geiste die Glanzmomente Ihrer täglichen, wöchentlichen oder monatlichen Rückschau, schreiben Sie sie auf oder erzählen Sie jemandem davon. Was genau ist daran für Sie bereichernd, was finden Sie spannend? Welche Aspekte machen Ihnen Spaß, sind eine Herausforderung oder sonst irgendwie von Vorteil? Bei welchen können Sie Ihre Stärken einsetzen oder kommen mit interessanten Menschen in Kontakt? Wo finden Sie irgendwelche Pluspunkte?

2. Achten Sie darauf, ob das Negative mehr Gewicht hat als das Positive. Bei einer Depression nimmt man viel leichter das wahr, was man nicht mag. Sortieren Sie also das Negative aus. Wenn Sie sich jedoch, wie es bei einer reaktiven Depression oft der Fall ist, in einer erniedrigenden, üblen oder destruktiven Situation befinden, müssen Sie das natürlich ernst nehmen und erst einmal von dort wegkommen. Doch wahrscheinlich sieht es gar nicht so drastisch aus. Fragen Sie sich

selbst, ob die negativen Seiten es wert sind, dass Sie sich damit abfinden. Wenn Sie zum Beispiel einen tollen Job haben, dafür aber viermal die Woche auf Reisen gehen müssen und von Ihrer Familie getrennt sind – ist es das wert? Wenn Sie ein ehrenamtliches Team leiten und jedes Mitglied sich bei Ihnen über die anderen beschwert – können Sie dieser Negativität Einhalt gebieten oder sollten Sie gehen? Konzentrieren Sie sich nur auf jene negativen Aspekte, die sich tatsächlich auf Ihre Lebensqualität auswirken, und weniger auf die kleinen Plagen, die eigentlich auch ignoriert werden können. Wenn es sich bei dem Negativen nur um kleine Dinge handelt, richten Sie Ihre Aufmerksamkeit auf das Positive und denken Sie nicht über den Kleinkram nach.

4.5 Wenden Sie sich verstärkt positiven Erfahrungen zu

Eine der bedauerlichsten neurobiologischen Folgen einer Depression ist, dass sie einem die Freude am Leben raubt. Wenig Energie spendendes Noradrenalin, wenig Dopamin, das man braucht, um sich gut zu fühlen, dafür aber eine erhöhte Schmerzwahrnehmung, d. h. mehr und stärkere Schmerzen: All das führt dazu, dass depressive Menschen positive Erfahrungen meiden und nicht mehr tun, was ihnen normalerweise Spaß machen würde. Doch ohne Freude lässt sich die Abwärtsspirale, bei der das Leben immer grauer wird, nicht aufhalten. Ein Mangel an Motivation führt zu Trägheit und blockiert die Bewegung zum Positiven hin. Daher ist es bei der Behandlung der schwachen Motivation besonders wichtig, den Kontakt zu angenehmen Erlebnissen zu ermöglichen.

Der erste Schritt, um verstärkt mit positiven Erlebnissen in Kontakt zu kommen, ist, sich bewusst zu machen, dass etwas positiv ist. Probieren Sie einmal folgende Übung aus:

ÜBUNG

Positiv oder nicht?

1. Achten Sie ein paar Tage lang auf alles, was Sie tun. Ich würde sogar eine ganze Woche empfehlen, das könnte jemanden mit einer Depression jedoch zu viel Energie kosten!
2. Beantworten Sie bei jeder Aktivität folgende Frage: „War das angenehm oder unangenehm?" Es gibt nur diese beiden Möglichkeiten. Wenn Sie also gerne antworten würden „Na ja, es war nicht unangenehm", in der Art, wie viele Depressive sich äußern, dann lautet die korrekte Antwort „angenehm".
3. Bewerten Sie jede angenehme Aktivität auf einer Skala von 1 bis 10, wobei 1 am wenigsten Freude und 10 am meisten Freude bedeutet.

> *Achtung:* Egal, wie depressiv Sie sind – in Ihrem Leben gibt es Freude. Vielleicht haben Sie Freude bei Ihrer morgendlichen Dusche oder wenn Sie Ihrem Kind beim Klavierüben zuschauen oder wenn Sie jemand umarmt – nur dass Sie dem keinerlei Aufmerksamkeit schenken.

Deswegen ist es jetzt an der Zeit, die Freude zu verstärken, die ja schon Teil Ihres Lebens ist. So schwer ist das gar nicht: Wenn Ihnen beispielsweise die morgendliche Dusche angenhm ist, können Sie sie noch angenehmer machen, indem Sie sie um zwei Minuten verlängern, dabei Musik hören oder ein besonders ausgefallenes Duschgel benutzen. Diese Methode lässt sich auch auf andere Dinge übertragen, auf das Kaffeetrinken mit einer Freundin (gönnen Sie sich einen besonders schmackhaften Spezialkaffee), einen kurzen Spaziergang (achten Sie auf die Farbe des Himmels oder den Blumengarten der Nachbarn oder machen Sie sich bewusst, wie viele Kalorien Sie dabei verbrannt haben) oder die Unterhaltung mit Ihren Kindern nach der Schule (freuen Sie sich über das Lächeln, das sich auf ihren Gesichtern abzeichnet). Tun Sie die angenehmen Dinge, die Ihnen sowieso schon Spaß machen, und verstärken Sie sie. Das regt Ihre Dopaminproduktion an, worauf Sie sich dann noch besser fühlen. Dann wird sich auch die Abwärtsspirale aus Lethargie und schwachem Belohnungsgefühl langsam wieder nach oben bewegen.

Eine andere Form der Freude ist das Gefühl, etwas vollbracht zu haben. Wenn Sie eine Aufgabe erfüllen, ein Projekt oder vielleicht auch etwas ganz Kleines wie Geschirrabwaschen, haben Sie das Gefühl, dass Sie etwas geschafft haben – und freuen sich darüber. Wenn Sie aber depressiv sind und sich unzulänglich oder wertlos fühlen, dann übersehen Sie diese Erfolgsmomente womöglich. Achten Sie auf das, was Sie tun, und zollen Sie sich selbst Anerkennung dafür, egal, ob es sich um kleine oder große Unternehmungen handelt. Damit steuern Sie Ihren negativen Überzeugungen hinsichtlich Ihres Wertes entgegen. Um das Bewusstsein für solche Erfolgsgefühle zu schärfen, können Sie eine ähnliche Übung wie oben machen.

> **ÜBUNG**
>
> **Was ich geschafft habe**
> 1. Achten Sie ein paar Tage lang auf alles, was Sie tun.
> 2. Beantworten Sie bei jeder Aktivität folgende Frage: „Habe ich etwas geschafft?" Sie können nur mit Ja oder Nein antworten. Wenn Sie also gerne antworten würden „Na ja, *so* viel habe ich gar nicht geschafft", dann lautet die korrekte Antwort: „Ja, ich habe etwas geschafft."
> 3. Bewerten Sie jede Aktivität, bei der Sie etwas geschafft haben, auf einer Skala von 1 bis 10, wobei 1 die niedrigste und 10 die höchste Leistung bedeutet.

Achtung: Sie schaffen etwas, auch wenn es vielleicht nicht so viel ist, wie Sie gerne möchten. Indem Sie nur das wahrnehmen, was Sie nicht schaffen, wirken Sie der antidepressiven Strategie, Ihrer Motivation Auftrieb zu geben, jedoch entgegen.

Der nächste Schritt besteht darin, noch mehr angenehme und befriedigende Unternehmungen in Ihr Leben einzuplanen. Dafür können Sie sich Hilfe von einer Therapeutin oder einer Freundin holen, weil Sie vielleicht jemanden brauchen, der oder die Ihnen Mut macht, in Bezug auf Ihre Aktivität einen Gang höher zu schalten. Die Forschungsergebnisse aus der Verhaltenstherapie zeigen, dass eine Veränderung der Aktivität zur Vermehrung stimulierender und angenehmer Ereignisse von innen nach außen depressionsmildernd wirkt (Addis & Martell, 2004).

> ***Zusammenfassung: Wenden Sie sich verstärkt positiven Erfahrungen zu***
> 1. Achten Sie ein paar Tage auf alles, was Sie machen.
> 2. Bewerten Sie alles, was Sie tun, dahingehend, ob es a) angenehm war oder nicht, und b), ob Sie dabei etwas geschafft haben oder nicht.
> 3. Bewerten Sie den Grad jeder angenehmen Erfahrung und jeder Leistung.
> 4. Erhöhen Sie die Dauer oder Qualität der angenehmen Erfahrungen und werden Sie sich der Dinge bewusst, die Sie geleistet haben.

Motivierter zu sein ist nicht leicht. Sie wollen mehr machen oder aktiver werden, aber dann schiebt Ihnen die Depression einen Riegel vor. Sie wissen, dass es wichtig ist zu handeln, aber es ist schwer, auch nur irgendetwas zu tun, wenn Sie das Gefühl haben, Sie würden nicht genügen oder wären gar wertlos. Indem Sie dort anfangen, wo Sie schon sind – mit einigen grundlegenden negativen Dingen aufhören und sich bewusst machen, was Sie schon tun oder leisten –, werden Sie peu à peu immer mehr tun können. Und dies wird dann auch Ihre Motivation steigern. Wenn Sie sich selbst Anerkennung zollen und die Stärken wahrnehmen, die Sie vielleicht schon einsetzen, sowie die Erfahrungen, die Ihnen Freude machen, werden Sie es leichter haben, Fortschritte zu machen.

5. | Technik Nr. 3: Cool down Burnout

„Ich bin völlig ausgebrannt!" So schreit jemand auf, der zu lange zu viel gemacht hat. Dieser Ausdruck ist wörtlich zu verstehen – man hat all seine Energie verbrannt und fühlt sich ausgelaugt. Man sollte das nicht auf die leichte Schulter nehmen, denn wenn dieser ausgebrannte Zustand chronifiziert, hat man ein Burnout: eine ernsthafte Gefährdung der eigenen Gesundheit, ein Risiko für Angst und Depression. Burnout ist schon seit Jahren im Gespräch und wird in der Arbeitsmedizin als Folge von ständiger Überarbeitung, in der Suchtmedizin als Folge von Arbeitssucht betrachtet. Psychische und physische Erschöpfungszustände sowie die Risiken bei der Pflege von chronisch oder unheilbar kranken Familienangehörigen wurden vielfach in der Literatur zum Thema Co-Abhängigkeit beschrieben. Dennoch wird Burnout in der Diagnostik nicht als psychische Erkrankung aufgeführt. Verwendet wurde der Begriff zum ersten Mal von Freudenberger und North (1985; dt. 2011), um zu beschreiben, was passiert, wenn man sich ständig um andere Menschen kümmert, sich selbst aber vernachlässigt. Umgangssprachlich gebraucht bezeichnet er Menschen, die eine Veränderung in Beruf oder Leben brauchen.

5.1 Was ist Burnout?

Burnout ist ein chronischer Zustand physischer, emotionaler und kognitiver Erschöpfung, verursacht durch Dauerstress, besonders aber durch berufliche Belastungen. Wird das Stresssystem aktiviert, laufen bestimmte Drüsen auf Hochtouren, um Adrenalin und Cortisol auszuschütten, woraufhin auch die Produktion dieser Neurotransmitter stark ansteigt, um der Nachfrage gerecht zu werden. Je stärker der Stressor, desto stärker auch die Stressreaktion. Die chronische Belastung verbraucht sämtliche Energiereserven, was sowohl Körper als auch Psyche schädigt. Man könnte diese Art der Erschöpfung also durchaus lebensgefährlich nennen, weil sie u. a. Risiken birgt wie Herzkrankheiten, Diabetes Typ 2, Unfruchtbarkeit und eine Verschlechterung des Allgemeinzustands (Melamed, Shirom, Toker, Berliner & Shapira, 2006; Toker, Shirom, Shapira, Berliner & Melamed, 2005).

Die Folgen chronischen Stresses machen unmissverständlich deutlich, was der Begriff „Burnout" bedeutet: Unter chronischer Belastung „verbrennen" die Systeme, die die Funktion haben, zum Schutz zusätzliche Energie auszustoßen, den Vorrat an Neurotransmittern, den man braucht, damit das Gehirn überhaupt normal arbeiten kann. Um sich geistig fit, optimistisch und motiviert zu fühlen und klar zu denken, braucht man Serotonin, Noradrenalin und Dopamin. Und ausgerechnet dann, wenn man sie am nötigsten hat, werden sie knapp. Umgekehrt wird bei chronischem Stress zu viel Cortisol und an den Rezeptoren auch das für Aufregung sorgende Glutamat ausgeschüttet, was potenziell die Gehirnzellen schädigt (Yehuda, 1997) und sich daher ebenfalls negativ auf die Gesundheit auswirkt. So führt chronische oder traumatische Belastung zum Absterben von Zellen im Hippocampus, dessen Hauptfunktion das Gedächtnis sowie die Herstellung von Kontexten beim Lernen von Neuem ist. Der altmodische Ausdruck „nervöse Schwäche" beschreibt diesen Zustand eigentlich recht anschaulich: Man ist gereizt und gleichzeitig aber auch teilnahmslos, kann nicht klar denken, schätzt die eigene Situation (die hoffnungslos negativ aussieht) falsch ein, ist leicht abgelenkt und verliert Interesse an Dingen, die Spaß machen und die man normalerweise gern tut. Auch im Vorfeld von Angst und Depression scheint Burnout eine Rolle zu spielen (Toker et al., 2005).

Ein geschwächtes Immunsystem als Folge von chronischem Stress verstärkt das Krankheitsrisiko. So legen Untersuchungen zum Thema Burnout und dessen Auswirkungen auf die Gesundheit nahe, dass der Anteil an C-reaktivem Protein (CRP, ein Wert, der zur Erkennung von Herzkrankheiten und Schlaganfällen herangezogen wird) unter akutem Stress steigt und diese Erhöhung bei wiederholter Aktivierung von CRP chronifiziert. Genau dies ist bei Burnout der Fall. Burnout fügt der Gesundheit aber noch einen weiteren Schlag zu: Weil man unter Stress weniger auf sich selbst achtet, konsumiert man oft zu viel Essen, Alkohol und Tabak, was das Wohlbefinden mindert und ebenfalls das Risiko auf Herz-Kreislauf- und andere Erkrankungen erhöht.

5.2 Wie sieht Burnout aus?

Wie bereits erklärt wurde, ist Burnout eine Folge von zu viel Arbeit. Mit „Arbeit" meine ich aber nicht nur den Beruf oder eine dienstliche Beschäftigung, sondern jede Aktivität im Leben, die für die Betroffenen von essenzieller Wichtigkeit ist. So können auch Kinder, Jugendliche und Studierende von Burnout betroffen sein, deren „Arbeit" das Lernen ist, sowie Hausfrauen und -männer, ehrenamtlich oder pflegerisch Tätige und so weiter.

Das erste Anzeichen für Burnout ist meist eine verzweifelte Angst, „nicht alles zu schaffen", was aber nicht notwendigerweise eine akkurate Einschätzung der Lage ist. Man *glaubt*, die Arbeit unbedingt erledigen zu *müssen*, weil sonst etwas Schlimmes passiert – auch wenn man eigentlich nicht weiß, worin genau dieses „Schlimme" besteht.

Wahrscheinlich haben Sie festgestellt, dass Sie bei ständigem Stress weniger Energie haben, was sich körperlich in folgenden Symptomen äußert:
- ein Gefühl des Ausgelaugtseins
- ein Erschöpfungszustand, der sich auch nach einer Nacht guten Schlafs nicht bessert
- Unfähigkeit, die Energiereserven aufzufüllen, selbst nach einem ruhigen Wochenende
- die Tendenz, im Anschluss an eine Stressphase krank zu werden

Geht der Stress weiter, wird sich ein Burnout, im Bemühen, den Stress zu bewältigen und zu beseitigen, verstärkt auch im Denken und besonders im Verhalten zeigen:
- ein innerer Zwang, die Arbeit zu erledigen
- Veränderungen in der Körperpflege (um mehr zu arbeiten, vernachlässigt man womöglich die Zahnpflege, geht nicht mehr zum Arzt, achtet nicht mehr darauf, genügend Schlaf zu bekommen, oder hält sich nicht mehr fit)
- Rauchen, Trinken und Überernährung (Bewältigungsstrategien, die zur Verschlechterung der Gesundheit beitragen)
- weniger soziale Kontakte bei zunehmender Arbeit (das ganze Sozialleben besteht nur noch aus kurzen Begrüßungen der Kollegen bei all den Sitzungen, die man am laufenden Band hat; Freundinnen sieht man nur noch bei den vielen organisierten Aktivitäten, mit denen man sich beschäftigt hält, wie etwa manche Kinder mit zahlreichen Hobbys wie Sport, Pfadfindergruppe, Tanzen oder Musikband)
- Abkapselung (man möchte nicht mehr mit Familienangehörigen oder Freundinnen reden, um ein wenig Zeit zum Wiederaufladen der Batterien zusammenzukratzen; wenn man gerade einmal nicht arbeitet oder kein organisiertes soziales Beisammensein auf dem Plan steht, bleibt man lieber allein zu Hause)
- Mangel an Kenntnis oder fehlende Wahrnehmung dessen, was im Leben anderer Menschen gerade passiert (obwohl man ständig beschäftigt ist, fristet man schließlich sein Dasein erschöpft, isoliert, einsam und freudlos)
- Depression (die einen einholt, wenn man seine innere Leere nicht mehr mit Arbeit füllen kann)
- Unfähigkeit, das vom Burnoutkreislauf in Gang gesetzte hektische Tempo aufrechtzuerhalten

5.3 Mehren sich bei Ihnen die Anzeichen für ein Burnout?

Sie wissen, dass Sie unter Burnout leiden, wenn Sie bei sich selbst die oben aufgeführten Anzeichen erkennen. Tabelle 5.1 ist eine Liste von Anzeichen, die ich an meinen überarbeiteten Klienten und Klientinnen wahrgenommen habe. Kreuzen Sie die an, die auf Sie zutreffen, um zu sehen, ob Sie eventuell gerade „ausbrennen".

Tabelle 5.2 enthält die bei Kindern und Jugendlichen wahrgenommenen Anzeichen.

Erkennen Sie viele Anzeichen bei sich selbst wieder? Dann ist es Zeit, die Ursache für das Burnout herauszufinden und eine Kursänderung in Angriff zu nehmen. Denn wenn Sie nicht die Umstände, die das Burnout verursacht haben, oder Ihre Reaktionsweise darauf ändern, können Sie weder Ihre Depression noch irgendein anderes Symptom Ihres Burnout loswerden.

- _____ häufige Verwendung von „Ich muss" in Bezug auf Ihre Arbeit oder sonstigen Aktivitäten
- _____ häufige Verwendung von „Ich muss" in Bezug auf Freizeitunternehmungen wie etwa: „Ach, jetzt muss ich Freitagabend auch noch auf diese Party gehen", obwohl Sie wissen, dass es Ihnen eigentlich Spaß macht bzw. machen könnte
- _____ lieber zu Hause bleiben und Fernsehen schauen als unter Menschen gehen, die Sie mögen
- _____ zur Entspannung nur essen, Alkohol trinken und rauchen – mehr nicht
- _____ sich beim Entspannen unter Druck gesetzt fühlen, weil Sie dafür nur kurz Zeit haben
- _____ die Annahme, dass niemand außer Sie selbst der Bitte nachkommen bzw. die Aufgabe erfüllen wird, weil alle anderen zu beschäftigt oder unfähig sind oder sich so dagegen sträuben, dass Sie es dann genauso gut auch gleich selbst erledigen können
- _____ sich fühlen und verhalten, als seien Sie unentbehrlich
- _____ das Gefühl der Leere und Einsamkeit, das, wenn Sie nicht beschäftigt oder aktiv sind, schon nach zehn Minuten des Nichtstuns einsetzt und Ihnen Angst macht, weshalb Sie jeden Moment des Wachseins aktiv ausfüllen
- _____ der Wunsch nach einem stationären Krankenhausaufenthalt, um zur Ruhe zu kommen und umsorgt zu werden
- _____ zwanghafte Arbeit oder Beschäftigung aus Angst vor etwaigen negativen Konsequenzen
- _____ das Gefühl, die Erwartungen der anderen erfüllen zu müssen, obwohl Sie müde und erschöpft sind

> _____ schwierigkeiten, nachts genug Schlaf zu bekommen, darüber aber froh sein, weil Sie so mehr erledigen können
>
> _____ Angst davor, dass einer Aufgabe nicht nachzukommen ein inakzeptables Risiko bedeutet – dass jemand dies missbilligt, unglücklich darüber ist, Sie zurückweist oder entlässt

Tabelle 5.1: Anzeichen für Burnout: Wie viele haben Sie?

5.4 Erkennen Sie die Ursachen Ihres Burnout

Burnout, und als Folge davon auch Depression, können alle Menschen bekommen: Männer, Frauen und Kinder. Bedacht werden sollte auf jeden Fall der objektive Grad der jeweiligen Belastung. Für eine Angestellte beispielsweise ist es eine große Belastung, die Arbeit einer entlassenen Kollegin mit zu übernehmen; aus der berechtigten Angst ebenfalls entlassen zu werden, versucht sie aber durchzuhalten. Dauert diese Belastung – die Arbeit von zwei Stellen zu bewältigen und dazu noch die Angst vor Entlassung – länger als zwei Wochen an, einige Monate oder sogar noch länger, wird die Belastung chronisch.

> *Burnout zeigt sich bei Kindern oder Jugendlichen ähnlich wie bei Erwachsenen (siehe Tab. 5.1), aber in anderen Bereichen:*
> - Schularbeiten
> - in Sport, Musik, Tanz und anderen außerschulischen Aktivitäten
> - mehr tun als man eigentlich will, damit man von den anderen Kids gemocht wird
>
> *Burnout schlägt sich auch auf die Stimmung nieder:*
> - Angst zu versagen oder die Eltern zu enttäuschen
> - Unaufmerksamkeit oder Gereiztheit
> - zeitweilige Verärgerung, während man von einer Aktivität zur nächsten übergeht
>
> *Das Verhalten ist anders als sonst:*
> - auf Frustration reagiert man ungeduldig oder sogar aggressiv
> - Substanzmissbrauch, um sich anders zu fühlen oder um geistig vom Druck abzuschalten
> - Weigerung, Dinge zu tun, die man normalerweise gern tut

Tabelle 5.2: Anzeichen für Burnout bei Kindern und Jugendlichen

Leistungsdruck kann zu einer Abhängigkeit vom Adrenalinschub führen, der für das nötige Plus an Energie sorgt, um z.B. Fristen einhalten zu können. Bei einer Intensivierung dieses Musters verdeckt die adrenalingesteuerte Dringlichkeit die sich unter Langzeitdruck aufbauende depressive und ängstliche Stimmung. Der Adrenalinschub zeigt sich besonders deutlich bei Männern und Frauen in Berufen mit hohem Termin- und Leistungsdruck.

Kinder werden von einer Art Burnout depressiv, die oft mit Überstimulierung zu tun hat. Eltern sind immer mehr gefordert, ihre Kinder beinahe jeden Moment beschäftigt zu halten und mit strukturierten, stark stimulierenden Aktivitäten zu unterhalten, was ihnen keine Zeit lässt, zur Ruhe zu kommen und ihre Fantasie schweifen zu lassen oder zu lernen, sich selbst zu beruhigen. Doch wenn Kinder vom Aufwachen bis zum Schlafengehen auf Trab gehalten werden und ihnen nicht die Zeit und die Ruhe gegönnt wird, um sich ohne Anleitung zu amüsieren und die Gedanken einfach wandern zu lassen, dann hat auch ihr Gehirn keine Zeit, sich zu erholen, was jedoch für dessen Entwicklung ausschlaggebend ist. Vor lauter Anregung verlieren die Kinder dann die Fähigkeit, sich über kleine Dinge zu freuen, und leiden unter Anhedonie, d. h. der Unfähigkeit, Freude und Lust zu empfinden (Hart, 2010).

Um die Ursache für Burnout herauszufinden brauchen Sie nur eine Liste zu erstellen: Was tun Sie derzeit oder was ist passiert, womit Sie zu kämpfen haben? Große Veränderungen, selbst positive, verursachen Stress. Ein Kredit für einen Wohnungs- oder Hauskauf, ein Baby, ein Schulwechsel, ein Umzug oder eine neue Arbeit sind alles positive, aber auch stressige Ereignisse. Zur Einschätzung dieser kritischen Lebensereignisse in Bezug auf die dabei erforderliche Anpassung gibt es eine Rangliste, die „Social Readjustment Rating Scale" von Thomas Holmes und Richard Rahe, die Sie auch im Internet finden.[2] Gehen Sie Ihre Stressorenliste durch und markieren Sie diejenigen, mit denen Sie zurzeit zu tun haben, damit Sie sie mit Ihrer Therapeutin oder einem anderen hilfsbereiten Menschen besprechen und nach Lösungsmöglichkeiten suchen können.

Technologiestress

Auf irgendeine Art und Weise sind alle Menschen heutzutage von der modernen Technologie gestresst. Tabelle 5.3 enthält von mir erstellte Richtig-Falsch-Fragen, die auf den Stressoren meiner Klienten und Klientinnen basieren. Sie sollen Ihnen helfen herauszufinden, ob Sie Ihre Aufmerksamkeit auf Stress richten sollten, der mit moderner bzw. Kommunikationstechnologie zu tun hat. Für diesen Technologiestress gibt es schon so viele Lösungen, dass sie alle aufzuzählen den Umfang dieses Kapitels

---

[2] Beispielsweise auf der Seite ↗ http://userpage.fu-berlin.de/~balloff/altesemester/ begutachtungWS0708/referate/SRRS.pdf (Anm. d. Ü.).

sprengen würde (und ein ganzes Buch füllen könnte). Seien Sie sich jedoch bewusst, dass Sie für die Ursache Ihres Stresses eine Lösung finden müssen, um den daraus resultierenden Burnout auszuschließen. Je mehr Aussagen Sie „richtig" finden, desto wahrscheinlicher ist es, dass Sie Hilfe brauchen, um die Art Ihres Technologiestresses zu erkennen und um ihn zu bewältigen.

Haben Sie erst einmal die Lebensereignisse oder Mechanismen erkannt, die Sie belasten, ist es an der Zeit herauszufinden, was Sie zur Ihrer Besserung, Erleichterung oder zur Änderung Ihres Verhaltens tun können. Viele der in diesem Kapitel vorgestellten Ideen haben mit allgemeinem Stress zu tun. Bei Technologiestress empfehle ich aufgrund der vielen Optionen, die es hierfür gibt, jedoch, dass Sie erst einmal schauen, in welche der folgenden Kategorien Ihr Stress fällt:

a. Bedürfnis nach mehr Training, um besser mit einer Technologie umgehen zu können,
b. Bedürfnis nach mehr Selbstkontrolle oder
c. Bedürfnis nach Hilfe beim Grenzensetzen in Bezug auf die Kommunikation

Suchen Sie sich dann eine Therapeutin oder einen Coach, der oder die Ihnen helfen kann, Möglichkeiten zur Stresserleichterung zu finden.

R   F

Stress mit der Kommunikation

__ __   1. Ich habe mich schon öfter mit Freundinnen über Dinge gestritten, die ich in einer SMS oder E-Mail geschrieben hatte.

__ __   2. Ich war so frustriert, dass ich mein Telefon, mein iPod oder ein anderes technisches Gerät in die Ecke gefeuert habe.

__ __   3. Ich habe mich beim Lesen einer E-Mail aufgeregt, nur um dann festzustellen, dass ich sie inhaltlich missverstanden hatte.

__ __   4. Ich habe mich über eine E-Mail aufgeregt, obwohl sie gar nicht an mich gerichtet war.

__ __   5. Ich habe E-Mails versehentlich verschickt (z.B. durch Anklicken von „Allen antworten") und mir dann Sorgen wegen der Konsequenzen gemacht.

__ __   6. Ich kommuniziere von Tag zu Tag mehr über das Internet als in persönlichen Gesprächen.

__ __   7. Ich rege mich über Dinge auf, die ich in sozialen Netzwerken über mich selbst, Freunde oder Freundinnen lese.

__ __   8. Ich habe per SMS, E-Mail, Facebook o. Ä. eine Beziehung abgebrochen oder umgekehrt eine Nachricht bekommen, in der die Beziehung zu mir abgebrochen wurde.

__ __   9. Ich habe mich mit Freundinnen, meinem Partner oder Familienangehörigen per SMS oder E-Mail gestritten.

R	F		
__	__	10.	Man erwartet von mir, dass ich dienstlich immer erreichbar bin, entweder über meinen Privatanschluss oder mein Diensthandy.
__	__	11.	Man erwartet von mir, dass ich sofort auf Textnachrichten oder E-Mails reagiere, auch wenn ich gerade etwas anderes zu tun habe oder zu Hause bin.

Stress mit dem Know-how

__	__	12.	Es frustriert mich, wenn ich nicht weiß, wie etwas an meinem Computer funktioniert, ich daran herumfummle und auf diese Weise meine Zeit verschwende.
__	__	13.	Ich weiß nicht genau, wie man über den Computer kommuniziert (Fax, E-Mails, Webcam etc.). Wahrscheinlich würde mir das jedoch die Arbeit erleichtern.
__	__	14.	Ich habe im Büro ein neues Gerät oder eine neue Software bekommen, aber nicht gelernt, wie man damit umgeht. Das ist sehr hinderlich, weil ich deswegen meine Arbeit nicht rechtzeitig schaffe.
__	__	15.	Mein Arbeitgeber bietet mir für die Software, mit der ich neuerdings arbeiten soll, keine Schulung an oder nur eine, bei der mir das, was ich für meine Arbeit wissen muss, nicht vermittelt wird.

Stress mit der Impulskontrolle

__	__	16.	Ich habe Schwierigkeiten bekommen, weil ich in meiner Arbeitszeit im Internet gesurft habe.
__	__	17.	Ich habe bei Online-Glücksspielen Geld verloren.
__	__	18.	Ich besuche an unpassenden Orten oder zum Schaden meiner Beziehung pornographische Internetseiten.
__	__	19.	Ich gebe zu viel Geld für Online-Shopping aus.
__	__	20.	Ich surfe stundenlang im Internet, obwohl ich anderes tun sollte, und verschwende damit meine Zeit.
__	__	21.	Ich habe mich über etwas geschämt, das ich im Internet von mir gegeben habe, und hätte es gerne wieder rückgängig gemacht.
__	__	22.	Ich habe zu schnell auf eine Nachricht reagiert, ohne darüber nachzudenken, wie die andere Person das aufnehmen könnte, und damit der Beziehung geschadet.
__	__	23.	Ich bin wegen einer Nachricht in Wut geraten und habe sofort zurückgefeuert, nur um dann festzustellen, das die andere Person es anders gemeint hatte.
__	__	24.	Ich habe jemandem eine SMS geschickt, um ihn oder sie zu beschämen, oder die SMS absichtlich an die falsche Person geschickt.
__	__	25.	Ich habe Schwierigkeiten bekommen wegen unpassenden Textnachrichten (z.B. betrügerischen oder aggressiven Mails, „Sext-Nachrichten" oder zu unpassenden Zeiten wie etwa mitten in der Nacht).

Tabelle 5.3: Leiden Sie unter Technologiestress? Entscheiden Sie bei jeder Aussage, ob sie „richtig" (R) oder „falsch" (F) ist

5.5 Wie stark ist Ihr Burnout?

Burnout zeichnet sich durch bestimmte Verhaltensmuster aus, die einer psychischen oder physischen Erkrankung vorausgehen. Dabei handelt es sich oft um zwanghafte Verhaltensweisen, die sich stufenweise verstärken. Dazu gehören auch Suchterkrankungen, die sich ebenfalls schrittweise entwickeln, egal, ob sich das Suchtverhalten um Substanzen, Glücksspiele oder Sex dreht. Meist beginnt es mit dem Wunsch, Stress zu reduzieren. Man möchte etwas tun, das naheliegend, aber doch außer der Reihe ist, etwa nach dem Motto: „Ich werde mal ausnahmsweise an diesem Wochenende arbeiten, um wieder auf Stand zu kommen." Aber wenn man sowieso schon sehr viel zu tun hat, ist das kaum die richtige Lösung. Dieses Verhalten findet man oft bei Hausfrauen oder -männern, die sich zu viel aufladen, damit sie sich eine Pause gönnen können. Nur rutscht man dann in einen Teufelskreis aus Überarbeitung, Müdigkeit und der Notwendigkeit, noch schneller und noch härter zu arbeiten, damit man endlich auch einmal nicht arbeiten muss und Zeit hat, um sich auszuruhen. Das Problem der Überarbeitung lässt sich eben nicht durch Mehrarbeit lösen.

Die eigenen Bedürfnisse zugunsten der anderer Menschen zu opfern ist nicht nur typisch für Burnout, sondern auch für Co-Abhängigkeit und für zur Abhängigkeit neigende Persönlichkeitstypen. Trifft dies auch auf Sie zu? Befriedigen Sie die Bedürfnisse anderer Menschen, um ihre eigenen zu befriedigen? Nach dem Motto: „Wenn ich mich um dich kümmere, bis es dir gut geht, wirst du später genug Energie haben, damit du dich um mich kümmern kannst." Diese anderen Menschen können Kollegen und Kolleginnen sein, Ihre Eltern oder Kinder oder auch Ihr Partner oder Ihre Partnerin. Sich so für jemand anderen zu opfern bringt natürlich nichts, weil die Menschen, die bereit sind, so viel von Ihnen anzunehmen, Ihnen nicht viel zurückgeben werden. Es handelt sich um eine Art der Selbstausbeutung, die mit der Zeit immer stärker und zwanghafter wird. Je mehr Sie sich jedoch selbst ausbeuten, desto erschöpfter sind Sie. Die Folge ist, dass Ihnen Ihr Verhalten immer weniger bewusst ist, weshalb Sie kaum etwas verändern können, um zu verhindern, dass Ihr Burnout Sie depressiv macht.

Schätzen Sie doch einmal die Intensität Ihres Burnout auf einer einfachen Skala von 1 bis 10. Bei 10 ist Ihr Burnout so stark, dass Sie sich aus physischen oder psychischen Gründen einer ärztlichen Behandlung unterziehen sollten. Verwenden Sie dafür die Aussagen in Tabelle 5.4, die sich auf ein zunehmend stärker werdendes Burnout beziehen. Denken Sie daran, dass „Arbeit" auch Pflege, Schule, Haushalt und so weiter sein kann.

Warum Sie Hilfe brauchen, um zu wissen, ob Sie ausgebrannt sind

Je ausgebrannter Sie sind, desto schlechter können Sie erkennen, was Sie tun. Und indem Sie Ihre Lage verleugnen, werden Sie mit größerer Wahrscheinlichkeit immer weitermachen – und auf den Abgrund zusteuern. Vielleicht brauchen Sie eine Therapeutin oder eine gute Freundin, die Ihnen mit einem ehrlichen Blick auf Ihr Verhaltensmuster hilft. Auch die Anonymen Arbeitssüchtigen (AAS) sind eine gute Anlaufstelle. In diesem Stadium der Verleugnung *merken Sie gar nicht,* dass Sie sich in Bezug auf Ihr Verhalten und dessen Folgen selbst belügen. Die fetten Selbstlügen eines Burnout lauten folgendermaßen:

- „Ich werde bald damit aufhören."
- „Nur ich kann das. Ich bin unabkömmlich."
- „Ich kann doch jetzt nicht aufhören."

---

1 – Ich arbeite mehr, als mir lieb ist, und lasse dafür Dinge weg, die ich gerne tue.

2 – Ich kann keinen Tag freinehmen, ohne zu sehr in Rückstand zu geraten.

3 – Ich habe keine Zeit, einen Urlaub zu planen oder vorzubereiten, oder will gar nicht Urlaub machen, weil ich nach meiner Rückkehr noch mehr zu tun habe.

4 – Ich bin ständig müde.

5 – Am liebsten würde ich eine Woche im Krankenhaus oder an einem Kurort verbringen, um mich umsorgen zu lassen, habe aber das Gefühl, dass das nicht geht. Sollte ich jemals aus diesem Chaos herauskommen, werde ich wieder Sport treiben, doch im Moment würde mit das nur Zeit rauben, die ich nicht übrig habe.

6 – Am liebsten amüsiere ich mich allein zu Haus, mit Alkohol und einer Fertigpizza oder Ähnlichem.

7 – Ich habe ständig Angst und bin deprimiert, doch weder Alkohol, Essen oder Rauchen können den Stress lindern. Meine Freunde könnten mich aufheitern, aber ich bin so schlecht drauf, dass ich niemanden sehen und erst recht nicht über mich reden will.

8 – Ich werde immer wieder krank (bzw. meine chronische Krankheit, z.B. Diabetes, gerät außer Kontrolle).

9 – Ich habe das Gefühl, dass wenn sich nicht bald etwas ändert, ich vor lauter Entkräftung sterben werde. Und eigentlich wäre mir das auch egal.

10 – Familie und Freunde machen sich ernsthaft Sorgen um mich oder ärgern sich über meine Laune und meine viele Arbeit, aber sie wissen gar nicht, wie hart ich daran arbeite, um sie zufriedenzustellen – dabei mag ich sie gar nicht mehr. Eigentlich kann ich niemanden mehr leiden.

Tabelle 5.4: Aussagen, die die Intensität des Burnout widerspiegeln

Vor allem leistungsfähige Menschen wollen nichts davon wissen, dass sie ein Burnout haben, denn sie fürchten sich davor, hilflos zu sein oder mit der Situation nicht klarzukommen. Es passt nicht zu ihrem Selbstbild. Sie kritisieren sich dafür, „schwach", „inkompetent" oder „eine Versagerin" zu sein, was einen Kurswechsel noch schwieriger macht. Stellen Sie sich einmal folgende Frage: „Wenn ich das hier plötzlich nicht mehr schaffen würde – wenn ich krank werden oder sogar sterben würde –, was würde passieren?" Sie täten gut daran, sich bewusst zu machen, dass Friedhöfe voller unabkömmlicher Menschen sind.

Manchmal weiß man nicht, *wie* man etwas ändern könnte. Oft genug erkennt man ja den Stress, meint aber, keine Kontrolle darüber zu haben. Vielleicht geben Sie sogar zu, dass Sie gestresst sind, meinen aber, keine andere Wahl zu haben. Vielleicht meinen Sie auch, dass Sie nicht anders können, um Ihre Arbeit zu erledigen. Menschen mit guten Bewältigungsstrategien und einem hohen Leistungsniveau schlittern oft auf ein Burnout zu, weil sie glauben, alles zu schaffen – bis sie es plötzlich nicht können. Die Sichtweise einer anderen Person kann Ihnen dann auf die Sprünge helfen, damit Sie erkennen, wie Sie den Veränderungsprozess in Gang bringen können. Wenn Sie selbst jemandem dabei helfen, das Burnout wahrzunehmen und zu stoppen, denken Sie daran, dass der oder die Betroffene sich dessen womöglich nicht bewusst ist. Halten Sie sich als Gegenmittel zur Verleugnung – Ihrer eigenen oder der eines anderen – auf jeden Fall noch einmal die Anzeichen für Burnout in den Tabellen 5.1 bis 5.4 vor Augen.

5.6 Verhaltensmuster ändern

Von einem Burnout depressive Menschen können sich häufig nicht entscheiden, wo sie mit der Stressreduzierung anfangen sollen, oder halten eine Veränderung noch nicht einmal für möglich. Vielleicht verspüren sie auch keine Motivation zur Veränderung, obwohl sie wissen, dass sich irgendetwas bewegen muss. Der erste Schritt besteht darin, sich Hilfe zu suchen.

Suchen Sie sich einen Burnout-Buddy

Das ist ein Muss! Sie brauchen unbedingt jemanden, der oder die Ihnen hilft zu entscheiden, welche Veränderungen Sie in Angriff nehmen wollen, und Ihnen beim Überwachen der Veränderungsprozesse hilft. Es sollte jemand sein, der oder die vollkommen hinter Ihrer Bemühung um eine Veränderung steht, aber auch hinter Ihrer Arbeit. Sie wollen ja sichergehen, dass diese Person Verständnis für Ihre Ziele und Ihre Arbeitsrealität hat. Es hilft beiden zu wissen, wo und wie Sie etwas zur

Stressreduzierung verändern und den Cool-down-Burnout-Prozess starten können. Erwarten Sie jedoch nicht, dass diese Person ständig hinter Ihnen her rennt, die Dinge für Sie in die Hand nimmt oder Sie anfeuert. Für Ihre Veränderung sind nur Sie selbst verantwortlich. Die andere Person ist nur da, um Ihnen zu helfen, sich selbst mit den Augen der anderen zu erkennen und die Verantwortung zu übernehmen.

Sich helfen zu lassen bringt Vorteile. So sind Mütter, die gerade ihr erstes Kind geboren haben, weniger depressiv, wenn sie sich von einer erfahrenen Mutter bei der Umstellung helfen lassen. Bei der Überwindung von posttraumatischem Stress hilft auch die Betreuung durch „kollegiale" Ansprechpartner (Yehuda, Golier, Halligan, Meaney & Bierer, 2004). Wie die „Tend-and-Befriend"-Studie von Shelley Taylor (2002) zeigt, wirkt gegenseitige Unterstützung in schwierigen Situationen belastungsmindernd. Allein schon die Einsicht, dass man nicht allein ist, trägt viel zur Stressreduzierung bei. Und dies ist von großem Vorteil, wenn Sie den Prozess Ihres Burnout stoppen wollen.

Wählen Sie einen Burnout-Buddy

Lassen Sie sich folgende Fragen durch den Kopf gehen:
- Wem gegenüber möchten Sie Rechenschaft ablegen für das, was Sie in Bezug auf die von Ihnen gewollten Veränderungen tun?
- Wer könnte Ihnen Informationen zu angemessenen Veränderungen liefern, wie zum Beispiel zum Thema Ernährung oder medizinische Versorgung?
- Mit wem möchten Sie Ihren Fortschritt auswerten?
- Mit wem könnten Sie Ihre emotionalen Reaktionen auf die Veränderungen besprechen? Denn die werden Sie haben, wenn Sie weniger arbeiten! An dieser Stelle könnte es angebracht sein, eine Therapeutin zurate zu ziehen. Wenn Sie etwa stolz darauf sind, dass Sie es geschafft haben, sich bei der Arbeit einen Tag lang beim Essen zu zügeln, könnte dieser Stolz, wenn Sie daran festhalten, Sie daran hindern, zu einer gesunden Ernährungsweise zu finden.

Die Anonymen Arbeitssüchtigen sind ein guter Tipp für diejenigen, die weder Familie noch Freunde haben, unter denen sie einen Helfer oder eine Helferin finden könnten. Bundesweit gibt es regionale Selbsthilfegruppen. Wenn übermäßiger Alkoholgenuss oder andere Suchtarten Teil des Burnout sind, kann man sich von einer entsprechenden Selbsthilfegruppe Rat holen. Dies trifft auch auf Co-Abhängige zu (zum Zwölf-Schritte-Selbsthilfeprogramm siehe Literaturempfehlungen).

5.7 Machen Sie eine Selbstfürsorge-Checkliste und befolgen Sie sie

Arbeitssüchtige neigen dazu, sich selbst zu vernachlässigen. Oft beginnt es damit, dass sie, statt Selbstgekochtes zu Hause zu essen, zur Zeitersparnis während der Autofahrt Fast Food zu sich nehmen oder Mahlzeiten ganz weglassen. Beim Autofahren aus einer Tüte zu essen ist eine der häufigsten Ursachen von Fettleibigkeit. Man isst fett- und kalorienreiche Produkte so schnell, dass man nicht merkt, wenn der Magen voll ist. Dabei kann man sich gar nicht am Geschmack und erst recht nicht am Aussehen des Essens erfreuen und verpasst auch die wachsende Vorfreude, wenn sich während der Zubereitung in der Küche köstliche Aromen entfalten.

Das allein ist doch schon deprimierend!

Es gibt aber auch viele andere Arten der Selbstvernachlässigung, von denen einige in Tabelle 5.5 aufgelistet sind. Finden Sie heraus, was Sie tun müssen und wie oft (dazu ein paar Vorschläge), und fügen Sie weitere Dinge hinzu, die auf Sie persönlich zutreffen. Dann tun Sie das, was auf Ihrer Liste steht.

Schlaf und Selbstfürsorge

Genügend Schlaf bedeutet eine Erholung von Stress. Leidet man jedoch unter Burnout, kann es zu Einschlafschwierigkeiten kommen, weil man gedanklich immer noch bei der Arbeit oder übergangslos ins Bett gesprungen ist. Oder man wacht zu früh auf, denkt sofort an die Arbeit, steht auf und legt los. Beide Male bringt man sich um den Schlaf, was die Depression noch beschleunigt. Laut Schlafforscher Michael Perlis (Alspaugh, 2009; Perlis, Smith & Jungquist, 2005) kann Schlaflosigkeit depressiv machen. Die Frage ist, ob die Schlaflosigkeit die Depression hervorruft oder umgekehrt das Gehirn auf diese Weise versucht, gegen die Depression anzukämpfen. Mehrere Faktoren spielen dabei eine Rolle.

Maßnahmen zur Selbstfürsorge	Häufigkeit	Erledigt?
Nährstoffreiche Mahlzeiten am Tisch sitzend einnehmen	mindestens einmal am Tag	
Zähneputzen	zweimal am Tag	
Zähne mit Zahnseide bearbeiten	einmal am Tag	
Aerobic-Übungen	anfangs nur so viel wie möglich, 25–45 Min, mindestens dreimal pro Woche, steigern bis fünfmal pro Woche	
Zahnärztliche Untersuchung	Zweimal im Jahr – machen Sie jetzt einen Termin!	
Augenuntersuchung	abhängig von Ihrem Alter und vom Zustand Ihrer Augen	
Krebsvorsorgeuntersuchung	Ein- oder zweimal im Jahr – machen Sie jetzt einen Termin!	
Haare schneiden lassen	nach eigenem Ermessen	
Blutdruck messen	nach ärztlicher Anweisung	
Blutzuckerwert messen	Achten Sie darauf?	
Medikamente	Nehmen Sie sie nach Vorschrift? Brauchen Sie ein neues Rezept von Ihrem Arzt?	
Grippe- oder andere Impfungen	Lassen Sie das rechtzeitig machen?	

Tabelle 5.5: Selbstfürsorge-Checkliste

Mithilfe des Schlafes versucht das Gehirn, schmerzhafte Erinnerungen loszulassen. Beim depressiven Schlafmuster steht es allerdings unter dem Druck, schnell in den REM-Schlaf zu gelangen, was von der Dauer und Intensität her ungewöhnlich ist. Und auch problematisch, obwohl die Folgen noch nicht ganz absehbar sind. Im Schlaf werden Inhalte im Gedächtnis fixiert. Da nun die REM-Phase eine besondere Rolle für das emotionale Gedächtnis spielt, kann es sein, dass depressive Menschen im Schlaf zu viel Negatives abspeichern und sich später leicht daran erinnern. Es gibt noch eine andere interessante Hypothese, nämlich zur Frage, warum Depression sich so störend auf den Schlaf auswirkt. Dies sei ein Versuch des Gehirns, Serotonin zu produzieren, da im Wachzustand die Ausschüttung von Serotonin und Dopamin angeregt wird. Nicht zu schlafen hat also den Effekt eines Antidepressivums.

Die Schlaflosigkeit kann aber auch daher kommen, dass das Gehirn versucht, der Übererregbarkeit der chronisch erhöhten Stressreaktion einen Dämpfer zu versetzen. Eventuell befinden sich Depression und Schlaflosigkeit in einer wechselseitigen Abhängigkeit. So stört der für Depression typische niedrige Serotoninpegel die in der Epiphyse (Zirbeldrüse) stattfindende Melatoninproduktion. Dieser Mechanismus hat mit dem Tageslicht und dem Dunkelwerden zu tun und sorgt für das Einschlafen und Aufwachen.

Ist die Schlafstörung so problematisch, dass man ständig erschöpft ist, kann man sich nur noch schlecht konzentrieren, hat wenig Energie und ist leicht reizbar. Dann kommt es zu den Erkrankungen, die so kennzeichnend sind für eine Depression. Außerdem kann man eine Depression im erschöpften Zustand nicht überwinden, weswegen man zur Heilung von Depression auch auf die Verbesserung des Schlafs achten sollte. Obwohl vieles in Bezug auf die Wechselbeziehung zwischen Burnout, Schlafstörungen und Depression immer noch im Unklaren liegt – klar ist, dass Schlaf sehr wichtig für die Bewältigung von Stress und die Minderung von Burnout ist.

Ein Muster für ausreichenden Schlaf etablieren

Wenn man sich an regelmäßige Schlafzeiten hält, kann man eher einschlafen, durchschlafen und erfrischt wieder aufwachen. Schlaf gehört zum Körperrhythmus und wird von der Epiphyse, von der Melatoninausschüttung und dem Tageslichtrhythmus gesteuert. Ob das depressive Gehirn durch die Neurobiologie oder die Koffeineinnahme aus dem Rhythmus gezwungen wird, um gegen die niedrige Energie anzukämpfen, oder vom Burnout, wenn man zu lange aufbleibt – der Rhythmus ist gestört und nicht so leicht wiederherstellbar.

So kommen Sie wieder in die Spur: Achten Sie darauf, was Sie abends tun, und zwar lange bevor Sie tatsächlich zu Bett gehen, damit Sie genug Zeit haben, Ihren gestressten Kopf zu beruhigen. Außerdem sollten Sie immer um die gleiche Uhrzeit schlafen gehen und wieder aufstehen. Das wird eine Weile dauern, bis es wirkt, aber bleiben Sie dran und versuchen Sie, sich nicht von Einschlaf- oder Durchschlafschwierigkeiten entmutigen zu lassen. Versuchen Sie Ihren Schlafrhythmus auch an arbeitsfreien Tagen beizubehalten und ändern Sie ihn höchstens um eine Stunde.

Außerdem sollten Sie Ihrem Schlaf gebührend Zeit gönnen. Viele Menschen scheinen Schlaf für ein Zeichen der Schwäche zu halten, aber die meisten Erwachsenen brauchen einfach sieben bis acht Stunden, Jugendliche neun bis zehn und Kinder je nach Alter noch mehr. Um genug Schlaf zu bekommen, sollten Sie anfangs früh genug ins Bett gehen, um volle acht Stunden dort zu bleiben, selbst wenn Sie eine Zeit lang früher als sonst aufwachen. Bis Sie acht Stunden lang durchschlafen können, sollten Sie sich vornehmen, im Bett zu bleiben und sich auszuruhen, und die Schlafhygienemethoden praktizieren, die Ihnen schließlich zum Ein- und Durchschlafen verhelfen. Wenn Sie regelmäßig schlafen und auch einigermaßen gut, werden Sie merken, dass Sie aufwachen, wenn Sie ausgeruht sind, und herausfinden, wie viel Schlaf Ihr Körper genau benötigt, um sich zu regenerieren.

Jugendliche und Schlaf

Jugendliche sind in Bezug auf den Tageslichtrhythmus eine Kategorie für sich. Biologisch gesehen sind sie nicht vor Mitternacht schlafbereit (außer bei Erschöpfung) und nicht vor neun Uhr morgens bereit aufzuwachen. Für den jugendlichen Körper findet Schule also genau zur falschen Zeit statt! Das ist ein Problem, mit dem sie aber irgendwie zurechtkommen müssen, und die meisten schaffen es, um 22 Uhr schlafen zu gehen. Größer noch ist das Problem, Grenzen für die Zeit festzulegen, die sie abends am Computer, am Telefon oder mit Videospielen verbringen, damit sie ihre Hausaufgaben erledigen und auch genug Zeit für andere schulische Dinge haben, bevor es Zeit zum Schlafengehen ist.

Ältere Menschen und Schlaf

Obwohl man im fortgeschrittenen Alter weniger Schlaf braucht, variieren die Bedürfnisse doch sehr. Ob man genug Schlaf bekommt, lässt sich ganz einfach am Grad der Schläfrigkeit tagsüber ermessen. Ältere Menschen sollten sich munter fühlen und genug Energie für ihre alltäglichen Erledigungen haben, ruhig auch mithilfe eines Mittagsschlafs. Verhindert wird dies durch Schlafprobleme wie etwa durch unruhigen Schlaf, der bei älteren Menschen mehrere Gründe haben kann, wie zum Beispiel häufiger Harndrang während der Nacht, ein Mangel an Melatonin im Gehirn, Lärm oder Helligkeit. Schauen Sie, wie Sie Ihre Umgebung so gestalten können, dass sie Ihren Schlaf begünstigt, und ob Ihre Gesundheit die Einnahme von beruhigenden oder Melatonin produzierenden Nahrungsergänzungsmitteln zulässt, bevor Sie zu Schlaftabletten greifen.

Helfen Sie Ihrem depressiven Gehirn, besser zu schlafen

Kümmern Sie sich als Erstes um den Ort, an dem Sie schlafen. Obwohl ein ruhiges Zimmer ohne Fernseher oder Licht generell vorteilhafter ist, behaupten viele Menschen, zum Einschlafen Licht oder Geräusche (wie die eines Fernseher oder eines Radios) zu *brauchen*. Überlegen Sie sich also, was Sie brauchen, und schauen Sie sich Ihre Umgebung unter diesem Aspekt an. Im Schlafen wie im Wachen bleibt die Amygdala stets aufmerksam für mögliche Warnsignale drohender Gefahren. Sie achtet auf alle Geräusche, Gerüche und so weiter und weckt das Gehirn, sobald sie eine *Veränderung* wahrnimmt. Um diese Reaktion zu unterbinden ist es wichtig, Geräuschkulissen (wie etwa sich unterhaltende Leute im Nebenraum oder Straßenlärm) möglichst auszublenden. In einem städtischen Umfeld oder in einer von jähen Geräuschen umgebenen Wohnung wird das Durchschlafen von einem gleichbleibenden Geräusch, das die Außengeräusche dämmt, erleichtert: So übertönt das Rauschen des Fernsehers die Umweltgeräusche, die zwar ungefährlich sind, doch das Gehirn trotzdem in Alarmbereitschaft versetzen. Wer gerne bei laufendem Fernseher einschläft, sollte aber nicht vergessen, die Schlummerfunktion einzuschalten. Stellen Sie die Uhrzeit und lassen Sie sich dann vom rauschenden Bildschirm in den Schlaf wiegen.

Sie können die Qualität Ihres Einschlafens und Durchschlafens verbessern, indem Sie folgende Regeln befolgen:
- Schauen Sie mehrere Stunden vor dem Schlafengehen keine aufregenden oder Gewalt thematisierenden Filme oder Sendungen – also auch keine Spätnachrichten! Musik, plötzliche Szenenwechsel, grausame Bilder und überdrehte Stimmen haben nur einen Zweck: die Zuschauer am Bildschirm festzuhalten, was sie auch tun, aus Angst, etwas Wichtiges zu verpassen. Geradezu perfekt, um die Amygdala aufzurütteln!
- Schalten Sie mindestens eine Stunde, bevor Sie ins Bett gehen, Ihren Computer ab, weil das Licht des Bildschirms Sie wach hält.
- Nehmen Sie 20 Minuten vor dem Schlafengehen ein heißes Bad. Das entspannt Ihre Muskeln und stimuliert das Beruhigungshormon Oxytozin.
- Schlaf ist für das Gehirn die beste Medizin gegen Stress. Aber es braucht auch Nahrung für den Aufbau seiner Zellen. Hier hilft eine gute Ernährungsweise am Tag und vor dem Schlafengehen ein kleiner kohlenhydratreicher Snack. Damit verfügt das Gehirn über einen ausgeglichenen Insulin-Blutzucker-Spiegel, den es braucht, um während des Schlafens die Proteine und Nährstoffe für den Aufbau von Neurotransmittern zu verwenden (siehe auch die Literaturempfehlungen zu den Themen „Gehirn" sowie „Ernährung").

- Der Raum, in dem Sie schlafen, sollte so kühl und dunkel wie möglich sein. Das stabilisiert Ihren Schlaf-Wach-Rhythmus, der wiederum für regelmäßigen Schlaf sorgt.
- Machen Sie Ihr Gehirn mit Kräutertee schläfrig, etwa Kamille oder Katzenminze. Zur vollen Wirkung der Kräuter lassen Sie den Tee am besten fünf bis zehn Minuten lang ziehen.
- Halten Sie sich, besonders ab dem Nachmittag, mit Koffein zurück, da es zu sehr anregt.

> ***Zusammenfassung: Schlafhygiene***
> 1. Etablieren Sie ein Muster mit regelmäßigen Zeiten fürs Einschlafen und Aufwachen.
> 2. Stellen Sie sicher, dass Sie ausreichend viele Stunden Schlaf bekommen.
> 3. Richten Sie sich eine Umgebung für guten Schlaf ein und schlafen Sie in einem verdunkelten und ruhigen Raum.
> 4. Schalten Sie das Gehirn vor dem Schlafen ein paar Gänge herunter, indem Sie etwas Ruhiges tun, baden, Kräutertee trinken und so weiter.

5.8 Finden Sie heraus, was Ihnen Energie gibt

Es ist wichtig einzuschätzen, was Ihnen Energie gibt und was Ihnen im Gegenteil welche entzieht. Voller Tatendurst und Elan sind Sie zu Großem fähig. Melamed und Shirom (2005) haben eine Bewertungsskala entworfen, mit der sich der Grad von Tatkraft wie auch von Burnout ermessen lässt, die wir Ihnen mit Erlaubnis der Autoren im Anhang zur Verfügung stellen. Wie es um Ihre Tatkraft bestellt ist, was Ihnen Energie gibt und in welche Dinge Sie gerne Ihre Energie stecken, können Sie aber auch mit einem einfachen Bild herausfinden (Abb. 5.1). Daran können Sie sofort erkennen, wo Sie die Energieabgabe drosseln und wo Sie den Energiezufluss ankurbeln müssen.

Ihre Energie ist wie ein Fluss, dessen Wasser aus vielen Quellen stammt und der viele Zuflüsse hat. Machen Sie eine Liste Ihrer Energiequellen oder schreiben Sie sie in die Abbildung 5.1 hinein. Wichtig ist auch zu erkennen, wo Ihre Energie hinfließt. Sie verströmen sie in verschiedene Aktivitäten wie bei einem sich ausbreitenden Flussdelta. Achten Sie aber nicht nur auf die Hauptabflüsse (Arbeit oder Kinder), sondern auch die kleinen Dinge wie das Erledigen von Rechnungen oder andere Routineangelegenheiten.

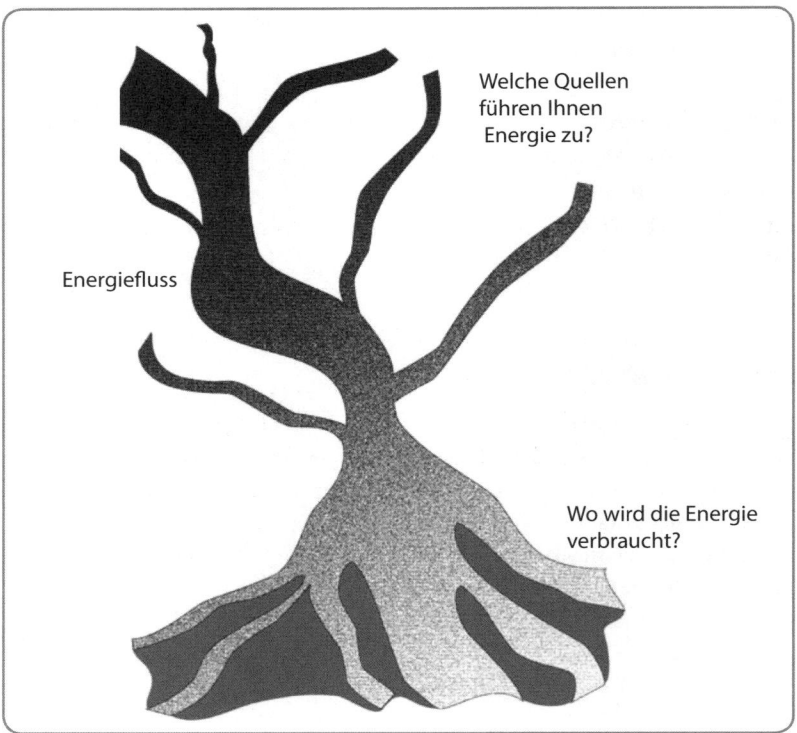

Abbildung 5.1: Aus welchen Quellen Ihr Energiefluss gespeist wird und wo Ihre Energie hinfließt

Des Weiteren können Sie Ihr Gewohnheitsmuster ändern, indem Sie einmal überlegen, auf welche Weise Sie noch für Energiezufluss sorgen können, wenn Sie nicht genug davon haben: etwas, das nicht lange dauert, dem Sie aber Ihre ganze Aufmerksamkeit widmen, das Sie wenig Energie kostet, Ihnen aber viel zurückgibt. Solche Energiequellen können zum Beispiel folgende sein:

- Morgens zehn Minuten lang etwas Inspirierendes lesen.
- Ein kleines Frühstück ganz besonders achtsam zu sich nehmen.
- 15 Minuten lang konzentriert Zeitung lesen und komplett dabei abschalten.
- Zum Mittagessen den Arbeitsplatz verlassen – und wenn auch nur für einen 15-minütigen Spaziergang und einen Imbiss.
- Täglich einen kleinen Spaziergang machen (die Energiespritze der Hundehalter!).
- Mit jemandem, den Sie gern haben, telefonieren (die Kommunikation über die Stimme ist viel anregender als via E-Mail – halten Sie das Gespräch jedoch kurz, damit es Sie nicht erschöpft!).
- Mit einem Freund oder einer Freundin ein Spiel ansehen oder einen Kaffee zusammen trinken gehen und plauschen.

Überlegen Sie dann, welche Energieabgaben Sie reduzieren können. Denken Sie daran, dass sich all die kleinen Dinge summieren. Statt Ihr Kind jeden Tag selbst zum Fußballtraining zu fahren könnten Sie zum Beispiel eine Fahrgemeinschaft einrichten.

Mithilfe des Energieflussdiagramms können Sie ein Ungleichgewicht erkennen, was Ihnen das Überlegen erleichtert, wie Sie Ihren Energiefluss wieder ins Lot bringen können. Das Diagramm ist auch auf einzelne Lebensbereiche übertragbar, wie etwa auf die Arbeit, wenn es sich um einen Beruf mit vielen Aufgaben handelt.

Beispiel:

Harold hatte ein Burnout, wie es im Buche steht. Er arbeitete 80 bis 100 Stunden die Woche, und wenn er nicht auf der Arbeit war, werkelte er an seinem Haus oder chauffierte seine Kinder herum. Eine Überprüfung seines Energiehaushalts ergab, dass er seine Energie wie einen reißenden Fluss verströmte, umgekehrt aber nur tropfenweise welche zurückbekam und auch nur einmal wöchentlich im Gottesdienst mit anschließendem Mittagessen, wo er endlich einmal ungestört sein konnte. Sein Wunsch für die Zukunft war, „von niemandem angeschrien" zu werden. Die Frage nach dem, was ihm denn Spaß mache, konnte er allerdings nicht beantworten. Er musste also als Erstes den ausgehenden Energiefluss eindämmen. Nach Abschluss einer intensiven ambulanten Psychotherapie gegen Depression erklärte er sich damit einverstanden, sein Büro immer pünktlich um 18 Uhr zu verlassen (obwohl er sich nicht vorstellen konnte, was er mit all den Stunden zu Hause anfangen sollte, und es notwendig war, eine Liste mit möglichen Aktivitäten zusammenzustellen, um sich nicht wegen der Freizeit zu beunruhigen). Der Heilungsprozess begann mit ganz grundlegenden Dingen, wie die obligatorische Mittagspause einzuhalten, auf gemüsehaltige Gerichte und vitaminreiche Nahrung sowie auf ausreichend Schlaf zu achten. Erst als ihm dies zur Gewohnheit wurde, konnte er sich vorstellen, kleine Dinge zu tun, die ihm Spaß machten, wie etwa eine Zeitschrift zu lesen, die nichts mit seiner Arbeit zu tun hatte, oder ins Kino zu gehen, statt zu Hause vor dem Fernseher zu hocken. Auf diese Weise konnte er sein Burnout-Muster allmählich auflösen.

5.9 Lernen, Grenzen zu setzen

Gehören Sie zu der Gruppe von Menschen, die sich unter „Grenzen setzen" nichts Rechtes vorstellen können? Verwirrt Sie das? Wenn ja – würden Sie der Aussage zustimmen „Wer erschöpft ist, ist nicht in der Lage zu geben"? In diesem Fall muss man also etwas für sich behalten. Die Grenze ist dort, wo Sie aufhören zu geben und das festhalten, was Sie für Ihre Gesundheit brauchen: Ihre Energie oder Zeit, Ihre Gedanken, Kreativität oder andere Dinge, die man von Ihnen fordert und die Sie auch geben *könnten*, es aber in diesem Moment ganz bewusst nicht tun werden.

Für Menschen, die ihre chronisch kranken Partner oder ihre gealterten Eltern pflegen, ist es fast unmöglich, untätig zu bleiben. Oft weigern sie sich sogar, sich von der

Familie, Freunden oder der Gemeinde helfen zu lassen, lehnen auch professionelle Hilfe ab, etwa von Hospizmitarbeitern, in dem Glauben, dass sie sie erst in Anspruch nehmen sollten, „wenn es wirklich notwendig ist". Meine Antwort darauf lautet: „Sie brauchen Hilfe, bevor Sie sie *wirklich* brauchen." Denn wenn Sie bis zu dem Punkt warten, wo Sie gar nicht mehr können, schaffen Sie eine Notsituation.

Bei Depression sehnen Sie sich womöglich geradezu nach einer Notsituation, weil Sie dadurch einen Energieschub bekommen, durch den Sie sich lebendig und handlungsfähig fühlen. Vielleicht merken Sie es gar nicht oder wollen es nicht wahrhaben, aber wenn etwas schiefgeht, ziehen Sie daraus eine Art perversen Nutzen, weil das Bewältigen einer Notsituation Ihre psychischen und physischen Batterien auflädt. Trifft das auf Sie zu? Dann leiden Sie wahrscheinlich unter Burnout. Sie werden sehen, dass Sie besser zurechtkommen, wenn Sie sich nicht auf die Energie spendende „Schnellreparatur" des Notfalls verlassen, sondern Burnout und Depression von Grund auf angehen.

Grenzen zu setzen kann in ganz verschiedenen Bereichen wichtig sein. Im Folgenden sehen Sie einige Beispiele für die Hauptbereiche und auch Vorschläge, wie man damit umgehen kann.

Beispiel Arbeit:

Ein ganz wesentlicher Teil der Energie wird in wie auch immer geartete Arbeit investiert. Hier könnte es wichtig sein, die Arbeitszeit zu begrenzen. Wie viele Stunden arbeiten Sie täglich/wöchentlich/monatlich/jährlich? Setzen Sie Höchstgrenzen, die Sie nicht überschreiten, und entscheiden Sie über die Zahl Ihrer jährlichen Urlaubstage, an denen Sie wirklich keinerlei Arbeit verrichten.

Überlegen Sie sich außerdem Grenzen in Bezug auf das Übernehmen von Aufgaben oder Verpflichtungen: Wer kann Ihnen helfen, Prioritäten zu setzen? Wem gegenüber haben Sie sich zu verantworten? Fragen Sie sich bei jeder beruflichen Anforderung: „Wie wichtig ist das?" Dabei sollten Sie zwischen „dringend" und „wichtig" unterscheiden. So kann manches Wichtige auch später erledigt werden, wohingegen anderes dringender ist. Umgekehrt sind manche „dringenden" Anfragen unwichtig. Auf Dringlichkeit reagieren manche mit einem Energieschub, verschwenden dabei aber Zeit, die sie eigentlich für wichtigere Aufgaben bräuchten. Um die verschwendete Zeit wieder aufzuholen, arbeiten sie wiederum länger. Setzen Sie sich mit der Wichtigkeit und Dringlichkeit der an Sie gestellten Aufgaben auseinander und fragen Sie anschließend andere nach deren Sichtweise.

Achten Sie auch darauf, wie oft Sie Ihr Mobiltelefon beruflich nutzen. Lassen Sie sich etwa von Anrufen oder Nachrichten, die mit der Arbeit zu tun haben, unterbrechen, während Sie zum Beispiel eigentlich gerade mit einer Freundin zusammen zu Abend essen oder die Kinder zur Schule fahren? Ziehen Sie eine klare Grenze! Entscheiden Sie, ob Sie arbeiten oder nicht arbeiten, und nutzen Sie Ihre Kommunikationsapparate nicht, wenn Sie nicht arbeiten – auf diese Weise haben Sie mehr von Ihrer Freizeit und können sich besser von der Arbeit erholen.

Beispiel zwischenmenschliche Beziehungen:

Unter Umständen können auch Freundschaften mehr Energie abverlangen als zuführen. Ich hatte einmal eine Klientin, die sehr charismatisch und kontaktfreudig war – die Art von Person, zu der man sich ganz automatisch hingezogen fühlt. Um niemanden in ihrem großen Freundschaftskreis zu enttäuschen, packte sie sich ihren Kalender so voll mit Terminen, dass sie keine Zeit mehr für sich selbst hatte und ein schweres Burnout bekam.

Eine andere Klientin, eine Studentin, rühmte sich selbst, eine treue Freundin zu sein, „auf deren Hilfe man sich jederzeit verlassen" könne. Doch bald merkte sie, dass sie überfordert war, weil so viele um ihre Hilfe baten, bei Studienprojekten, beim Umzug oder um ein offenes Ohr für Probleme mit Eltern oder Freunden. Sie schenkte anderen Menschen so viel Zeit, dass Schlaf und Studium zu kurz kamen. Zur Therapie kam sie jedoch erst, als sie wegen ihrer schlechten Zensuren und Anwesenheitszeiten, die wiederum eine Folge der Erschöpfung waren, ihr Stipendium verloren hatte: Sie hatte allen Grund, depressiv zu sein!

Menschen mit einem Burnout lassen sich oft von anderen ausnutzen und mittels Vorwürfen oder Drohungen dazu drängen, immer mehr auf sich zu laden. Das kann ein Ehemann sein, der sich bei seiner Frau, ohne Rücksicht auf die Arbeit, die sie mit den Kindern hat, beklagt: „Kannst du hier nicht mal ordentlich sauber machen? Wenn ich auf der Arbeit bin, hast du doch alle Zeit zum Putzen!" Es gibt viele Situationen, wo derartige Manipulationen oder unverblümte Forderungen von Flüchen, Herabsetzungen und Drohungen begleitet werden, man sich aber kaum noch wehren kann, weil man inzwischen depressiv geworden ist.

Um hier eine Grenze zu setzen, muss man zunächst einmal lernen, zu unangemessenen Forderungen Nein zu sagen, und sich überlegen, wie man Gespräche beenden kann, in denen man beschimpft, angegriffen oder beschämt wird. Lernen Sie, Folgendes zu sagen: „Ich kann dieses Gespräch im Moment nicht fortsetzen und komme später darauf zurück." Halten Sie Strategien bereit, wie Sie aus solch einem Gespräch herauskommen, aber auch, wie Sie es später wieder aufnehmen können. Spielen Sie die Situationen (am Telefon oder in Person), in denen Sie die Strategien anwenden wollen, vorher im Geiste durch, und stellen Sie sich auch Ihre Gesprächspartner vor:
- Familienangehörige einschließlich Ihres Partners oder Ihrer Partnerin
- Freunde und Freundinnen
- Klienten und Klientinnen
- Kollegen und Kolleginnen

Überlegen Sie es sich gut, bevor Sie auf energie- und zeitraubende Bitten eingehen, und setzen Sie diesbezüglich Grenzen. Wenn Sie feststellen, dass Sie mehrere Termine gleichzeitig machen in der Hoffnung, für etwaige Kollisionen schon eine Lösung zu finden, ist das ein Zeichen für Burnout. Sagen Sie (solange Sie noch das Neinsagen lernen) nie sofort Ja, sondern stattdessen einfach nur: „Ich melde mich bei dir." Sie können auch eine Zeit angeben, etwa: „Ich melde mich in einer Stunde." Wenn Sie Zweifel haben, ob Sie eine neue Aufgabe annehmen sollen oder nicht, schauen Sie in Ihren Kalender und auf Ihren Genesungsplan und ziehen Sie auch Ihren Burnout-Buddy zurate.

Beispiel Kindererziehung:

Zeigt sich in Ihrem Elterndasein womöglich eine Art Arbeitssucht? Könnten Sie hier Grenzen gebrauchen? Wird Ihr Tagesablauf beispielsweise von den Aktivitäten Ihrer Kinder bestimmt und beanspruchen diese außerhalb der Schule jede Minute Ihrer Zeit? Ein gelegentliches Nein würde Ihren Kindern jedoch sicher keinen bleibenden Schaden zufügen, im Gegenteil, es könnte ihnen sogar ganz guttun. Dass man nicht einfach von zu Hause und den Kindern wegkommt, macht das Setzen von Grenzen umso wichtiger, damit man auch einmal Zeit für sich selbst hat, zum Beispiel für Gymnastik. Geben Sie diese Zeit nicht her, um etwa schnell noch Kekse zu backen oder etwas für die Kinder einzukaufen. Sie könnten sich auch mit anderen Eltern zusammentun, um das Grenzensetzen gemeinsam zu üben.

Beispiel Freizeit:

Manche Menschen setzen in Bezug auf ihre Freizeit keine Grenzen, sondern lassen sie vor lauter Arbeit einfach ausfallen. Wenn Sie merken, dass es Sie nervös macht, sich Zeit zu nehmen, um mit anderen zusammen etwas zu unternehmen, wäre es vielleicht angebracht, kleine Zeiträume für Spaß und Muße abzustecken, damit Sie das „Nichtstun" allmählich zulassen können. Es mag komisch klingen, aber mit der Freizeit etwas anzufangen kann zunächst beängstigend sein. Ein Zuviel an Freizeit kann Angst oder Wut aufkommen lassen, was dazu führt, dass man in der Arbeit nach Sicherheit sucht und sich darin vergräbt. Versuchen Sie, auf folgende Weise Zeit für Freizeit einzuplanen:

- Treffen Sie „Spiel-Verabredungen" mit Ihren Kindern und lassen Sie sich auf deren Ideen ein, was man in dieser Zeit tun könnte.
- Treffen Sie „Spiel-Verabredungen" mit Ihrem Partner oder Ihrer Partnerin, um kurz etwas zu tun, das Spaß macht, manchmal auch zusammen mit anderen Erwachsenen.
- Treffen Sie „Spiel-Verabredungen" mit einem Freund oder einer Freundin, um etwas zu tun, das Ihnen beiden Spaß macht: Gehen Sie ins Theater oder zu einer Sportveranstaltung oder besuchen Sie gemeinsam ein Nagelstudio etc.
- Legen Sie Zeiten fest, wo Sie alleine etwas Erholsames und Erfreuliches tun, wie zum Beispiel spazieren zu gehen, ein Bad zu nehmen oder eine Zeitschrift zu lesen. Wie viel Zeit Sie mit solchen Soloeinlagen verbringen, sollte jedoch von der jeweiligen Situation und vom Grad des Burnout abhängen, da Vereinzelung auch wesentlich zu einer Depression beiträgt. Wenn Sie sich bereits in dem extremen Stadium des „Leeregefühls" befinden oder Ihr Burnout dazu geführt hat, dass Sie sich von anderen zurückziehen, sollten Sie darauf achten, nicht zu viel Zeit alleine zu verbringen. Wenn Sie hingegen den ganzen Tag mit Leuten zu tun haben oder mit Ihrer Arbeit oder Ihrer Familie beschäftigt sind, dann ist es weise, eine Pause für ein bisschen Zeit allein einzulegen.

Beispiel Geschenke:

Manche Menschen finden es schwierig, beim Schenken und Beschenktwerden Grenzen zu setzen. Sie geben gewohnheitsmäßig zu viel aus, übernehmen sich, werden in der Folge geizig und behalten dann alles für sich. Andere geben gar nichts für sich selbst aus und verzichten, während sie sich anderen gegenüber jedoch stets großzügig zeigen, ohne von diesen je etwas zurückbekommen, was das Gefühl der Wertlosigkeit noch verstärkt.

Wenn Sie hier keine intakten Grenzen haben, können Sie Folgendes machen: Planen Sie eine bestimmte Summe für Ausgaben ein, die Sie nicht überschreiten. Hinterfragen Sie zusammen mit Ihrem Burnout-Buddy Ihre Gefühle beim Schenken und Beschenktwerden.

Unabhängig vom jeweiligen Lebensbereich – Arbeit, Zuhause, Familie, Freundschaft – Grenzen zu setzen ist nicht das Gleiche, wie jemanden anzuschreien und ihm oder ihr zu verkünden: „Das muss jetzt aber mal aufhören!" Grenzen Sie als Erstes Ihren Ärger ein. Behalten Sie den Ausdruck von Wut für sich, bis Sie wissen, warum Sie wütend sind und was Sie gerne anders hätten. Fangen Sie nicht an zu schreien und stellen Sie keine Forderungen, bevor Sie nicht wissen, was Sie bei Nichterfüllung Ihrer Forderung tun werden. Wenn Sie beispielsweise auf einen Kollegen wütend sind, der es immer wieder unterlässt, auf E-Mails zu antworten, und damit Ihre Arbeit beeinträchtigt, explodieren Sie nicht und lassen Sie keine Schimpftirade los, sondern fragen Sie sich erst einmal: „Worauf bin ich eigentlich wütend? Was mache ich, wenn er sein Verhalten nicht ändert, obwohl ich ihn darum gebeten habe?" Oder wenn Ihre Kinder ihr schmutziges Geschirr und ihre Kleider einfach nicht wegräumen, und Sie es dann irgendwann selbst tun, überlegen Sie sich, welche Konsequenzen das für sie haben könnte (z.B. eine Woche lang Videospielverbot). Warnen Sie sie einmal und setzen Sie die angekündigte Konsequenz dann in die Tat um. Mit anderen Worten: Haben Sie einen Reaktionsplan bereit für den Fall, dass Ihr Wunsch nicht respektiert wird, und seien Sie darauf vorbereitet, ihn dann auch umzusetzen. Bevor Sie das nicht klarhaben, sollten Sie Ihrer Wut keinen Ausdruck verleihen.

Die Mühe, Ihre Grenzprobleme zu benennen und sie nacheinander zu bearbeiten, wird sich bezahlt machen, weil Sie auf diese Weise Ihren Alltagsstress mindern und zu mehr Ausgeglichenheit und Freude in Ihrem Leben finden – die Antithese zu Depression.

5.10 Mehr Körperkontakt

Auch Berührung und Zuneigung sind gute Mittel gegen Burnout. Berührung stimuliert die Ausschüttung von Oxytozin, einem Neuropeptid, das beruhigt und tröstet. Sex regt die Produktion von Oxytozin an, aber auch körperliche Nähe und Zuneigung wie etwa bei Umarmungen im Kontakt mit Kindern und Freunden, bei einer Massage, beim Spielen mit und Streicheln von Hunden und Katzen oder auch beim Schwimmen.

5.11 Strategien zur Linderung von Burnout

Bei fortgeschrittenem Burnout ist das Problem, dass jede kleine Veränderung, die zur Linderung beiträgt, Energie kostet, die man nicht hat. Daher sollte man nur solche Veränderungen vornehmen, die klein in der Vorstellung sind, aber groß in der Wirkung auf Verhalten und Energie.

Beispiel:

Man hatte Rita auf der Arbeit kritisiert, und sie war überzeugt, dass die Kritik an den Haaren herbeigezogen war, weil man einen Grund brauchte, um ihr zu kündigen. Da sich ihr Gehalt am höheren Ende der Skala befand, wollte man sie wahrscheinlich durch eine jüngere, billigere Arbeitskraft ersetzen. Dann wurde ihr eine neue Aufgabe zugeteilt, wofür sie sich – zusätzlich zu ihren schon bestehenden Pflichten – in ein sehr aufwändiges Softwareprogramm einarbeiten musste. Aus Angst vor einer möglichen Kündigung arbeitete Rita 12 bis 14 Stunden am Tag, ohne Pause und auch an Wochenenden, um alles zu erledigen. Sie traf sich nicht mehr mit Freunden, ging nicht mehr ins Fitness-Center, nahm (was sehr ungewöhnlich für sie war) an Gewicht zu, vernachlässigte ihren Haushalt und ihren Garten. Völlig kaputt, frustriert und erschöpft setzte sie weiterhin einen Fuß vor den anderen, stur geradeaus, als trüge sie Scheuklappen.

Rita kam zur Therapie, als sie stark depressiv war und Panikattacken bekam. Bei der Bearbeitung ihrer Angst und Panik kam auch der Stress zur Sprache. Wir überlegten, ob sie beruflich etwas an ihrem Verhalten verändern könnte. Ganz besonders half ihr die Einsicht, dass sie unmöglich anders reagieren konnte und die beste Lösung darin bestand, sich eine andere Stelle zu suchen und einstweilen ihre Arbeiten so gut wie möglich zu verrichten, aber in der normalen Arbeitszeit. Wenn sie sich beim Gedanken an eine mögliche Kündigung Sorgen machte, rief sie sich ins Gedächtnis, dass sie genug angespart hatte, um im Fall einer tatsächlichen Kündigung einige Monate lang über die Runden zu kommen, und dass sie vielleicht auch Arbeitslosengeld bekommen könnte. Das war zwar keine Ideallösung, aber doch viel besser, als vor lauter Stress vor die Hunde zu gehen! Schließlich fand Rita eine andere Stelle, die zwar weniger interessant, aber dafür auch weniger stressig war. Also gönnte sie sich ein Jahr der Ruhe und Erholung, um dann eventuell wieder nach einer anspruchsvolleren Position zu suchen. Bevor sie dem Burnout Einhalt gebieten konnte, musste sie erst einmal ihre Situation verändern.

Beispiel:

Bei Jonas sah es noch schlimmer aus. Er steckte in einer echten Zwangslage. Seine Frau war mit Krebs im fortgeschrittenen Stadium diagnostiziert worden. Obwohl wenig Hoffnung auf eine Tumorrückbildung bestand, wollten sie alles tun, was zur Behandlung möglich war. Dazu kam, dass ihre Kinder weit weg wohnten und sehr mit sich selbst beschäftigt waren. Weil es ihm wichtig war, seiner Frau nicht die sterile Atmosphäre des Krankenhauses aufzuzwingen, übernahm Jonas die ganze Verantwortung für ihre Pflege und den Haushalt. Also fuhr er neben der Arbeit seine Frau zur Chemotherapie und zu anderen Arztterminen in die Klinik, kümmerte sich um das Haus, kochte, putzte und so weiter. Für die Arzttermine brauchte Jonas fast seinen ganzen Jahresurlaub auf, weil er sich eine Beurlaubung aus familiären Gründen für später aufsparen wollte.

Obwohl er das alles freiwillig tat, war Jonas völlig ausgelaugt. Zu dem Stress kam noch die emotionale Belastung wegen des drohenden Verlusts seiner Frau. Er ließ alles sein, was er bisher zu seinem Vergnügen und zur Erholung getan hatte, schlief kaum noch, aß schlecht, war erschöpft und mutlos. Doch seine Frau sollte ihn in diesem Zustand nicht sehen. Er kam zur Therapie, weil er seine Symptome verdecken und möglichst loswerden wollte, damit er weitermachen konnte.

Jonas hatte also ganz klar ein Burnout, konnte an seiner Situation jedoch kaum etwas verändern. Also musste er anders damit umgehen. „Ich muss mich einfach zusammenreißen und tun, was nötig ist", klagte er. Als Erstes redeten wir darüber, wer helfen könnte. Da er und seine Frau Mitglieder in einer Kirchengemeinde waren, wollte er dort anrufen und sich nach einer ehrenamtlichen Hilfe erkundigen. Tatsächlich gab es solch eine Gruppe, und man erklärte sich bereit, seine Frau zur Klinik zu fahren, damit er sich nicht mehr extra dafür freizunehmen brauchte. Wie er merkte, tat diese Erleichterung auch seiner Frau gut, die wegen seiner schweren Last ein schlechtes Gewissen hatte. Wir redeten darüber, warum er seine Kinder nicht um Hilfe bat. Nach einigem Zögern rief er sie an und bat sie zu kommen. Zu seiner Überraschung waren sie froh, dass es etwas Konkretes gab, das sie tun konnten, und schauten dann öfter kurz vorbei, um ihrer Mutter Gesellschaft zu leisten.

Waren seine Kinder zu Besuch da, kam Jonas außerdem in den Genuss von Gesprächen, in denen es nicht nur um Krankheit ging, sondern auch um die angenehmen Seiten des Familienlebens. Seine Isoliertheit hatte einen Tribut von ihm gefordert, dessen er sich erst bewusst wurde, als die Menschen, die er liebte, sein Haus wieder mit Leben füllten.

Irgendwann war Jonas so weit, die Situation mit seiner Frau zu besprechen. So erfuhr er, dass sie sich um seine Gesundheit sorgte, was natürlich nicht gerade zu ihrer Besserung beitrug. Bisher hatte Jonas nie in Betracht gezogen, dass seine Frau davon profitieren könnte, wenn er sich selbst physisch und psychisch in einer besseren Verfassung befände. Also raffte er sich auf und begann an den Wochenenden wieder Fahrrad zu fahren.

Sobald Jonas die starre Überzeugung von seiner Alleinverantwortung aufgegeben hatte, konnte er anders mit dieser im Grunde unveränderbaren Situation umgehen, was ihm dann auch nach und nach die Last seines Burnout nahm. Seine Depression lichtete sich, seine Gesundheit verbesserte sich, und er konnte sich noch lange um seine Frau kümmern.

Der Burnout-Abkühlungsprozess braucht Zeit, denn es ist nicht gerade leicht, das Verhalten zu ändern. Schon kleine, machbare und nachhaltige Veränderungsmöglichkeiten zu erkennen ist schwierig, mindert jedoch Stress und Erschöpfung und hilft auch aus der Depression heraus. Wenn Sie dazu in der Lage sind, werden Sie den Burnout-Prozess mit Sicherheit rückgängig machen und lernen, dem in Zukunft vorzubeugen.

6. | Technik Nr. 4: In Schwung kommen

Ich hatte eine Klientin, der es zwar schon besser ging, die aus ihrer Depression aber noch nicht ganz heraus war. Manchmal wachte sie morgens mit dem Gefühl auf, noch nicht einmal genug Energie zum Aufstehen zu haben. Das Einzige, was ihr Kraft gab, aus diesen „Depressionsloch", wie sie es nannte, und aus ihrem Bett herauszukommen, war das Wissen, dass sie später froh sein würde, aufgestanden und zur Arbeit gegangen zu sein (denn dies bedeutete, noch immer eine Stelle zu haben). Wie so viele Menschen mit Depression brauchte sie Strategien, um in die Gänge zu kommen, wenn sie von der Depression hintergezogen wurde.

Bei den meisten Depressionsformen wirken der Mangel an körperlicher Energie und die Unlust allem gegenüber geradezu lähmend. Manche schleppen sich durch den Tag, andere tun gar nichts, auch nicht das, was sie eigentlich tun sollten. Typisch ist diese Bewegungsunfähigkeit bei endogener Depression oder während der Erschöpfungsphase einer reaktiven Depression. Auf jeden Vorschlag, etwas zu unternehmen, denkt man oder sagt man sich: „Wozu?" Hoffnungslosigkeit quillt aus allen Poren. Sogar Dinge, für die man sich früher interessierte, die einem Spaß machten oder Erfüllung brachten, scheinen die Mühe nicht wert. Genau die Dinge, die, wie man eigentlich weiß, dazu führen würden, dass es einem besser geht, die tut man nicht länger. Was fehlt, ist die Energie, um einen Anfang zu machen.

Die Neurobiologie der Depression – besonders der niedrige Vorrat an Serotonin und Dopamin in den Basalganglien und im präfrontalen Kortex – führt zu einem Energiemangel sowie dem Gefühl, körperlich „krank" zu sein und keine Lust am Leben zu haben. Diese Wechselwirkung zwischen Energiemangel und Handlungsunfähigkeit mündet in eine Abwärtsspirale, bei der der emotionale vom körperlichen Tiefstand verschlechtert wird. Je weniger Sie tun, wenn Sie deprimiert sind, desto weniger werden Sie überhaupt tun. Diese Spirale wieder nach oben zu bewegen ist eines der ersten Dinge, die man bei Depression tun sollte. Veränderungen des Denkens und Verhaltens wirken sofort, weil sowohl das Denken als auch die Bewegung das Gehirn stimulieren. Wenn Sie schließlich so weit sind, dass Sie denken, es könnte vielleicht doch noch Hoffnung bestehen, wird Sie das innerlich in Bewegung versetzen, und wenn Sie dann Ihren Körper dazu bewegen können, sich zu bewegen, dann werden Sie überraschende Fortschritte bei der Überwindung Ihrer Depression feststellen.

Wenn Sie bewegungsunfähig sind, ist es höchste Zeit, andere zu bitten, Ihnen dabei zu helfen, die Spirale wieder nach oben zu drehen. Sie können sich natürlich an Ihre Familie wenden, doch manchmal reagieren Angehörige nicht gut auf ihre depressiven Partner oder Kinder, besonders wenn die Depression schon eine Weile besteht. Sie reagieren auf Ihre Hoffnungslosigkeit, klagen vielleicht sich selbst an oder werfen Ihnen vor, nicht wichtig genug zu sein für Sie, oder sie sind wütend wegen Ihrer Hilflosigkeit, weil sie Sie als kompetente Person kennen. Womöglich schlagen sie vor lauter Frustration (im übertragenen Sinne oder tatsächlich) die Hände über dem Kopf zusammen, weil Sie nicht in die Gänge kommen. Besser fahren Sie mit einer Therapie oder psychologischen Beratung, wo Ihre Depression nicht persönlich genommen wird. Therapeuten lernen in ihrer klinischen Ausbildung früh genug, nicht frustriert die Hände über dem Kopf zusammenzuschlagen! Eine Therapeutin kann Ihre Bewegungsunfähigkeit erkennen, Ihren Gefühlen der Hilflosigkeit zuhören und Ihnen dabei helfen, behutsame Veränderungen vorzunehmen, die Ihnen körperliche und seelische Energie geben. Was Sie tatsächlich brauchen, ist Starthilfe vom Motor eines anderen Menschen in Form von Erkenntnissen oder Ermutigung. Wenn Sie keine Therapeutin aufsuchen, dann bitten Sie ruhig eine Freundin oder Angehörige, die in der Lage ist, Ihnen Mut zuzusprechen, und gebrauchen Sie deren Energie, um aus Ihrer Lethargie herauszukommen.

Egal, ob Sie dies allein angehen oder sich von anderen helfen und ermutigen lassen, ist es ratsam, *in Bewegung zu kommen*. Die folgenden Ideen sind wie all die anderen in diesem Buch: einfach, aber nicht leicht! Doch wenn Sie sie zumindest ausprobieren, werden Sie die Veränderung Ihrer Depression mit mehr Optimismus betrachten.

6.1 Ersetzen Sie „Ich kann nicht" durch „Ich werde nicht"

Eventuell brauchen Sie bei dieser Methode Hilfe, weil Sie dabei sich selbst und Ihre eigene hilflose Haltung konfrontieren werden. Aber ganz gleich, ob Sie mit sich selbst reden oder jemand anderen hinzuziehen, denken Sie bitte an Folgendes: Sich einem hilflosen Menschen entgegenzustellen scheint gefühllos. Wenn dieser aber nicht in die Gänge kommt, zeugt es von Anteilnahme, ihn zu Bewegung zu motivieren. In diesem Zustand der Lethargie oder Trägheit, in dem depressive Menschen sich oft befinden, fühlt man sich elend, und das Gefühl, keine Macht zu haben, um diesen Zustand zu ändern, macht die Sache noch schlimmer.

In diesem Buch komme ich immer wieder auf die Sprache zurück und auf die Wirkung, die sie auf das Gemüt, das Denken und Handeln hat. Negative Formulierungen im Selbstgespräch blockieren jeden Handlungsversuch, besonders wenn man sich selbst als machtlos und die Situation als aussichtslos bezeichnet. So hört man Depressive oft „Ich kann nicht" sagen. Beginnen Sie den Mobilisierungsprozess also,

indem Sie den Ausdruck „Ich kann nicht" einfach mit „Ich werde nicht" ersetzen. Und dies meine ich wörtlich: Sprechen Sie es aus!
- Aus „Ich kann morgens nicht aufstehen" wird „Ich werde morgens nicht aufstehen".
- Aus „Ich kann mich nicht aufraffen" wird „Ich werde mich nicht aufraffen".
- Aus „Ich kann meine Hausaufgaben nicht machen" wird „Ich werde meine Hausaufgaben nicht machen".
- Aus „Ich kann mich nicht dazu überwinden, auf Jobsuche zu gehen" wird „Ich werde mich nicht dazu überwinden, auf Jobsuche zu gehen".
- Aus „Ich kann den Abwasch nicht erledigen" wird „Ich werde den Abwasch nicht erledigen".

Versuchen Sie, diese Sätze beim Lesen laut auszusprechen, und achten Sie auf den Unterschied. Durch das Aussprechen bekommen Sie nämlich das Gefühl, dass Sie die Wahl haben und bestimmen können, was Sie tun. Denn was Sie eigentlich sagen, wenn Sie „Ich kann nicht" durch „Ich werde nicht" ersetzen, ist: „Ich bestimme selbst, was ich denke und tue." Das ist der Sinn des „Ich werde nicht".

Eine kleine Veränderung mit großen Folgen. Obwohl die Lethargie real vorhanden ist und die körperlichen Schmerzen nicht zu bestreiten sind, kann man sich auch bei einer Depression bewegen. Tut es aber nicht. „Ich werde nicht" suggeriert dem Gehirn „Ich *könnte*", was die Bewegungsfähigkeit stärkt. Die Sprache zu verändern mobilisiert, weil Ihr Gehirn glaubt, was Sie sagen. „Ich werde nicht" ist eine Bestätigung, dass Sie die Macht haben, über Ihr Tun selbst zu entscheiden. Das Gefühl von Selbstbestimmung ist ein gutes Gegengewicht zu der stimmungsdrückenden Hilf- und Hoffnungslosigkeit. Sie können nicht passiv darauf warten, dass sich Ihr Leben von selbst ändert. Sie müssen mit etwas anfangen, das Sie *in diesem Moment* tun können, damit Sie mehr Macht verspüren. Und schon die Art zu verändern, wie Sie über Ihr Tun sprechen, macht Sie zum Entscheider: Nicht die Depression hat hier die Kontrolle, sondern Sie selbst.

„Ich habe die Wahl"

Eine Variante von „Ich kann nicht / Ich werde nicht" besteht darin, auf die Art zu lauschen, wie Sie sagen, keine Wahl zu haben. Das zweischneidige Schwert der Unfähigkeit und Wertlosigkeit säbelt an der Energie, die man zur Veränderung eines unhaltbaren Zustands braucht. Vielleicht benötigen Sie Hilfe, um Ihre Kreativität, Ihre Fähigkeit zur Problemlösung und Ihre Entscheidungskraft zu mobilisieren. Der geistige Energiemangel einer Depression bedeutet, dass man die Dinge nicht sehr gut überdenkt. Es scheint unmöglich, Probleme zu lösen. Man kommt gedanklich nicht von der Stelle, grübelt herum. Aber sobald man weiß, was zu tun ist, wird man aktiv.

Bei körperlichem Energiemangel tut ein geistiger Energieschub not. Dieser passiert ganz automatisch, wenn Sie sich vorstellen, dass Sie die Wahl haben. Normalerweise können Sie bei einem Missstand, sei es in Beruf oder Ehe, Ihr Verhalten ändern. Haben Sie jedoch eine Depression, dann erkennen Sie das nicht und sagen sich, dass Sie etwas – was auch immer das sein mag – weiterhin tun „müssen".

Bleiben Sie *absichtlich* in einer misslichen Situation, erkennen Sie damit an, dass Sie selbst bestimmen, was dazu führt, dass Sie sich weniger hilflos vorkommen. „Ich muss diese Stelle behalten" oder „Ich kann aus dieser Stadt nicht wegziehen" vermittelt ein Gefühl der Hilflosigkeit. „Ich entscheide mich dafür, diese Stelle zu behalten" oder „Ich entscheide mich dafür, zurzeit nicht umzuziehen" ist ein Ausdruck von Macht. Eigentlich ganz selbstverständlich, nur sieht man das bei Depression nicht. Das Schwierigste dabei ist, „Ich entscheide mich" nicht einfach nur zu *sagen*, sondern wirklich zu begreifen, dass Sie das, weshalb Sie unglücklich sind, *tatsächlich wählen*.

Machen Sie ein Brainstorming, um zu erkennen, wie Sie Ihre derzeitige Vorgehensweise aktiv wählen – lassen Sie nichts außer Acht, das Sie tun könnten. Wenn Sie beispielsweise das Gefühl haben, beruflich in der Falle zu sitzen, gehen Sie alle Möglichkeiten durch, wie etwa:

- Ich *könnte* heute kündigen.
- Ich *könnte* heute freinehmen, zu Hause bleiben und lesen.
- Ich *könnte* kündigen und stattdessen in dem Café arbeiten, wo die Leute netter sind, und einfach mit weniger Geld auskommen.
- Ich *könnte* meinem Chef sagen, dass ich kündige, wenn er mein Gehalt nicht erhöht.
- Ich *könnte* mich weigern, Überstunden zu machen, damit ich mehr Zeit für mich selbst habe.

Bei einem Brainstorming besteht allerdings die Tendenz, dass man nicht darauf wartet, bis alle Ideen geäußert wurden, sondern gleich bei jeder neuen Idee Einwände und Gründe vorbringt, weshalb sie nicht funktioniert. Dahinter steckt jedoch nichts anderes als die eigene *Wahl*. Zum Beispiel „Ich *kann* mich *nicht* weigern, Überstunden zu machen! Die würden mir kündigen, und ich brauche doch den Job um des Geldes wegen!" kann umformuliert werden zu „Ich entscheide mich dafür, Überstunden zu machen, weil ich lieber ein sicheres Einkommen habe, als das Risiko einer Kündigung einzugehen".

„Ich mag das nicht *und* werde es tun"

Nur weil Sie feststellen, dass Sie sich dafür entscheiden, in einer unangenehmen Situation zu verharren, heißt das nicht, dass Sie das auch gut finden müssen. Bei dieser Übung geht es nicht darum, aus einem Ackergaul ein Rennpferd zu machen. *Wenn Sie empfinden, dass es Ihnen schlecht dabei ergeht, so ist das hier in Ordnung.* Denken Sie darüber nach. Lesen Sie das Folgende sogar laut vor:

„Ich mag das nicht *und werde es tun.*" Das klingt bestimmt. Und nach Macht: „Ich entscheide" ist ein großartiger Mobilmacher, der in schwierigen Situationen die Tür für Lösungen und Entscheidungen öffnet. Selbst wenn Sie sich fürs Durchhalten entscheiden, tun Sie das freiwillig, und das ist ein Zeichen für Macht.

Beispiel:

Eine meiner Klientinnen, Chakita, mochte ihre Arbeit nicht. Sie hatte einen körperlich anstrengenden Job, brauchte ihn aber, um ihre Ausbildung zu finanzieren. Erst wenn sie ihren Abschluss hatte, würde sie sich nach einer leichteren Bürotätigkeit umsehen können. Sie war deprimiert und hatte das Gefühl, die Welt stellte sich gegen sie. Als sie jedoch erkannte, dass es *ihre Wahl* war, lieber diesen Job zu haben als gar keinen, und es auch aussprach: „Ich mag die Arbeit nicht und werde sie tun, bis ich etwas Besseres finde", war sie schon weniger niedergeschlagen.

Zusammenfassung: Energie ankurbeln

1. Wandeln Sie „Ich kann nicht" um in „Ich werde nicht".
2. Erkennen Sie Ihre Wahlmöglichkeiten. „Ich kann mich für das entscheiden, was ich zurzeit tue, oder auch für etwas anderes."
3. Sie müssen das, was Sie tun, nicht unbedingt mögen, auch wenn es gute Gründe gibt, damit weiterzumachen. „Ich muss das, was ich gewählt habe, nicht mögen."

6.2 Nehmen Sie sich eine Auszeit von Ihrem Problem

Manche Menschen stoßen bei Stress an einen Punkt, wo ihnen alles zu viel wird. Solch eine Überbelastung schwächt jedoch die Fähigkeit, Lösungen zu finden, produktive Entscheidungen zu treffen und die Kraft zum Weitergehen aufzubringen. Zu viel Stress ist oft auch der Auslöser für Depression. Ob chronisch oder akut – Stress kann die Fähigkeit zur Stressbewältigung überstrapazieren und dazu führen, dass man sich unfähig fühlt. Was Sie vielleicht brauchen, um Ihre Kräfte zur Problembewältigung zu mobilisieren, ist eine neue Perspektive. Bei einer Depression hat das Gehirn ja die Tendenz zum Grübeln, da die analytische, problemlösende linke Gehirnhälfte sich zu sehr auf die emotional geladene rechte Hälfte stützt. Dies wirkt sich jedoch nachteilig auf das Finden von guten Lösungen für schwierige, stressbedingte Probleme aus.

Hat man Ihnen jemals dazu geraten, bei einem unlösbaren Problem auf Abstand zu gehen? Wie sich herausgestellt hat, ist das eine großartige Möglichkeit, um zu einer neuen Sichtweise zu gelangen und der logisch denkenden Gehirnhälfte eine kleine Pause von der emotionalen zu gönnen. Das geht auf verschiedene Art und Weise. Sie können zum Beispiel „darüber schlafen" oder Ihr Unterbewusstsein daran arbeiten lassen, während Sie etwas anderes tun. Indem Sie auf Abstand gehen, fallen Ihnen vielleicht völlig neue oder bisher ungeahnte Möglichkeiten ein, wie Sie Ihr Stressproblem auf kreative Weise lösen können. Wie Herbert Benson und William Proctor (2003) in ihrem Buch *The Breakout Principle* darlegten, kann man bei Stress tatsächlich eine neurobiologische Veränderung bewirken und so auf neue Ideen kommen, indem man das, was einen belastet, loslässt und für 10 bis 20 Minuten etwas ganz anderes tut, das weder geistig noch körperlich etwas mit dem Problem zu tun hat. Um der Stressreaktion etwas entgegenzusetzen schüttet das Gehirn nämlich Stickstoffmonoxid aus, was geistig und körperlich entspannt und den Boden für eine Veränderung der Denkmuster bereitet.

Die Autoren weisen auf die neurobiologische Basis dieser Methode hin, mit der man gegen die grüblerischen und gestressten Muster des depressiven Verhaltens und Denkens intervenieren kann. In der Tat sind Benson und Proctor der Meinung, dass solch ein absichtlicher Rückzug aus dem Muster eine bleibende Veränderung in Denken und Verhalten hervorruft, die von einem Glücksgefühl begleitet wird, wie man es nach einer Gipfelbesteigung hat. Das wirkt sich dann natürlich günstig auf Ihren Genesungsprozess aus. Aber dahin müssen Sie erst einmal kommen.

Wenn Ihnen geistig und seelisch alles zu viel wird, machen Sie folgende Übung:

> **ÜBUNG**
>
> **Auszeit vom Problem**
>
> 1. *Stopp!* Geben Sie sich keine Mühe mehr, das Problem zu lösen.
> 2. *Machen Sie etwas ganz anderes,* etwas, zu dem Sie gerade Lust haben. Setzen Sie sich auf den Balkon, gehen Sie spazieren oder schwimmen, hören Sie Musik, beten oder meditieren Sie etc. Vorzugsweise sollte es sich um etwas Repetitives handeln, auf das Sie sich leicht konzentrieren können und das nicht viel Aufwand macht, etwas, von dem Sie schon wissen, dass es Ihnen Freude bereitet und das Sie auch mit nur wenig Energie tun können. Machen Sie das eine Zeit lang (den Forschungsergebnissen von Benson und Proctor zufolge sind 10 bis 20 Minuten ausreichend).
> 3. *Achten Sie darauf, was mit Ihnen gedanklich passiert,* wenn Sie Ihre Aufmerksamkeit wieder auf das Problem richten. Wahrscheinlich haben Sie nun eine neue Perspektive gewonnen, aus der Sie das Problem lösen können.

> *Zusammenfassung: Nehmen Sie sich eine Auszeit von Ihrem Problem*
>
> 1. Stopp!
> 2. Machen Sie eine Zeit lang etwas ganz anderes.
> 3. Achten Sie darauf, wie sich dadurch Ihre Sichtweise auf das Problem ändert.

6.3 Nutzen Sie Ihre zukünftige Energie: Fangen Sie klein an und konzentrieren Sie sich auf das Ziel

Bewegung braucht Energie. Wenn man aber, wie bei einer Depression, keine hat, kostet es einiges, um in die Gänge zu kommen. Wenn man glaubt, keine Energie zu haben, will man möglichst gar nichts tun. Obwohl die depressive Lethargie mehr im Kopf als im Körper sitzt, fühlt man sich körperlich nicht dazu in der Lage, sich aufzuraffen und alltägliche Dinge zu erledigen. Bis schließlich all das Unerledigte so schwer geworden ist, dass man sich kaum noch bewegen kann. Zu diesen unerledigten Dingen gehören beispielsweise Anrufe, E-Mails, Haushalt, Hausaufgaben, eingehende und ausgehende Rechnungen oder Spesenaufstellungen. Wie soll man unter diesem „Unerledigt-Berg" wieder hervorkommen?

Suchen Sie sich als Erstes etwas aus, für das Sie nur einen kleinen Energieschub brauchen, um sich in Bewegung zu setzen. Dafür eignen sich Dinge, die man in einem Rutsch erledigen kann, wie zum Beispiel den Geschirrspüler ausräumen, die Stromrechnung begleichen, einen Kunden zurückrufen oder das Auto durch die Waschanlage fahren. Selbst bei diesen kleinen Dingen sollten Sie sich unbedingt sicher sein, dass Sie das Ziel erreichen können, damit Sie dann auch das Belohnungsgefühl bekommen, das sich normalerweise beim Erreichen von Zielen einstellt.

Malen Sie sich anschließend aus, wie es sein wird, wenn Sie das Unerledigte erledigt haben. Fragen Sie sich selbst: „Wie wird es mir ergehen, wenn ich das mache? Wie wird es mir ergehen, wenn das erledigt ist?" Seien Sie präzise und malen Sie ein genaues Bild der Gefühle, Gedanken und Körperempfindungen, die sich dann einstellen, wie etwa das Auflösen des Magenknotens oder die Erleichterung. Wenn Sie die Anrufe tätigen, werden Sie sich in diesem Moment kompetent und professionell fühlen? Wenn Sie das Kreditinstitut wegen der Erstellung eines Zahlungsplans anrufen, werden Sie Erleichterung verspüren und aufhören, bei jedem Telefonklingeln in Angstschweiß auszubrechen, weil Sie befürchten, es könnte das Inkassounternehmen sein? Wenn Sie eine Bewerbung verschicken, werden Sie das Gefühl haben, sich gerade eine neue Möglichkeit eröffnet zu haben, und sich nicht mehr wie erstarrt vorkommen? Stellen Sie sich das *so lebendig wie möglich* vor.

Konzentrieren Sie sich nun auf das Ergebnis. Denken Sie noch nicht darüber nach, wie oder wann Sie tätig werden, sondern nur an das Ergebnis. Zusätzlich zu dem guten Gefühl, von diesem Gewicht befreit zu sein, können Sie sich selbst belohnen. Zum Beispiel: „Wenn ich mich dazu überwinden kann, die Rechnungen zu bezahlen, kann ich nachher, ohne ein schlechtes Gewissen zu haben, fernsehen." Oder: „Wenn ich meine Hausaufgaben mache, kann ich heute Abend im Internet surfen." Machen Sie sich mit diesem Ziel vor Augen ans Werk. Wenn Sie etwas nehmen, das Sie in einem Zug erledigen können, stehen die Chancen sehr gut, dass Sie es auch zu Ende führen.

Achten Sie aber auch auf das, was anschließend passiert. Bei Depression tendiert man leicht dazu, die kleinen Glücksmomente zu übersehen, wie man sie beispielsweise nach Vollendung einer Routinearbeit oder beim Ausstreichen eines Punkts auf der Aufgabenliste hat. Willentlich auf die Erleichterung oder die Freude zu achten, die man nach jeder kleinen Handlung verspürt, wird Ihre Motivation steigern und Ihnen helfen, weiter in die richtige Richtung zu laufen.

Zusammenfassung: Nutzen Sie Ihre zukünftige Energie

1. Wählen Sie eine kleine Aufgabe.
2. Malen Sie sich in den lebendigsten Farben aus, wie Sie sich anschließend fühlen werden.
3. Konzentrieren Sie sich auf das Ergebnis.
4. Tun Sie es.
5. Achten Sie auf die Erleichterung oder die Freude, die Sie nach Erledigung der Aufgabe verspüren.

Beispiel:

Ein gutes Beispiel ist Ryan. Er konnte sich nicht dazu überwinden, seine Semesterarbeiten zu erledigen, weil er sich davon überfordert fühlte. Selbst die drohende Möglichkeit durchzufallen reichte nicht, um seine Energie anzufachen. So wuchs der Berg an Mathe-Hausaufgaben stetig an. Also benannten wir kleine Schritte in Richtung Veränderung. Der erste bestand darin, seinen Tutor zu fragen, ob er es noch schaffen könnte und was dafür erforderlich war. Zu wissen, was Sache war, würde seine Angst reduzieren und vielleicht auch seine Überzeugung ins Wanken bringen, dass jede Mühe vergeblich sei. Wie zu erwarten, lautete die Einschätzung des Tutors folgendermaßen: Ryan habe bei den Tests gut abgeschnitten, die alten Hausarbeiten nachzureichen würde ihm eine 3 einbringen und ein bestandenes Abschlussexamen sogar eine 2. Ryan war sichtlich erleichtert, es war kaum zu übersehen. Bei der Vorstellung, eine 2 zu bekommen, fühlte er sich schon besser. Aber es reichte noch nicht, denn er musste ja noch immer die Aufgaben machen. Also bat ich ihn, sich vorzustellen, wie es ihm nach Erledigung einer einzigen Aufgabe gehen würde. Es war, als wäre er von einer Last befreit. Indem er sich an die Worte „eine einzige" hielt, konnte er sich hinsetzen und die Hausaufgabe schreiben. Natürlich war das für ihn eine Riesenerleichterung. Dieses Ergebnis stellte er sich nun bei jeder folgenden Hausaufgabe vor, weshalb er schließlich alle erledigen konnte. Mit der Zeit wurde er auch immer zuversichtlicher, dass er es am Ende doch schaffen würde.

6.4 Bringen Sie den Zug ins Rollen: Belohnen Sie sich selbst

Ein depressives Hirn verfügt über geringere Mengen des „Wohlfühlstoffs" Dopamin als ein gesundes Hirn. Also erscheint das Leben weniger lohnenswert. Des Weiteren vermindert das Serotonindefizit das Belohnungsgefühl. Sie können sich jedoch selbst belohnen, wenn Sie eine kleine Bewegung in Richtung Ihres Endziels machen. Das wird Ihnen helfen, in die Gänge zu kommen.

Folgendes ist eine gute Metapher für den Mobilisierungsprozess bei Depression. Stellen Sie sich einen sehr langen, sehr schweren Güterzug vor, der von einer massiven Lokomotive gezogen wird. Nach dem ersten Ruck, mit dem die Lokomotive anfängt, den Zug in Bewegung zu setzen, drehen sich die Räder zunächst noch sehr langsam, dann ein wenig schneller und schließlich immer schneller.

Auch hier heißt das Zauberwort „klein anfangen". Eine große Aufgabe auf einmal auszuführen erscheint wahnsinnig schwer. Das ganze Haus zu putzen, den Abwasch zu erledigen, alle Rechnungen zu bezahlen, alle Spesenformulare auszufüllen, alle Hausarbeiten zu schreiben – das ist ja viel zu schwer und zu kompliziert! Sie sind überfordert, weil Sie glauben, Sie müssten das Ganze auf einmal fertigbringen.

Sie könnten aber stattdessen nur einen winzigen Teil ausführen. Nehmen wir als Beispiel die Aufgabe Wäschewaschen. Beginnen Sie, indem Sie alle Schritte einzeln aufzählen: 1) die Wäsche sortieren, 2) die Waschmaschine mit einer Ladung füllen, 3) die gewaschene Wäsche in den Trockner stopfen, 4) die getrocknete Wäsche falten, 5) die gefaltete Wäsche in den Schrank legen.

Belohnen Sie sich nach jeder ausgeführten Teilaufgabe selbst. Um herauszufinden, worin diese Belohnung bestehen könnte, achten Sie darauf, was Sie zurzeit sowieso schon machen. Vielleicht verbringen Sie Ihr Wochenende vor dem Fernseher und schauen Sportsendungen oder Soaps. Oder Sie spielen Computerspiele, lesen oder surfen im Internet. *Etwas* tun Sie, auch wenn es nicht so produktiv sein mag, wie Sie es eigentlich gerne hätten.

Dieses etwas, das Sie tun, während Sie depressiv sind, ist der Ruck, mit dem Sie Ihren Zug ins Rollen bringen. Es erfordert nicht viel Energie, ist aber befriedigend genug, damit Sie es immer wieder tun. Jetzt brauchen Sie sich nur noch zu versprechen, dass Sie sich auf die Couch legen oder Solitär spielen dürfen, sobald Sie diese eine kleine Sache auf dem Weg zur Erfüllung Ihrer Aufgabe geschafft haben. Erlauben Sie sich, 15 bis 30 Minuten lang das zu tun, was Sie wollen, und machen Sie dann den nächsten Schritt. Das funktioniert wirklich gut.

Zum Beispiel:

Sortieren Sie die Wäsche und machen Sie dann eine Pause, um Solitär zu spielen. Stecken Sie eine Ladung Wäsche in die Maschine und spielen Sie wieder eine Runde. Stecken Sie die gewaschene Wäsche in den Trockner und machen Sie dann etwas anderes, das Ihnen Spaß macht, schauen Sie etwa das Fußballspiel an, das gerade angefangen hat. Und so weiter, bis Sie fertig sind.

Überlegen Sie sich als Letztes eine Möglichkeit, wie Sie über das Getane Rechenschaft ablegen können. Sie könnten etwa eine Liste machen und nacheinander alle Punkte abhaken. Bei einer sehr schweren Depression brauchen Sie allerdings Hilfe. Erzählen Sie einer Freundin oder Angehörigen von Ihrem Ziel und bitten Sie sie, bei Ihnen nachzufragen, ob Sie es schon erreicht haben.

Beispiel:

Carla, Hausfrau und Mutter, war depressiv und hatte starke Schuldgefühle, weil Sie den ganzen Tag Computerspiele spielte, während die anderen bei der Arbeit oder in der Schule waren. Sie wollte eigentlich Wäsche waschen und bügeln, weil sich immer schnell ein Berg ansammelte, der doch ein sichtbarer Beweis dafür war, wie wenig sie jeden Tag zustande brachte. Diesen Berg teilten wir wie oben beschrieben in kleinere Stücke. Nach jedem Stück, das sie abgetragen hatte, setzte sie sich für 15 Minuten an den Computer. Wie Sie sehen, stellte sie nur kleine Forderungen an sich selbst und belohnte sich mit etwas, das sie im depressiven Zustand sowieso schon tat. Als sie beim Bügeln angelangt war, stellte sie zu ihrer Überraschung fest, dass sie gleich mehrere Kleidungsstücke nacheinander schaffte. Sie hatte ihren Zug tatsächlich ins Rollen gebracht! Dafür hatte ein kleiner Anfang genügt, im Wissen um die anschließende Belohnung.

Etwas erledigt zu haben ist an sich schon Belohnung genug, denn es macht mobil und gibt Energie. Je mehr Sie tun, desto mehr werden Sie auch tun können!

6.5 Pumpe anschmeißen, Batterie aufladen: Gebrauchen Sie Ihre Hände, messen Sie die Dauer von lästigen Aufgaben und legen Sie „Werbepausen" ein

Eine Ölpumpe kann man in Gang bringen, indem man ein wenig Öl angießt – eine gute Metapher für das Mobilisieren der eigenen Kräfte während einer Depression. Man braucht nur wenig Energie, und schon quillt ein ganzer Energiefluss hervor: Man bekommt mehr zurück, als man investiert. Ebenso produziert das Aufladen einer Batterie Energie für spätere Unternehmungen.

Gebrauchen Sie Ihre Hände

Bei dem von einer Depression verursachten Gefühl der körperlichen Erschöpfung reicht schon die Vorstellung, etwas zu tun, damit man so überfordert ist, dass man letztendlich gar nichts tut. Die Anhäufung von anstehenden Dingen raubt jedoch noch mehr Energie. Das ist wie bei einer Batterie. Diese muss man aufladen, damit man genug Energie hat, um etwas anderes zum Funktionieren zu bringen. Was passiert aber, wenn Ihre Batterie leer ist? Woher bekommen Sie die Energie, um sie wieder aufzuladen?

Eine Möglichkeit ist, etwas mit den Händen zu tun. Das Belohnungszentrum Ihres Gehirns wird nämlich besser durch körperliche Betätigung stimuliert als durch geistige (Lambert, 2008). Suchen Sie sich also eine körperliche Beschäftigung (Tippen auf einer Tastatur oder einem Blackberry zählt nicht) wie Abwaschen, Kochen, Gärtnern, Basteln, Reparieren, künstlerische Tätigkeiten wie zum Beispiel Malen, oder Handarbeiten wie Stricken oder Korbflechten. Es sollte etwas sein, das Sie gern tun, denn dann fällt es Ihnen während einer Depression leichter, es tatsächlich zu tun. Nicht alle Depressiven sind völlig paralysiert. Es wird also schon etwas geben, das Sie trotz Ihrer Depression tun können. Je mehr Ihnen das Ergebnis etwas bedeutet, desto mehr haben Sie davon, weil es Ihnen ein Gefühl der Befriedigung verleiht. Der eine hat vielleicht mehr davon, wenn er ein Bild malt, als wenn er die Garage aufräumt, bei Ihnen könnte es jedoch umgekehrt sein. Egal, was Ihre Lieblingsbeschäftigung ist – Sie werden sich gut dabei fühlen, weil manuelle Arbeit die Dopaminausschüttung anregt. Und diese Energie kann das liefern, was Sie brauchen, um in Bewegung zu bleiben – und wird Ihnen sogar helfen, Dinge zu tun, die weniger befriedigend sind.

Messen Sie die Dauer einer lästigen Aufgabe

Versuchen Sie einmal bei Tätigkeiten, die Sie eher nicht so spannend finden, die jedoch das Sie umgebende Chaos reduzieren würden, die Zeit zu stoppen. Wie lange brauchen Sie tatsächlich, um drei Schreiben abzuheften? Wie lange brauchen Sie, um die Müslischachtel zu falten und zum Altpapier zu tun? Wie lange brauchen Sie, um das Bett zu machen, den Geschirrspüler auszuräumen, die Zeitungen aufzusammeln oder Zähne zu putzen? Wie lange brauchen Sie, um im Büro eine Rechnung in das Buchhaltungsprogramm einzutragen, die Post zu öffnen, die Kataloge ins Regal einzusortieren oder die Ordner in den Schrank zu stellen? Sie werden merken, dass der Zeitaufwand für solche Dinge viel kleiner ist als in Ihrer Vorstellung, wahrscheinlich eher Sekunden als Minuten. Messen Sie eine solche Tätigkeit und machen Sie sich anschließend Folgendes zur Gewohnheit: Wenn Sie beim Anblick einer anstehenden Sache aufseufzen, weil sie Ihnen zu viel erscheint, fragen Sie sich, ob Sie wenigstens 30 Sekunden in diese eine Sache investieren können, tun Sie es und ruhen Sie sich dann so lange aus, wie Sie es nötig haben.

Einer meiner Klientinnen hatte so wenig Energie, dass sie – manchmal sogar tagelang – die Einkäufe nicht verstaute, sondern sie einfach auf der Ablage liegen ließ. Ich bat sie, einmal die Zeit zu messen, die sie dafür brauchte, um eine Dose ins Regal zu stellen. „Warum denn nur eine einzige Dose, wenn doch alle Lebensmittel weggeräumt werden müssen?", fragte sie erstaunt. Ich sagte ihr, dass ich das später beantworten würde. „Machen Sie es einfach, und nur diese eine Sache!" Sie war total überrascht, als sie feststellte, dass es nur vier Sekunden dauerte, um eine Dose in die Hand zu nehmen und sie auf das Regal zu stellen. Als Nächstes sollte sie sich jedes Mal, wenn sie die Küche betrat, fragen, ob sie vier Sekunden Zeit hatte, um einen Gegenstand wegzuräumen. Natürlich lautete die Antwort immer ja, und die Ablage war im Nu wieder leer.

Legen Sie „Werbepausen" ein

Das Batterieaufladegerät mit der stärksten Kapazität heißt bei mir „Werbepause". Diese Maßnahme eignet sich für Menschen, die deprimiert sind, weil ihre Wohnung ein einziges Chaos ist. Während im Fernsehen ein Werbespot läuft, können Sie anfangen, etwas zu tun, damit Ihre Umgebung weniger deprimierend aussieht.

1. Schauen Sie sich um und werden Sie sich der Dinge bewusst, die Sie gerne erledigt hätten, aber nicht tun wollen.
2. Machen Sie eine Liste von allem, was Ihnen auffällt: Geschirr auf dem Tisch, Zeitung auf dem Boden, ungebügelte Wäsche, im Wohnzimmer verstreute Schuhe und Socken, Papierkram auf dem Ablagehaufen, angesammelte Rechnungen und so weiter. Um das aufzuschreiben brauchen Sie nicht mehr als ein paar Minuten.
3. Wenn Sie wieder einmal vor dem Fernseher sitzen und es kommt Werbung, können Sie einen der Punkte auf Ihrer Liste abarbeiten, und zwar nur für die Dauer der Werbepause. Setzen Sie sich dann wieder vor den Fernseher bis zur nächsten Pause, in der Sie wieder drei Minuten lang etwas tun.
   Machen Sie nach diesem Muster weiter, bis Sie diese eine Sache komplett erledigt haben. Streichen Sie sie von Ihrer Liste und machen Sie sich dann an die nächste Aufgabe.
4. Wenn Sie dazu zu müde sind, werden Sie nur während einer Fernsehsendung aktiv und bleiben bei der nächsten sitzen, gegebenenfalls auch mehrere Sendungen lang.

Sie werden Bauklötze staunen, wie viel Sie an einem einzigen Fernsehabend schaffen! Diese Dreiminutenpausen summieren sich, und trotzdem haben Sie nie das Gefühl, sich sehr anzustrengen. Das kann sogar der ganzen Familie Spaß machen (im Ernst, Sie könnten eine Art Sport daraus machen!). Sie könnten während der Werbung alle zusammen aufstehen und etwas tun. Ich kenne eine Frau, die daraus ein Spiel macht und jedes Mal „Attacke!" ruft. Dann springen alle Kinder auf und räumen in Windeseile auf, um nur ja den Geschirrspüler eingeräumt zu haben, bevor die Sendung weitergeht. Doch auch wenn Sie allein leben, wird es Ihnen besser gehen, wenn Ihre Umgebung weniger unordentlich und schmutzig ist oder wenn Sie all den Kleinkram erledigt haben.

6.6 Körpertraining

Man kann gar nicht genug betonen, wie gesund körperliche Bewegung ist. Ich werde noch nicht einmal damit beginnen, all die dafür sprechenden Gründe aufzuzählen, sondern nur erklären, weshalb Bewegung so kraftmobilisierend wirkt. Von allen Antidepressionsmaßnahmen ist Bewegung wahrscheinlich sogar die stärkste. Eine bessere Möglichkeit zur Überwindung von Lethargie können Sie nicht finden – Sie müssen sich allerdings tatsächlich auch bewegen.

Bewegung ist so effektiv wie Medizin

Wie SSRI-Präparate erhöht auch Bewegung den Serotoninspiegel im Gehirn, nur auf anderem Wege. Gerade bei depressiven Menschen, die wie die Forschung ja gezeigt hat, Probleme mit dem Serotonin haben (Kiive, Maaroos, Shlik, Toru & Haro, 2004), wirkt sich das positiv aus. Außerdem regt Bewegung den Wachstumsfaktor BDNF an, der die Vermehrung Serotonin produzierender Hirnzellen unterstützt. Des Weiteren verstärkt Serotonin die Hirndurchblutung, was nicht nur das Gehirn gesund hält, sondern auch Neurotransmittermengen sowie die Arbeitsleistung der verschiedenen Gehirnregionen beeinflusst. Dass Bewegung für die Heilung psychischer Erkrankungen genauso wichtig ist wie viele andere Interventionsarten, haben inzwischen auch Psychotherapeuten begriffen (Bartholomew, 2005; Cynkar, 2007; Penedo & Dahn, 2005). Bewegung fördert die Selbstwirksamkeit und diese wiederum die Bereitschaft, die Verantwortung für das eigene Leben zu übernehmen (Craft, 2005).

Körpertraining entstresst

Eine erstaunliche Anzahl von Forschungsergebnissen deutet darauf hin, dass Bewegung auf ganz vielfältige Art und Weise gut für Körper und Geist ist, gesund hält und die Lernfähigkeit verbessert (Ratey & Hagerman, 2009). Außerdem wirkt Bewegung stressreduzierend. Für depressive Menschen, die unter Unruhe leiden, eignet sich körperliche Bewegung besser zur Stressreduzierung als Stillsitzen, vor allem die langfristig entspannenden Aerobic-Übungen, deren dynamische Bewegungen das Adrenalin der Stressreaktion verbrauchen und dem Körper giftiges Cortisol entziehen. Des Weiteren schützen sie auch vor der drohenden Gewichtszunahme bei Dauerstress. Kraftvolles Körpertraining ist deswegen so entspannend, weil die Muskeln, die hierbei zum Einsatz kommen, angespannt und anschließend entspannt werden. Und: Körpertraining hat keine Nachteile!

Wie viel sollten Sie trainieren?

Obwohl zu viel Training genauso schädlich ist, wie sich gar nicht zu bewegen (Talbott, 2002), berichten das American College of Sports Medicine (ACSM) sowie die American Heart Association (AHA), dass weniger als 50 Prozent aller Erwachsenen in den USA den Mindestanforderungen für das Herz gesundhaltende Bewegung gerecht werden (Haskell et al., 2007). Zwar gibt es noch keine Mindestanforderungen für die Gesundheit des Gehirns, doch ähnliche Empfehlungen, die die positive Wirkung von Bewegung auf Angst hervorheben (Manger & Motta, 2005). Michael O'Riordan zitiert die jüngste ACSM/AHA-Studie: „Zur Förderung und Aufrechterhaltung der Gesundheit empfehlen die Autoren der ACSM/AHA ‚allen gesunden Erwachsenen im Alter zwischen 18 und 65, fünf Mal pro Woche mindestens 30 Minuten lang Aerobic von mittlerer Intensität zu machen, oder drei Mal pro Woche mindestens 20 Minuten lang Aerobic von starker Intensität'" (2007, S. 2). Aerobic lässt sich auch mit anderen Sportarten verbinden. So kann man zum Beispiel an zwei Tagen in der Woche walken oder irgendetwas anderes tun, das den Puls für 30 Minuten merklich erhöht, und an den anderen beiden Tagen 20 Minuten lang joggen oder irgendetwas anderes tun, das den Atem beschleunigt und die Herzfrequenz stark erhöht. Wenn Sie sich 25 bis 45 Minuten an fünf bis sieben Tagen die Woche körperlich anstrengen und Ihren Puls dabei um 70 Prozent steigern, dann ist das ausreichend.

Wenn Sie kein Aerobic machen können

Aerobic ist zwar gut für Körper und Seele, doch nicht alle Menschen sind dazu in der Lage. Davon geht aber die Welt nicht unter. Auch Meditation ist erwiesenermaßen sehr gesund (Benson & Proctor, 2003; Siegel, 2007). Zweimal täglich für etwa 20 Minuten zu meditieren bewirkt in Ihrem Gehirn Wunder – und ist daher gut gegen Depression. Yoga zum Beispiel kräftigt nicht nur den Körper und macht gelenkig, sondern ist auch für die Psyche gesund, gleicht auch den Energiehaushalt aus und fördert die Konzentration. Des Weiteren erhöhen Kampfsportarten wie Tae-Kwon-Do die Ausschüttung von Endorphinen und damit den Dopaminspiegel, was das Wohlbefinden steigert.

Noch einmal zusammengefasst: Körpertraining
- senkt die Anreicherung von giftigen Stresssubstanzen,
- fördert das gesunde Funktionieren des Gehirns durch eine Verbesserung der Hirndurchblutung,
- hält den Körper gesund und sorgt für eine effektive Stressreaktion,
- verbessert die Selbstwirksamkeit.

Den Einstieg ins Körpertraining finden

Für diejenigen, die noch kein regelmäßiges Körpertraining machen, besteht das größte Problem darin, den Anfang zu finden. Beginnen Sie, indem Sie sich darüber informieren, wie wichtig körperliche Bewegung ist. Das könnte schon mal Ihre Bereitschaft steigern. Während einer Therapie auch Zeit für Sport oder Ähnliches aufzuwenden ist nicht nur vernünftig, sondern auch wichtig, weil, wie Sie sich erinnern werden, bei Depression ausgerechnet die beiden kreativen Problembeseitiger, der anteriore cinguläre Gyrus (ACG) und der orbitofrontale Kortex (OFK), ihren Dienst quittieren. Der ACG hängt an seinem „Ich kann nicht!" fest, und dem OFK wollen einfach keine neuen Lösungsmöglichkeiten einfallen. Was das Gehirn braucht, ist ein Energieschub, der dazu motiviert, körperlich aktiv zu werden. Der Trick heißt Intention (der Job des präfrontalen Kortex, d. h. der entscheidungstreffenden Geschäftsleitung): Entscheiden Sie, mit dem Trainieren anzufangen, auch wenn Sie gar keine Lust dazu haben. Beginnen Sie damit, Informationen zu sammeln und Motivation aufzubauen.

Auch unsportliche Menschen können eine Menge tun, zum Beispiel den Hund fünf Minuten länger oder einen Häuserblock weiter spazieren zu führen. Oder man kann eine Bushaltestelle vor dem Ziel aussteigen und zu Fuß gehen. Man kann auch mit der Therapeutin während der Sitzung herumgehen, um auszuprobieren, wie das ist. Finden Sie als Erstes heraus, welche Möglichkeit für Sie infrage kommt, und legen Sie sich dann darauf fest, es zu versuchen. Wenn Sie Probleme mit Aerobic haben, können Sie Folgendes ausprobieren:

Fragen Sie sich selbst: „Welche körperlichen Aktivitäten machen mir Spaß?" (Falls die Antwortet „keine" lautet, versuchen Sie sich daran zu erinnern, was Ihnen früher Spaß gemacht hat.) Lassen Sie zunächst keine Möglichkeit beiseite. Erinnern Sie sich an frühere Sportstunden? Oder wie Sie als Kind im Hof gespielt haben oder Fahrrad gefahren sind? Haben Sie Tennis oder Ähnliches gespielt oder sind Sie schwimmen gegangen?

- Welche Möglichkeiten haben Sie heute, sich zu bewegen? Falls Sie nicht genau das tun können, was Ihnen Spaß macht, nehmen Sie etwas, das diesem ähnlich ist. Wenn Sie zum Beispiel früher auf dem Schulhof gern Basketball gespielt haben, könnten Sie das im Park machen und auf etwas anderes zielen. Oder vielleicht hinter Ihrem Haus? Oder könnten Sie in einen Sportverein gehen? Lassen Sie sich alles Mögliche einfallen und besprechen Sie es mit Ihrer Therapeutin, einer Freundin oder jemandem aus Ihrer Familie. Das bringt Sie vielleicht auf die zündende Idee.
- Wer könnte mitmachen? Mit jemand anderem zusammen zu trainieren steigert häufig die Motivation und das Verantwortungsgefühl. Dies könnte allerdings problematisch sein, wenn Sie mit dem Training bei null anfangen müssen und

Ihnen die Vorstellung, dass Sie nicht so gut sind wie andere, peinlich ist und Sie Angst bekommen. Hilfreich ist es, sich mit einer Freundin im Fitnesscenter oder am Joggingpfad zu treffen und mit ihr gemeinsam anzufangen und aufzuhören. Wenn Sie es sich leisten können, nehmen Sie sich eine Trainerin, die weiß, wie weit Sie körperlich gehen können, und Ihnen Mut macht. Das ist auch bei ausgedehnten Spaziergängen mit dem Hund der Fall: Wenn Sie mit jemand anderem verabredet sind, werden Sie sich mit größerer Wahrscheinlichkeit auch wirklich dazu aufraffen.

- Entscheiden Sie! Welchen größtmöglichen Schritt können Sie unternehmen, um mehr Bewegung zu bekommen? Beantworten Sie diese Frage jede Woche wieder neu, bis Sie das Ziel von 25 bis 45 Minuten Aerobic bei 70 Prozent Ihrer maximalen Herzfrequenz erreicht haben. Wenn Sie es schaffen, Ihr wöchentliches Pensum schrittweise zu steigern, wird auch Ihre Motivation steigen, selbst dann, wenn es sich nur um minimale Schritte handelt, denn Fortschritt regt allgemein die Leistungsbereitschaft an.
- Machen Sie einen Plan, an den Sie sich halten, und holen Sie sich jemand anderen dazu, der Sie fragt, wie es Ihnen ergangen ist. Dies kann eine Therapeutin oder eine Freundin oder jemand aus Ihrer Familie sein – Hauptsache, Sie können sich darauf verlassen, dass diese Person Sie fragt, ob Sie sich an Ihren Vorsatz gehalten haben. Was nehmen Sie sich für diese Woche vor?
- Wie können Sie den Überblick behalten und Rechenschaft über das Getane ablegen? Eine Möglichkeit wäre, es in Ihren Kalender einzutragen oder auf eine Karteikarte zu schreiben, die Sie dann an einen für Sie sichtbaren Ort aufhängen.
- Bewerten Sie Ihren Erfolg und halten Sie Ihr Ziel für die nächste Woche schriftlich fest.

Beispiel:

Duane hatte wahnsinnige Schuldgefühle: Er hatte seinen Job verloren und war darüber depressiv geworden. Im Winter hatte er sich zu einer richtigen Couch-Potato entwickelt und 30 Pfund zugenommen, weil er bei der Kälte noch nicht einmal mehr seinen Hund, an dem er sehr hing, spazieren führte. Er glaubte aber, dass mehr Bewegung ihm in jeder Hinsicht guttäte: seiner psychischen Verfassung, seinem Gewicht und auch seinem Gewissen. Damit er überhaupt erst einmal in die Gänge kam, nutzten wir seine Motivation, mit dem Hund spazieren zu gehen. Dies war, wie er selbst fand, notwendig (Intention). Weil er sich außerdem dazu in der Lage sah, etwas Kleines zu tun, machte er einen Anfang und ging einmal täglich mit dem Hund um den Häuserblock. Die sichtliche Freude seines Hundes motivierte ihn, etwas weiter zu gehen. Also nahm er sich vor, den Spaziergang jedes Mal ein wenig zu verlängern, so lange, bis er irgendwann fit genug sein würde, um Aerobic zu machen. Gut tat ihm auch, am Ende jedes Spaziergangs noch ein wenig zu joggen. Nach einigen Wochen spürte er, dass sich sein Gesamtzustand verbessert hatte, was ihm schließlich sogar die Energie gab, auf Jobsuche zu gehen.

> ***Zusammenfassung: Bewegung***
> 1. Informieren Sie sich über die Wichtigkeit von Bewegung.
> 2. Finden Sie eine Art der körperlichen Betätigung, die Ihnen Spaß macht.
> 3. Welche Möglichkeiten stehen Ihnen dafür offen?
> 4. Bestimmen Sie den größtmöglichen Schritt, den Sie in diese Richtung unternehmen können.
> 5. Suchen Sie sich wenn möglich eine Partnerin.
> 6. Machen Sie einen Plan, nach dem Sie vorgehen wollen.
> 7. Legen Sie Rechenschaft über Ihre Schritte ab und halten Sie sie schriftlich fest.
> 8. Bewerten Sie Ihren Fortschritt und steigern Sie Ihr Ziel regelmäßig, bis Sie fit genug sind, z.B. um Sport zu treiben.

6.7 Essen Sie etwas, ganz egal was. Essen Sie dann etwas Vernünftiges

Eine andere sehr wichtige Energiequelle ist Nahrung. Nun essen die meisten depressiven Menschen eher zu wenig als zu viel, weil der Körper sich für krank hält. Bei Stress, Krankheit oder während der Rekonvaleszenz nach einer Operation kommt es zu chemischen Veränderungen, aufgrund derer das Gehirn neurochemische Substanzen produziert, die eine bestimmte Wirkung haben. Wie fühlt man sich, wenn man krank ist? Ein schöner Tag, einfach perfekt zum Tennisspielen oder für Gartenarbeit, doch man will nur eins: auf dem Sofa liegen. Man hat keinen Appetit, keine Lust zu gar nichts, noch nicht einmal zum Fernsehen oder Videospielen. So fühlt man sich auch bei Depression: als wäre man körperlich krank. Aber man ist es nicht, denn weder wird es einem übel noch kämpft man gegen einen Infekt an, für den der Körper Energie sparen will.

Ohne Bewegung verliert man Energie, erst recht, wenn man nicht genug Nahrung zu sich nimmt. Dann sinkt der Blutzuckerspiegel, was sich auf Motivation und Stimmung niederschlägt. Man ist ständig schlechter Laune, die Situation scheint immer aussichtsloser. Bei schlimmen emotionalen Verlusten wie Beziehungsabbruch, Kündigung oder Todesfall eines nahestehenden Menschen kommt dies sehr häufig vor. Die Betroffenen essen nicht mehr, liegen auf dem Sofa und werden von tatsächlichen körperlichen Schmerzen in Herz oder Magen geplagt.

Nicht zu essen verstärkt den Schmerz aber noch und – was noch schlimmer ist – vermittelt das Gefühl, dass man nie darüber hinwegkommen wird. Ohne ausreichende

Nahrung sinkt der Blutzuckerspiegel unter den Normalwert. Und dann sieht alles nur noch grau aus. Gerade jetzt wäre es erforderlich, die Dinge wieder neu zu überdenken und zu erkennen, dass die Welt auch noch andere Möglichkeiten bietet und das Leben weitergeht. Dafür braucht man jedoch Motivation. Also essen Sie jetzt wirklich irgendetwas. Machen Sie sich keine Gedanken wegen der Nährstoffe – das Allerletzte, was man in diesem Zustand will, ist eine gut ausgewogene Mahlzeit zuzubereiten. Dies ist wahrscheinlich die einzige Situation, in der ich zu Fast Food oder sogar zu Süßigkeiten rate! Greifen Sie einfach nach dem Erstbesten und essen Sie. Wenn es sich um einen Apfel handelt – super! Doch meistens ist es ein Döner, ein Milchshake oder ein Schokoriegel. Sobald der Blutzuckerspiegel steigt, sieht die Welt schon nicht mehr ganz so düster aus, scheint der Kummer nicht länger unerträglich, ist Motivation kein Fremdwort mehr.

Für eine langfristige Genesung von Depression ist jedoch eine gesunde Ernährungsweise notwendig. Damit das Gehirn ordentlich funktioniert und Neurotransmitter produziert, braucht es zum Beispiel Vitamine (Amen & Routh, 2003; DesMaisons, 2008; Weil, 1998). Am besten sind Nährstoffe, die direkt aus der Nahrung stammen. Achtung: Nährstoffe sind nicht das Gleiche wie Kalorien! Für ein gesundes Hirn kommt es nicht darauf an, wie viel man isst, sondern was. Dunkelgrüne Gemüsesorten wie Spinat enthalten Folsäure, die das Gehirn zur Produktion von Serotonin (Delgado et al., 1994; Wolfersdorf, Maier, Froscher, Laage & Straub, 1993) und zur optimalen Wirkung von SSRI braucht. Wichtig sind auch die Vitamine aus orange-, rot- und gelbfarbigen Gemüse- und Obstsorten. Auch die Einnahme von Multivitaminpräparaten trägt dazu bei, dass das Gehirn die Bausteine bekommt, die es benötigt. Wie man weiß, wird es bei seiner Arbeit auch von gesundem Fett unterstützt, wie etwa von den in Olivenöl und Fisch enthaltenen Omega-3-Fettsäuren.

Aus den Nährstoffen bildet das Gehirn Neurotransmitter und Gehirnzellen. Das passiert zum größten Teil während des Schlafens. Allerdings braucht das Gehirn dafür auch Protein, das aufgrund des Verdauungsprozesses sowie der Art und Weise, wie es vom Körper genutzt wird, 12 bis 15 Stunden braucht, bis es dem Gehirn zur Verfügung steht (DesMaisons, 2008). Auch aus diesem Grund ist es sinnvoll, gut zu frühstücken! Damit nachts genügend Protein vorhanden ist, müssen Sie dreimal täglich essen, wobei Sie aber jeweils nur ca. 100 Gramm benötigen. Eine Portion dieser Menge hat ungefähr die Größe eines Kartenspiels.

Und dann schlafen Sie! Ihr Gehirn braucht acht Stunden pro Nacht, nicht nur zur Stressbewältigung, sondern auch um neue Zellen zu bilden und alte zu reparieren (siehe Kapitel 5 für mehr Informationen zum Thema Schlaf und Depression und was Sie zur Verbesserung Ihres Schlafs tun können).

Ihrer Energie können Sie auf die Sprünge helfen, indem Sie nacheinander kleine Schritte unternehmen und sich kleine Dinge überlegen, die Sie auch dann tun können, wenn Sie depressiv sind. Kleine Dinge zahlen sich nämlich am Ende richtig aus: Sind Sie erst einmal in Gang gekommen, wird es Ihnen immer leichter fallen, weiterzugehen. Dann werden Sie auch mehr Dinge tun können, die Ihnen Spaß machen oder die produktiv sind. Und je aktiver Sie werden, desto weiter schwindet Ihre Depression. Aber kritisieren Sie sich nicht selbst für Ihre kleinen Schritte, vor allem nicht bei endogener oder stressinduzierter Depression, weil Sie bei dem Gedanken, dass Sie so viel zu tun haben, in Schwierigkeiten kommen. Es geht im Großen und Ganzen darum, mobil zu bleiben, indem man immer nur eine kleine Sache auf einmal tut, um nicht wieder überfordert zu sein. Das kann zur Lebensstrategie werden, mit der man die Aufgaben des Lebens beginnt und vollendet, ohne unter Erschöpfung zu leiden. Ihr Energievorrat wird es Ihnen danken.

7. Technik Nr. 5: Raus aus der Isolation

Vereinzelung ist bei Depression sowohl Ursache als auch Folge. Allein gerät man sehr leicht ins Grübeln, was depressive Zustände noch verstärkt. Wer nicht mit anderen kommuniziert, bekommt auch keine andere Meinung als die eigene zu hören. Zudem neigen Depressive dazu, das Interesse an Dingen zu verlieren – und an anderen Menschen. Wenn Sie sich jedoch nicht für andere interessieren, senden Sie auch keine Signale aus, dass Sie Gesellschaft suchen, weshalb dann umgekehrt die anderen auch nicht Ihre Gesellschaft suchen (Zeiss, Lewinsohn & Munoz, 1979). Es gibt verschiedene Gründe, warum Menschen sich von anderen abkapseln. Ursache und Wirkung stehen bei Isolation und Depression in wechselseitiger Beziehung. Dies zu verstehen hilft, das eingeschliffene Verhaltensmuster der Isolation aufzubrechen.

Unter Stress, besonders aber unter chronischem, hält man sich zunehmend von anderen Menschen fern. Andere bekommen das eventuell mit und versuchen, die Betroffenen dazu zu animieren, sich unter Leute zu begeben. Vielleicht schlagen sie sogar vor, zusammen etwas zu unternehmen. Doch wird das meist abgelehnt, weil es zu anstrengend ist. Nur aus dem Haus zu gehen erfordert schon zu viel Energie. Bei Stress braucht man eine Zeit des Stillstands; es gibt aber einen Punkt, an dem Isolation das schon vorhandene Gefühl der Niedergeschlagenheit und Leere noch verstärkt.

Isolation kann speziell für diejenigen ein Problem sein, deren Depression auf kritische Ereignisse in der frühen Kindheit zurückgeht, da sie zu anderen nicht leicht Vertrauen aufbauen können. Allein zu sein erscheint ihnen sicherer – oder jedenfalls vertrauter. Sich auf diese Weise zurückzuziehen verschärft das Problem jedoch, weil man nicht die Erfahrung macht, wie sehr das Zusammensein mit anderen hilft, die Depression zu lindern. Hier ist es wichtig, am Aufbau von Vertrauen und dem Gefühl der Sicherheit zu arbeiten, damit man lernt, dass andere einen, wenn es darauf ankommt, auch stützen können.

Wenn die Depression von einer traumatischen Belastung verursacht wurde, haben es die Betroffenen meist einfacher, mit anderen in Beziehung zu treten. Doch auch sie ziehen sich gern zurück, um jegliche Erinnerungen an das Trauma zu vermeiden, bis der soziale Rückzug zur Gewohnheit wird. In beiden Fällen aber wird die Depression durch das Alleinsein verstärkt.

7.1 Ein Teufelskreis

Die Intensivierung der Depression durch Isolation führt bei manchen in einen Teufelskreis. Wer unglücklich ist und sich leicht an anderen Menschen aufreibt, sendet wahrscheinlich Signale von Gereiztheit aus. Da man zu Hause weniger sozialen Druck hat und sich meist ungehemmter verhält, neigt man besonders hier zu Ungeduld, Nörgelei und schlechter Laune – allesamt Zeichen einer Depression. Was Sie eigentlich brauchen, ist Trost, doch den werden Sie kaum bekommen, denn wenn Angehörige und Freunde merken, dass es kein Vergnügen ist, in Ihrer Nähe zu sein, ziehen sie sich zurück. Je weniger Kontakt Sie zu Menschen haben, die Ihre Stimmung aufhellen, Ihnen eine andere Perspektive eröffnen oder Sie ablenken könnten, desto tiefen geraten Sie in die Depression, was Sie wiederum unsympathischer macht (zur Veranschaulichung dieses Teufelskreises siehe Abb. 7.1).

Extrovertiert und introvertiert

Sind Sie eher extrovertiert oder eher introvertiert? Extrovertierte Menschen bekommen durch das Zusammensein mit anderen Energie und wenden sich nach außen, um Lösungen für Probleme oder Trost zu finden. Ziehen sie sich wegen einer Depression zurück, wird das den anderen auffallen. Sie werden es die Betroffenen wissen lassen, dass sie sich nicht normal verhalten, und fragen, was los ist. Extrovertierte haben oft viele Interessen und einen großen Bekanntenkreis. Wenn sie sich nicht mehr blicken lassen, werden sich also mehr Leute fragen, ob mit ihnen etwas nicht in Ordnung ist.

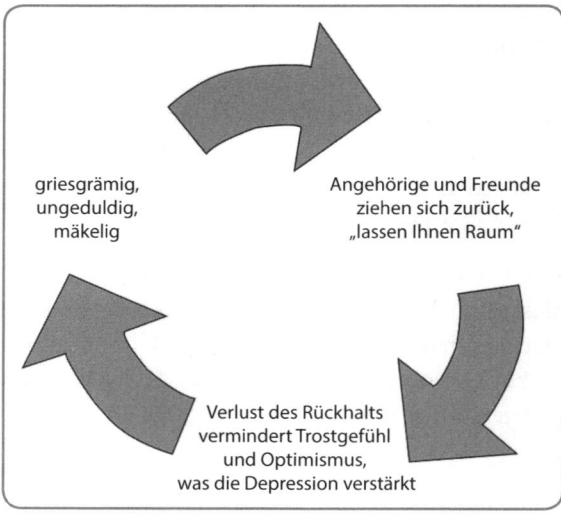

Abbildung 7.1: Der Teufelskreis der Isolation

Wenn Extrovertierte sich nicht aus sich selbst heraus abkapseln, sondern weil etwas passiert ist – etwa ein Beziehungsabbruch, der Verlust des Arbeitsplatzes oder eine Erkrankung –, können sie depressiv werden. Nun bekommen sie ja durch das Zusammensein mit anderen Menschen Energie. Verlieren sie aber den Kontakt zu ihnen, haben sie das Gefühl, ein Nichts, ein Niemand zu sein. Denn wenn sie das, was sie erlebt haben, nicht mit anderen teilen können, ist es für sie, als sei es nicht gewesen. Also verlieren Dinge, die normalerweise interessant sind, ihren Reiz. In diesem Fall ist es wichtig, um jeden Preis am Bestehenbleiben der Sozialkontakte zu arbeiten.

Introvertierte Menschen laden ihre Batterien wieder auf, indem sie sich nach innen wenden, Frieden suchen und Zeit allein verbringen. Zu viel mit anderen – besonders mit Gruppen – zusammen zu sein erschöpft sie. Um mit Belastungen fertig zu werden und wieder Energie zu sammeln müssen sie sich von anderen zurückziehen. Was nicht heißt, dass sie sich abkapseln wollen. Doch wer eine Depression hat, rutscht nur zu leicht genau dort hinein. Ein Rückzug wird Freunden nicht so schnell auffallen, weil sie wissen, dass der oder die Betroffene gern allein ist. Das Problem für Introvertierte ist zu wissen, wann sie die Grenze zwischen erholsamen Alleinsein und Isolation überschritten haben.

7.2 Abhängigkeit, Depression und Isolation

In diesem Zusammenhang sollte auch das Thema Abhängigkeit nicht unerwähnt bleiben. Obwohl viele Alkoholiker in Gesellschaft anderer trinken und Drogen oft auf Partys und unter Freunden eingenommen werden, ist Abhängigkeit kein geselliger Prozess. Verhaltenssüchte wie die nach Internetpornos oder -glücksspielen werden normalerweise allein ausgeübt. Der Prozess der Abhängigkeit ist ein egozentrischer, da die Betroffenen eine sofortige Erleichterung von einer unangenehmen Emotion suchen und diese in einer Substanz oder einem Verhalten finden. Egal, auf welche Art die Stimmung verändert wird – wenn es sich um etwas handelt, das süchtig macht, kann daraus eine Abhängigkeit entstehen. Und dann ist es vielleicht einfacher, allein zu sein, um sich nicht die Meinung der anderen anhören zu müssen. Da gerade der Konsum von Alkohol vom Konsumenten selbst oft nicht als Problem empfunden wird, kann sich die Abhängigkeit, wenn sie nicht von den Angemessenheitskriterien der Gesellschaft kontrolliert und ausbalanciert wird, in aller Ruhe entfalten.

Sozial isolierte Menschen wenden sich nicht nach außen, um sich bei Depression helfen zu lassen. Symptome für Alkohol-, Spiel- oder Pornosucht werden kaschiert.

Die Betroffenen geraten immer weiter in die Isolation, was wiederum den Abhängigkeitsprozess beschleunigt.

> **Beispiel:**
> Bei Shannon trug die Wechselbeziehung zwischen Depression und Alkoholabhängigkeit ganz wesentlich dazu bei, dass die Therapie nicht gut anschlug. Monatelang klagte sie über ihre Vereinzelung, vernachlässigte aber den Fakt, wie viel Zeit sie damit verbrachte, sich alleine zu Hause zu betrinken. Alle Versuche, mit Freunden etwas zu unternehmen oder ins Fitnesscenter zu gehen, scheiterten am Alkohol, dessen Genuss sie als wohltuend empfand. So verhinderte ausgerechnet das Mittel, mit dem sie ihre Depression zu lindern suchte, die Linderung ihrer Depression. Als uns klar wurde, dass sie das Trinken als Sucht behandeln lassen und es ein für alle Mal aufgeben musste, rückte eine Heilung von der Depression in Reichweite des Möglichen.

Dieses Beispiel sollte deutlich machen, wie wichtig es ist, bei der Diagnose immer auch den Konsum von Alkohol oder Drogen beziehungsweise Verhaltenssüchte zu berücksichtigen.

7.3 Kontakt zu anderen aufnehmen: Fangen Sie klein an

Schwer depressive Menschen, die sich von anderen abkapseln, sind schon vom Gedanken, Kontakt zu anderen aufzunehmen, überfordert. Um die Mauer, hinter der Sie sich verschanzen und die Ihre Depression verstärkt, Stück für Stück abzutragen brauchen Sie sich aber nicht gleich in einen geselligen Schmetterling zu verwandeln. Fangen Sie klein an.

Gehen Sie aus dem Haus

Wenn Sie gar nicht mehr aus dem Haus gehen, müssen Sie als Erstes rausgehen. Ziehen Sie sich an und machen Sie einen kleinen Spaziergang. Nicht um sich Bewegung zu verschaffen, sondern um wahrzunehmen, dass es dort draußen auch noch andere Menschen gibt. Achten Sie darauf, wie unterschiedlich alle aussehen und ob Sie an ihrer Kleidung oder ihrem Benehmen erkennen können, was sie tun und wie sie leben.

Grüßen Sie

Wenn sich auf Ihrem kleinen Spaziergang Ihre Blicke mit anderen kreuzen, nicken Sie und sagen Sie „Hallo!". Damit fangen Sie kein Gespräch an, sondern geben nur ein Zeichen, dass Sie den Moment des Kontakts wahrgenommen haben. Je nachdem, wo Sie wohnen, könnten Sie durch einen Park schlendern oder in ein Geschäft gehen, eine Kleinigkeit kaufen – und wenn es nur ein Päckchen Kaugummi ist – und der Verkäuferin Hallo sagen, oder jemanden im Fahrstuhl Ihres Hauses grüßen.

Wenn Sie sich von anderen abkapseln, verbringen Sie wahrscheinlich nicht nur so viel Zeit wie möglich zu Hause, sondern vermeiden auch dann, wenn Sie draußen sind, zu anderen Blickkontakt aufzunehmen oder sonstwie mit ihnen in Verbindung zu kommen. Aus dem Haus zu gehen und anderen bewusst Hallo zu sagen sind winzig kleine, aber sehr wirkungsvolle Möglichkeiten, um sich zu vergewissern, dass man kein Gespenst ist. Machen Sie das täglich.

Online-Kommunikation

Mit anderen über das Internet und soziale Netzwerke zu kommunizieren birgt für Menschen mit Depression bestimmte Risiken. Viele fühlen sich anschließend nur noch isolierter. Soziale Netzwerke können das Gefühl der Einsamkeit noch verstärken, wenn Sie mitkriegen, dass andere sich mit anderen persönlich treffen, zu Veranstaltungen gehen oder Liebesbeziehungen haben. Vielleicht haben sie mehr „Freunde" oder reagieren auf andere öfter als auf Sie. Und wenn Sie dazu neigen, doppeldeutige Kommentare negativ aufzufassen – was bei einem depressiven Gehirn oft der Fall ist –, kann es passieren, dass E-Mails, Chat- oder SMS-Nachrichten, deren Aussage aufgrund des Fehlens von Stimme und Gesichtsausdruck nicht ganz klar ist, Sie verletzen.

Gleichwohl ist die Kontaktaufnahme via E-Mail oder Sozialnetzwerk ein kleiner, risikoarmer Schritt auf andere zu. Während ein Treffen im Café oder ein Telefongespräch mit einer Freundin Energie braucht, brauchen Sie für das Internet keine Energie und können das auch im Schlafanzug tun. Weder brauchen Sie vorher zu duschen noch ein Lächeln aufzusetzen. Aber Sie strecken damit Ihre Fühler aus, was dazu führen könnte, dass Sie von jemand anderem eine Antwort bekommen, die Sie daran erinnert, dass andere sich darüber freuen, von Ihnen zu hören. Und dann fühlen Sie sich vielleicht schon etwas besser.

7.4 Achten Sie besonders auf die *guten* Seiten anderer Menschen

Eine andere Möglichkeit für einen kleinen, aber wirkungsvollen Schritt aus der Isolation heraus besteht darin, sich die positiven Qualitäten oder Taten der anderen bewusst zu machen. Sie können zwar nicht bestimmen, was die anderen tun, dafür aber, worauf Sie Ihre Aufmerksamkeit richten. Was auch immer die Ursache Ihrer Depression sein mag, ist sie einmal da, beeinflusst sie Ihr Bewusstsein, filtert Ihre Erlebnisse so, dass Sie nur die negativen Seiten mitbekommen und die positiven übersehen. Dieses veränderte Bewusstsein hat zur Folge, dass Sie sich von anderen Menschen zurückziehen, denn wenn Sie sie in solch einem negativen Licht sehen – warum sollten Sie sich in deren Gesellschaft begeben?

Es gibt nur einen Weg, um hier den Rückwärtsgang einzulegen: Halten Sie bewusst Ausschau nach den positiven Seiten. Das Gute und Angenehme in anderen wahrzunehmen erfordert, den negativen Filter durch einen positiven zu ersetzen. Wenn Sie über das sprechen, was Sie bei den anderen als positiv empfinden, hat das einen Doppeleffekt, weil Sie nicht nur das Selbstwertgefühl der anderen stärken, sondern auch Ihr eigenes. Wenn Sie ganz bewusst Worte des Lobes oder der Anerkennung äußern und das Gesicht eines anderen Menschen sich erhellt, freuen Sie sich mit, denn Sie wissen, dass Sie etwas Gutes getan haben.

Positives bei anderen hervorzuheben wirkt sich auch noch auf andere Weise vorteilhaft auf die Linderung einer Depression aus:

- Es stärkt Ihr Gefühl der Kontrolle: Sie bestimmen selbst, was Sie wahrnehmen und was Sie sagen. Sie sind nicht von den anderen abhängig, damit es Ihnen besser geht.
- Es macht Sie dankbarer: Sie können gar nicht anders, als sich dankbar zu fühlen, wenn Sie das Gute in anderen wahrnehmen, weil dieses in gewisser Weise auch gut für Sie ist.
- Es stärkt Ihr Selbstwertgefühl, weil Sie etwas Gutes tun und bemerken, dass die anderen sich freuen.
- Es führt dazu, dass die anderen freundlicher auf Sie reagieren. Anderen gegenüber freundlich zu sein hat also eine positive Wirkung und erhöht die Anzahl netter Begegnungen.

> **ÜBUNG**
>
> **Fünf positive Dinge**
>
> Die Übung besteht aus drei einfachen Schritten:
>
> 1. Legen Sie eine Woche fest, in der Sie die Übung machen. Nehmen Sie sich dann vor, an jedem Tag dieser Woche irgendwelchen Leuten, die Ihnen begegnen, fünf positive Dinge zu sagen, ohne Einschränkungen, ohne Wenn und Aber. Das kann eine Verwandte sein, eine Freundin, eine Kollegin oder eine Unbekannte. Es kann sich um ein Kompliment handeln oder um einen Ausdruck der Anerkennung, wie zum Beispiel: „Wie gut Sie sich auf diese Besprechung vorbereitet haben! Danke!" Oder: „Du warst freundlich zu dem Kind. Das hat mich gefreut." Oder: „Wie nett von dir, dass du mir geholfen hast! Das finde ich echt toll."
> 2. Schreiben Sie alle Wochentage auf ein Blatt Papier und unter jeden die Ziffern 1 bis 5. Schreiben Sie jedes Mal, wenn Sie etwas Positives kommentieren, den Namen des Empfängers unter den jeweiligen Tag.
> 3. Gehen Sie abends Ihre Liste durch und rufen Sie sich die fünf Kommentare ins Gedächtnis.

Im Anhang finden Sie eine leere Tabelle für diese Übung.

Sie können diese Übung variieren, indem Sie daraus fünf freundliche *Handlungen* machen. Seien Sie nicht nur nett, indem Sie auf die guten Seiten anderer Menschen achten und täglich fünf Kommentare abgeben, sondern tun Sie auch etwas Nettes. Denn Worte in Taten umzusetzen ist noch lohnenswerter als die Worte allein, sich auch freundlich zu anderen zu verhalten wird sich im Kampf gegen die Depression noch mehr auszahlen. Ich rate Ihnen allerdings: Denken Sie nicht zu groß und machen Sie nicht immer das Gleiche (Lyubomirsky, 2008). Kleine und scheinbar nebensächliche Dinge wie jemandem Hilfe beim Tragen der Einkaufstasche anzubieten oder einem Obdachlosen Geld zu geben sind effektiver. Halten Sie die Augen offen für Gelegenheiten, bei denen Sie anderen helfen können. Das wird Ihre Aufmerksamkeit für die aktuellen Bedürfnisse anderer schärfen, und das Helfen wird Ihnen guttun. Bei kleinen spontanen guten Taten für Unbekannte brauchen Sie auch keine Angst zu haben, ob Sie die Energie aufrechterhalten können. Kleine Freundlichkeiten zu Hause werden sich positiv auf Ihre Beziehung zu den Menschen auswirken, mit denen Sie zusammenleben, und werden Sie reich mit gegenseitiger Freundlichkeit belohnen.

7.5 Treten Sie einer Gruppe bei

Wenn Sie depressiv sind, kommen Sie am besten aus Ihrer Isolation heraus, indem Sie sich die Unterstützung anderer Menschen suchen. Wenn Sie allerdings schon seit einiger Zeit von anderen isoliert sind, haben Sie vielleicht das Gefühl, Ihren Freunden nicht mehr nahe genug zu sein, und wagen es nicht, sich ihnen „aufzudrängen". Womöglich haben Sie sich von Ihrer Clique oder Ihrer Gemeinde entfernt und fühlen sich abgeschnitten. Wenn Sie die Spirale in die Isolation hineingedreht haben, können Sie von dort auch wieder herauskommen, doch brauchen Sie dabei unbedingt die Unterstützung von anderen Menschen. Machen Sie eine Therapie. Gehen Sie in eine Selbsthilfegruppe. In welche? Irgendeine, die irgendwie zu Ihnen passt. Treten Sie einem Verein bei. Wenn Sie eine Sucht haben, gehen Sie in eine Zwölf-Schritte-Gruppe (siehe Webseiten unter Literaturempfehlungen). Und auch wenn Sie selbst nicht von Sucht betroffen sind, so ist es wahrscheinlich jemand aus Ihrem Freundeskreis oder Ihrer Familie. Gehen Sie in eine Selbsthilfegruppe wie beispielsweise Al-Anon, die sich an die Angehörigen von Alkoholikern wendet. Es gibt aber auch andere Gruppen für Angehörige von Kokain- oder Betäubungsmittel-, Spiel-, Sex- oder Kaufsüchtigen. Egal, um welche Sucht es sich handelt – für jede gibt es eine Gruppe. Weitere Ideen: Gehen Sie in eine Lesegruppe Ihrer Bücherei. Machen Sie einen Kurs an der Volkshochschule, wo Sie ein reichhaltiges Angebot für wenig Geld finden werden. Gehen Sie in ein Fitnesscenter und treiben Sie Sport in der Gruppe (und schlagen Sie damit zwei Fliegen mit einer Klappe). Eine Therapie könnte jedoch entscheidend sein, weil hier jemand ist, der oder die Sie dabei unterstützt, aus der Isolation herauszukommen, denn einer Gruppe beizutreten könnte ohne den Schubs einer kompetenten Person, die Ihr Fortschreiten beobachtet, zu schwierig sein.

> **Beispiel:**
> Paul hatte alle Kontakte verloren, die ihm jemals etwas bedeutet hatten: zu einzelnen Personen und zu Gruppen. Er war Soldat gewesen, hatte seine Frau und seine Tochter, wenn er im Einsatz war, oft alleine lassen müssen. Nach zwei aufeinanderfolgenden Auslandseinsätzen verließ er die Armee und wurde depressiv. So lange hatte er nicht mehr als Zivilist gelebt, dass er sich nun vollkommen abgeschnitten fühlte. Er hatte immer gerne Sport getrieben und früher die Fußballmannschaft seiner Tochter trainiert. Doch spielte diese nicht mehr Fußball, sondern ging tanzen, was nichts für ihn war. In die Männergruppe seiner Kirchengemeinde, wo er früher Mitglied gewesen war, wollte er auch nicht mehr gehen, weil es ihm komisch vorkam, nach so langer Zeit dort wieder aufzutauchen. Zudem hatte seine Frau sich während seiner Abwesenheit ihren eigenen Freundeskreis aufgebaut, wo er keinen Platz hatte und dem er sich nicht aufdrängen wollte. Alle schienen ganz gut ohne ihn zurechtzukommen. Folglich blieb er zu Hause hocken und sank immer tiefer in die Depression.

In der Therapie darüber zu reden brachte ihn auf Ideen. Ich fragte ihn, was in seiner Umgebung so los war, in der Volkshochschule und in der Kirche, und bat ihn, eine Liste all der Dinge anzufertigen, die ihn interessieren könnten. (Diesen Schritt allein zu tun ist für Depressive oft sehr schwer, weil ihre negative Einstellung das Erwägen von Möglichkeiten verlangsamt oder gar stoppt. Doch geben Sie nicht auf, wenn Sie spüren, wie in Ihnen Widerstände aufkommen.) Nach einigem Zaudern begann er sich ehrenamtlich als Co-Trainer der Basketballmannschaft seiner Gemeinde zu betätigen. Über diese organisierte Betätigung kam er in Kontakt mit anderen Männern und darüber schließlich auch wieder mit seiner Kirchengemeinde. Seine Familie engagierte sich ebenfalls in der Gemeinde, sodass Paul immer mehr Zeit mit ihr verbrachte und auf diese Weise den Weg heraus aus der Isolation schaffte.

7.6 Ein Kreis der Nähe

Was können Sie außerdem noch tun, um aus der depressiven Isolation herauszukommen? Sie können den Prozess rückgängig machen, d.h., die Schraube nicht mehr weiter nach innen drehen, sondern nach außen. Menschen mit nur wenigen oder keinen Kontakten nach außen werden immer egozentrischer. Ihr Denken kreist nur noch um sie selbst und ihre Verletzungen. Rutschen sie in Selbstmordgedanken ab, wird es gefährlich. Sollten Sie sich an diesem Punkt befinden, müssen Sie sich sofort professionelle Hilfe holen! Wenn Sie erkennen, wie sich dieses „Weh mir!" in Ihre Gedankenabläufe einschleicht – etwa als „Wer macht sich schon etwas aus mir?" oder „Niemandem würde auffallen, wenn ich ..." –, dann ist es Zeit, sich klarzumachen, dass Sie nicht allein sind, auch wenn Sie sich durch Ihre Abkapselung in diese Situation gebracht haben.

Am besten begreiflich wird dies durch eine Visualisierung. Machen Sie eine Liste von all den Ihnen bekannten Personen. Wenn Sie mit Gruppen zu tun haben (Studenten, die Sie unterrichten, der Lehrer-Schüler-Ausschuss, Ihr Arbeitsteam, die Patienten auf Ihrer Krankenhausstation), nennen Sie nicht die einzelnen Mitglieder, sondern die Gruppe als solche, außer Sie haben zu jemandem eine besondere Beziehung. Wenn Sie eher extrovertiert sind, führen Sie nur die Menschen auf, zu denen Sie regelmäßig Kontakt haben, sonst wird Ihre Liste zu lang und nutzt nichts mehr.

Stufen Sie dann den Grad der Nähe ein, die Sie zu jedem haben, und schreiben Sie die Zahl neben den Namen der Person oder Gruppe. Die Menschen, die Sie lieben bzw. die von Ihnen geliebt werden – *auch wenn Sie das gerade nicht spüren* –, bekommen eine 1. Dann gibt es auch Beziehungen, die einem wichtig sind, auf die aber das Wort „Liebe" nicht passt. Auch diese engen, intensiven Kontakte zu Menschen, die Sie wertschätzen bzw. die von Ihnen wertgeschätzt werden, bekommen eine 1, und alle, mit denen Sie befreundet sind, aber nicht so eng, eine 2. Eine 2 bekommen auch alle, die Sie täglich oder beinahe täglich sehen, wie etwa Kollegen, auch wenn diese keine guten Freunde sind. Geben Sie denen eine 3, die Bekanntschaften sind, wo die Art der Interaktion aber vorhersagbar ist, wie etwa die Trainerin Ihres Fitnesscenters, der Kellner in einem Restaurant, der Sie regelmäßig bedient, oder Menschen aus der Nachbarschaft, die Sie häufiger an der Bushaltestelle sehen.

Tragen Sie diese Namen dann in das Diagramm ein (Abbildung 7.2). Der innere Kreis ist für die Einsen reserviert, der mittlere für die Zweien und der äußere für die Dreien. Und was tun Sie nun? Denken Sie daran: Depression kann Sie in einen sehr selbstbezogenen Menschen verwandeln. Dem können Sie mithilfe dieser Methode entgegenwirken und so Ihre Abkapselung aufbrechen. Beantworten Sie als Nächstes die Frage „Wer macht sich etwas aus mir?" auf praktische Weise, indem Sie das Kreisdiagramm entweder an einem Ort platzieren, wo Sie es täglich sehen können, oder es überallhin mitnehmen. Schauen Sie es sich an und sagen Sie sich selbst: „Das sind die Leute, die sich etwas aus mir machen." Erinnern Sie sich daran, auch wenn Sie das gerade nicht spüren.

Falls zutreffend, können Sie hinzufügen: „Dies sind die Leute, denen es wehtun würde, wenn ich mir etwas antäte." Benennen Sie dieses selbstzerstörerische Verhalten, wenn Sie können, beispielsweise als Sucht oder Selbstverletzung. Allerdings dient diese Strategie nicht der Suchtbehandlung, sondern soll eine Erinnerung daran sein, dass Sie anderen etwas bedeuten, auch wenn Sie sich von ihnen zurzeit absondern.

Nutzen Sie diese Liste als Ermutigung, wenn Sie nicht aus dem Haus gehen wollen, sich nicht bewegen, sich nicht um sich selbst kümmern oder sich auch sonst nichts Gutes tun wollen. Sagen Sie sich selbst: „Dies sind die Menschen, denen es besser gehen würde, wenn ich aus meiner Depression herauskäme." Und sagen Sie sich bei jedem Blick auf die Liste: „Ich bin nicht allein." Diese Sätze könnten Sie auch auf das Diagramm schreiben.

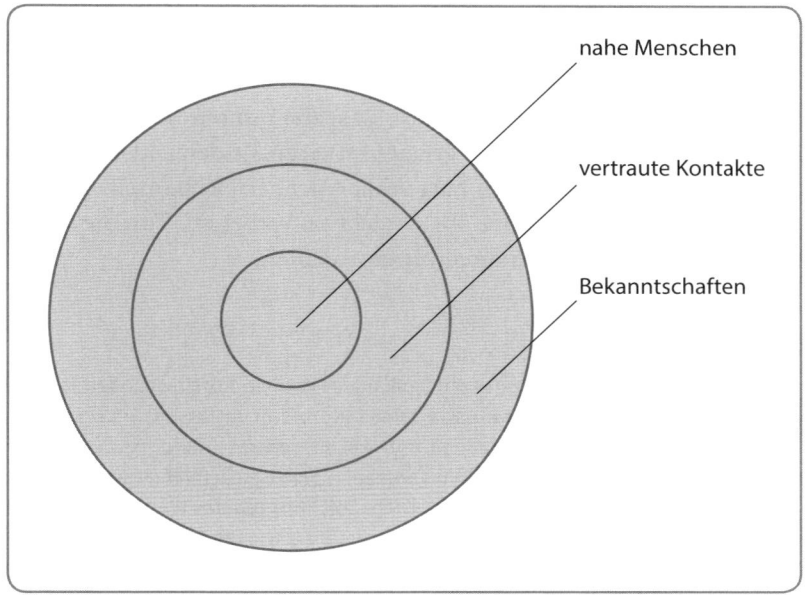

Abbildung 7.2: Kreis der Nähe

7.7 Planen Sie Verabredungen

Interesse an anderen Menschen zu zeigen erhält wechselseitige Sozialkontakte aufrecht. Depressive Menschen tun das oft nicht, was jedoch in eine Spirale des Rückzugs führt. Die Menschen, die Sie da herausholen könnten, werden immer weniger und Sie immer einsamer, was wiederum die Anzahl Ihrer Kontakte reduziert, und so weiter, bis Sie merken, dass Sie überhaupt niemanden mehr haben. Es ist also höchste Zeit, dass Sie Interesse zeigen, auch wenn Sie das in der ersten Zeit vortäuschen müssen.

Das können Sie ganz effektiv tun, indem Sie sich bewusst mit anderen in Kontakt setzen und sich mit ihnen verabreden:
- Sagen Sie jemandem, dass Sie sich gerne einmal mit ihm oder ihr unterhalten wollen und zu einer bestimmten Uhrzeit anrufen werden.
- Laden Sie jemanden zu einer kleinen gemeinsamen Unternehmung ein, zum Beispiel zum Kaffeetrinken.
- Fügen Sie einer geschäftlichen Besprechung eine soziale Komponente hinzu und kombinieren Sie sie mit einem Mittagessen.

- Nehmen Sie das Wiedersehen mit Verwandten nicht für selbstverständlich, sondern laden Sie sie explizit zu sich nach Hause ein, aber ohne großartig etwas vorzubereiten, sondern ganz zwanglos.
- Treffen Sie diese Verabredungen so, dass sie später nur schwer rückgängig zu machen sind: Legen Sie Ort und Zeit genau fest, sagen Sie den anderen, dass Sie sich darauf freuen, und auch, dass Sie kurz vorher nicht erreichbar sein werden (damit Sie nicht absagen können, ohne Ihr Gesicht zu verlieren). Tun Sie alles, was in Ihrer Macht steht, um die Verabredung einzuhalten.

Beispiel:

Karl war in die soziale Isolation gerutscht, nachdem er viele Arbeitsstunden in die Rettung seines Geschäfts gesteckt hatte. Er musste seine Mitarbeiter entlassen und vergrub sich ganz und gar in seine Arbeit. Nach Feierabend hatte er keine Kraft mehr, noch irgendetwas zu unternehmen, und hockte allein vor dem Fernseher, bis er einschlief. Er war abends so miesepetrig, dass seine Frau schließlich nicht mehr mit ihm redete. Wenn seine erwachsenen Kinder am Wochenende zu Besuch kamen und von ihm erwarteten, dass er mit ihnen zusammen etwas kochte oder sich ein Fußballspiel mit ihnen ansah, war er genervt. Für seine Enkel interessierte er sich kaum. Seine sich selbstverstärkende Abkapselung war zur Gewohnheit geworden: Seine Familie gab es auf, ihn von dort herauszulocken, und wurde es langsam satt.

Karl musste unbedingt aus seiner Isolation heraus, also machte ich mit ihm die Übung mit dem Kreis der Nähe. Seine kleinen Enkelkinder lagen ihm offenbar sehr am Herzen, denn er trug sie in die Mitte des Kreises ein. Er war ernsthaft an der Beziehung zu ihnen interessiert, obwohl er eigentlich in letzter Zeit keine große Lust darauf hatte, irgendjemanden zu sehen, noch nicht einmal seine Enkel. Aber er konnte sich vorstellen, die Energie aufzubringen, sie einmal in der Woche oder alle zwei Wochen zu sich nach Hause einzuladen. Karl sollte mit ihnen Dinge unternehmen, die er in dem Moment, wo die Kinder bei ihm waren, nicht mehr absagen konnte. Wir benannten ausdrücklich, wozu er sie einlud – zum Beispiel zum Spielplatz im Park zu gehen oder Minigolf zu spielen. Obwohl Karl aufrichtig an seinen Enkeln hing, wollte er sie im Moment überhaupt nicht um sich haben. Und doch empfand er es als seine Verantwortung, sich mehr um sie zu bemühen als um irgendwelche Bekannten. Das Zusammensein mit seinen Enkeln gab ihm außerdem die Gelegenheit, mehr mit seinen Kindern über ihr gemeinsames Interesse an den Kleinen zu reden. Dadurch konnte er den eigendynamischen Prozess der Isolation langsam rückgängig machen.

> ***Zusammenfassung: Stärken Sie Ihren Kreis der Nähe***
> 1. Zeichnen Sie drei konzentrische Kreise auf ein Blatt Papier (siehe Abbildung 7.2).
> 2. Machen Sie eine Liste all der Menschen, die es in Ihrem Leben gibt, und tragen Sie sie in die entsprechenden Kreise ein.
> 3. Schauen Sie sich das Diagramm täglich an und sagen Sie sich selbst: Das sind die Leute, denen Sie wichtig sind und die sehr verletzt wären, wenn Sie sich etwas antäten. Die Leute, die wollen, dass Sie nicht mehr so depressiv sind.
> 4. Verabreden Sie sich für Telefongespräche, Treffen und nicht ganz so zeitaufwändige gesellschaftliche Verpflichtungen, die Sie nicht wieder absagen können.
> 5. Planen Sie, besonders mit den Menschen, die Ihnen nahestehen, Unternehmungen, die Sie kaum absagen können.

7.8 Verbessern Sie Ihre soziale Kompetenz

Obwohl man in der Regel davon ausgeht, dass soziale Fähigkeiten in der Kindheit erlernt werden, ist es nie zu spät, etwas dafür zu tun, besser mit anderen auszukommen. Wenn das gesellige Beisammensein mit anderen noch nicht so gut klappt, wie Sie es eigentlich gern hätten, oder wenn es Ihnen nicht so viel bringt, weil Ihnen dabei unwohl ist, ist es keine schlechte Idee, die Verbesserung dieser Fähigkeiten planvoll anzugehen. Erwachsene müssen zur Ausbildung von sozialer Kompetenz etwas Kreativität aufbringen, was bei einer Depression allerdings schwerfallen dürfte. An dieser Stelle kann eine Therapie helfen. Ein Therapeut oder eine Therapeutin kann Ihnen im Umgang mit anderen Menschen Hilfestellung leisten und mit Ihnen zusammen planvoll an das Einüben von sozialer Kompetenz herangehen (siehe auch die Literaturempfehlungen zu diesem Thema am Ende des Buches).

Das Üben von sozialer Kompetenz braucht seine Zeit. Trotzdem gibt es einige Dinge, die Sie sofort tun können, damit Sie sich anderen stärker verbunden fühlen und von ihnen auch freundlichere Reaktionen bekommen. Das meiste werden Sie schon kennen, doch ist Ihnen vielleicht nicht bewusst, wie sehr eine Depression davon abhalten kann, Dinge in die Tat umzusetzen. Tun Sie daher Folgendes ganz bewusst:

- Lächeln Sie andere an – egal, ob Sie ein Gespräch anfangen wollen oder nicht. Ein Lächeln kann andere dazu bringen, Sie zu grüßen oder mit Ihnen zu sprechen.
- Schauen Sie andere Menschen freundlich an und nehmen Sie zu ihnen Blickkontakt auf, wenn dies kulturell angemessen ist.
- Geben Sie anderen zur Begrüßung die Hand und machen Sie eine einfache Bemerkung, wie etwa „Schön, dich / Sie zu sehen", bevor Sie weiterreden oder sich jemand anderem zuwenden. Damit schaffen Sie einen Moment der persönlichen Verbindung.

- Falls Sie gerade nicht auf den Namen der anderen Person kommen, könnten Sie, statt ihr aus dem Weg zu gehen, zum Beispiel freundlich sagen: „Entschuldigung, aber ich habe Ihren Namen vergessen. Würden Sie ihn mir bitte noch einmal sagen?" Vielleicht hat ja auch die andere Person Ihren Namen vergessen und braucht eine Gedächtnisauffrischung. Sie könnten auch Ihre Hand hinhalten und einfach Ihren Namen nennen: „Hallo. Ich bin Margret", worauf die andere Person dann ihren eigenen Namen nennt.
- Versuchen Sie, ein Gespräch damit zu beginnen, dass Sie kurz fragen, wie es der anderen Person geht. Das ist eine ganz normale oder einfach nur höfliche Frage, die die meisten mit „Danke, gut" beantworten, was Ihnen einen eleganten Einstieg ins Gespräch eröffnet.
- Wenn Sie beispielsweise jemanden anrufen oder im Büro einer Kollegin vorbeischauen wollen, aber Angst haben, ihn oder sie zu stören, beginnen Sie mit der Frage: „Passt es gerade? Hast du / Haben Sie ein paar Minuten für mich Zeit?" Wenn Sie ein Zögern bemerken, bieten Sie sofort an, später noch einmal anzurufen oder wiederzukommen. Dadurch hat der oder die andere die Möglichkeit, Sie zu sich einzuladen (am Telefon im übertragenen Sinne) oder einen Termin für später zu machen.
- Vergessen Sie nicht, sich am Ende eines Gesprächs oder eines Treffens zu verabschieden und dabei die gemeinsam verbrachte Zeit wertzuschätzen. Ich bin überzeugt, dass die meisten Menschen unbewusst auf die Qualität des Beginns und Beendens eines Kontakts reagieren. Wenn Sie einfach sang- und klanglos verschwinden, werden die anderen Sie sicher vermissen. Ein Abschiedsgruß sorgt dafür, dass die Trennung nicht abrupt geschieht, sondern sanft. Sagen Sie etwas, aus dem hervorgeht, dass Sie das Gespräch genossen haben, etwa „Danke, genau das wollte ich erfahren" oder „Also gut. Dann bis ein andermal" oder „War nett, wieder einmal etwas von dir gehört zu haben". Wenn Sie ein Gruppentreffen verlassen, sagen Sie etwas, das ausdrückt, dass Sie sich gefreut haben, alle zu sehen. Wenn Sie eine Party verlassen, verabschieden Sie sich persönlich vom Gastgeber und danken Sie ihm für die Einladung, die anregende Unterhalten, das gute Essen und so weiter.

Technik und unpersönliche Kommunikation

Menschen, für die E-Mail, SMS, Twitter und andere elektronische Medien schon immer zum Leben dazugehört haben, scheinen nicht das gleiche Bedürfnis nach dem „Austausch von Nettigkeiten" zu haben wie etwa ältere Menschen. So könnten Sie zum Beispiel finden, dass man auf eine E-Mail zur reinen Information nicht unbedingt antworten muss. Wenn aber die andere Person nicht weiß, ob Sie die Mail bekommen haben, fragt sie sich vielleicht, ob Sie sie bekommen haben (was zermürbend sein kann), oder sie fühlt sich ignoriert. Auch scheinen viele Menschen nicht zu wissen, dass man eine Einladung, die man nicht annehmen kann, mit Bedauern absagen sollte.

Ich behaupte zwar nicht, dass die elektronische Kommunikation für die stark angewachsene Depressionsrate verantwortlich ist, doch glaube ich, dass sie dazu beiträgt. Ihr fehlt das unmittelbare Feedback, mit dem man weiß, wie etwas beim anderen ankommt. Dies führt zu einem Mangel an sozialer Kompetenz und dazu, dass man sich von anderen wie abgetrennt fühlt – beide ernste Probleme für Depressive. Es ist viel einfacher, eine SMS zu schicken, um eine Verabredung abzusagen, als anzurufen und die Enttäuschung in der Stimme des anderen zu hören. Nur zu leicht kann man jemanden mit einer verkürzten Textnachricht verletzen, ohne je zu erfahren, dass sich der oder die andere abgewiesen fühlt. Wie leicht kann man jemanden per Mail tadeln und dabei so gemein werden, wie man es von Angesicht zu Angesicht niemals sein würde. Und wie leicht ist es, sich an einer kurz angebundenen E-Mail zu stören, bei der man weder die Stimme hört noch das Gesicht des Absenders sieht.

Das Schwierige bei der elektronischen Kommunikation ist, dass jede Situation anders ist und vom Alter sowie vom jeweiligen Medium abhängt. So kommt es durchaus vor, dass man sich der Notwendigkeit einer Veränderung gar nicht bewusst ist. Reden Sie mit Gleichaltrigen wie auch mit Menschen anderer Generationen, um herauszufinden, ob Ihr Kommunikationsstil funktioniert. Fragen Sie zum Beispiel Ihre Mutter, wie sie es findet, zu ihrem Geburtstag eine elektronische Karte zu bekommen. Vielleicht findet sie diese Art zu distanziert. Bitten Sie Ihre jüngeren Familienangehörigen, auf Ihre Mails zu antworten, damit Sie sich weniger ignoriert fühlen. Herauszufinden, was wirklich Sache ist, ist der erste Schritt zu einem besseren Kontakt zu anderen und zur Verringerung der Isolation. Je nachdem, was Sie erfahren, können Sie dann Veränderungen vornehmen.

Womöglich müssen Sie Ihren Stil verschiedenen Menschen und Situationen anpassen. So kann es sein, dass Ihre Eltern oder Großeltern die Absage einer Verabredung per SMS ganz anders aufnehmen als Ihre Freunde. Letztere können eher einschätzen, wie Sie etwas meinen, als zum Beispiel Ihr Chef, weil sie beim Lesen innerlich Ihre Stimme hören können. Versichern Sie sich, wie man in Ihrem Betrieb zur elektronischen Kommunikation steht und wie Kollegen und Vorgesetzte Besprechungen vereinbaren, Feedback geben, Gedanken austauschen, Fragen stellen und so weiter. Zwar hat die elektronische Kommunikation vieles vereinfacht, doch braucht soziale Kompetenz immer noch Feedback, was in Abwesenheit der anderen einfach schwieriger ist.

Eine Anmerkung zum Thema Kinder, Depression und soziale Kompetenz

Mangelt es den Eltern an sozialer Kompetenz oder sind sie depressiv und von anderen isoliert, haben Kinder kein gutes Vorbild für soziale Interaktion. Kinder erlernen soziale Kompetenz bereits im frühen Alter, indem sie das Vorbild ihrer Eltern nachahmen. Sie interagieren mit ihren Eltern, beobachten aber auch, wie ihre Eltern mit anderen Menschen umgehen. Laut Michael Yapko (2009) wird eine Depression auf diese Weise übertragen. Wenn Kinder mit geringer sozialer Kompetenz aufgrund ihrer Isolation im Umgang mit anderen weniger erfolgreich sind, können sie später als Jugendliche und Erwachsene selbst depressiv werden. Damit es nicht so weit kommt, sollten Eltern und Lehrer bewusst die soziale Wahrnehmung und das Verhaltensrepertoire des Kindes erweitern. Als Erstes werden Umgangsformen vermittelt, wie etwa „Hallo", „Bitte", „Danke" und „Schön, dass du da bist" zu sagen. Weitere Möglichkeiten zur Verbesserung der sozialen Kompetenz:

- Helfen Sie Ihren Kindern, Einsichten in puncto menschliches Miteinander zu gewinnen. Zu Anfang sollten Sie beispielsweise darauf achten, ob sie eine Kränkung zu schwernehmen oder umgekehrt ihr eigenes Verhalten gegenüber anderen zu leichtnehmen. „Glaubst du, dass Johnny dir absichtlich wehtun wollte, als er sich beim Essen neben ein anderes Kind gesetzt hat?"; „Könnte es sein, dass du Shaynas Gefühle verletzt hast, als du ihr sagtest, dass du nach der Schule nicht mit ihr spielen wirst? Was meinst du?"
- Besprechen Sie im Voraus, wie Ihr Kind mit einer eventuell auftretenden schwierigen Situation umgehen könnte, wie etwa wenn es bei einem Theaterstück keine Rolle bekommt, nicht bei jedem Ballspiel mitmachen darf oder nicht auf eine Party eingeladen wird. Besprechen Sie verschiedene Möglichkeinen, wie sich das Kind verhalten und wie es mit seinen Gefühlen umgehen könnte. Fragen Sie es, welche Option ihm am meisten zusagt und warum. Damit ermutigen Sie es, im Verhalten flexibler zu werden, was eine Depression mildert.
- Helfen Sie Kindern, sich positive Ergebnisse ihrer Handlungen vorzustellen.
- Vermitteln Sie, erst zu denken und dann zu sprechen. Regeln wie „Zähle bis zehn, bevor du deine Verärgerung zeigst" und „Behandle die anderen, wie du selbst behandelt werden möchtest" bewirken kleine Wunder beim Lernen sozialer Kompetenz.
- Respektvoller Umgang mit anderen Erwachsenen und Kindern zu Hause ist wichtig. Sie können effektiver für Disziplin sorgen, indem Sie respektvoller mit Ihren Kindern sprechen und dasselbe auch von ihnen verlangen. Lernen, andere mit Respekt zu behandeln, ist zwar immer und in jedem Alter möglich, doch von klein auf damit anzufangen ist wirkungsvoller, als später schon eingefahrene respektlose Verhaltensmuster ändern zu wollen.

Zwei von Martin Seligman (Novotney, 2009) durchgeführte Untersuchungen richten sich vor allem an Eltern und Lehrer, die bei Kindern und Jugendlichen Depression verhindern bzw. lindern wollen. Die eine ergab, dass die Kinder optimistischer gestimmt waren und es das Risiko, an Depression zu erkranken, zur Hälfte minderte, wenn man ihnen half, realistisch und flexibel über Alltagsprobleme nachzudenken. Wie kam das? Indem man den Kindern beibrachte, ihre Ziele zu definieren, und dann mehrere Möglichkeiten fand, wie sie diese erreichen könnten. Flexibilität zu erlernen und die Erfahrung zu machen, dass Ziele auf verschiedenen Wegen erreicht werden können, half, die starren Denkmuster der Depression aufzubrechen, sodass die Kinder sich weniger wie Versager fühlten und optimistischer waren, wenn ein Weg zu nichts führte.

In der zweiten Untersuchung ging es um eine Diskussion der Stärken von Figuren, die in Geschichten vorkamen, welche in der Schule gelesen wurden. Die Kinder konnten so ihre eigenen Stärken entdecken – eine wichtige Voraussetzung für Seligmans (2003) Positive Psychologie – und diese im Alltag einsetzen. Dabei konnten die Kinder nicht nur ihre soziale Kompetenz verbessern, sondern auch ihre Schulnoten.

Alle Menschen haben Gefühle. Nicht nur wir selbst. Dies ist die Grundregel sozialer Beziehungen. Wenn wir alles daransetzen, Kindern zum Aufbau gesunder Beziehungen zu verhelfen, werden sie weniger depressionsgefährdet und zufriedener mit ihrem Leben sein.

7.9 Verantwortung übernehmen

Wenn Sie sich schon eine ganze Weile abkapseln, wird es immer schwieriger, dieses Muster aufzubrechen. Womöglich haben Sie frühere Kontakte verloren oder gar nicht erst genug Kontakte aufbauen können. Besonders als schüchterner oder in Bezug auf zwischenmenschliche Kontakte genügsamer Mensch müssen Sie ausprobieren, wie viel an Verbundenheit Sie vertragen und auf welche Weise Sie Beziehungen aufbauen wollen.

Es empfiehlt sich, als ersten Schritt eine Aufgabe zu übernehmen. Damit haben Sie eine Struktur, innerhalb derer Sie mit anderen zusammenkommen können, und auch eine Verpflichtung zur Anwesenheit und Teilnahme. Zum Beispiel könnten Sie sich einen Hund anschaffen. Die Verantwortung, sich um das Tier zu kümmern, es zu füttern und mit ihm spazieren zu gehen, ist klar umrissen. Falls nötig, können Sie sich Rat holen. Und was noch besser ist – es geht Ihnen sofort gut, weil Sie Zuneigung bekommen und geben. Und am besten: Sie fühlen sich nicht überfordert, weil es hier nicht auf Ihre soziale Kompetenz ankommt, in der Sie in letzter Zeit etwas ungeübt sind. Sie fühlen sich weniger einsam, weil Sie wissen, dass Ihr Haustier auf Sie wartet und sich freut, wenn Sie da sind.

Gibt es in Ihrem Leben Kinder, mit denen Sie Pläne schmieden könnten? Besonders jüngere Kinder freuen sich darüber, wenn Erwachsene ihnen Zeit schenken, haben aber keine Erwartungen, wie sie sich verhalten sollten. Nur zu gerne übernehmen sie beim Spielen die Führungsrolle. Schaffen Sie es, die Verantwortung für eine Unternehmung mit einer Nichte oder Enkelin, einem Neffen oder Enkel oder dem Kind einer guten Freundin oder eines guten Freundes zu übernehmen? Das Gefühl, dem Plan verantwortungsvoll treu zu bleiben, um das Kind nicht zu enttäuschen, holt Sie vielleicht aus Ihrer Isolation heraus. Und die Freude darüber wird durch die Zuneigung und Begeisterung eines kleinen Kindes noch verstärkt.

Verpflichten Sie sich, bei etwas auszuhelfen, und widmen Sie dem Ihre Zeit. Halten Sie nach Möglichkeiten Ausschau, wie Sie Ihren Nachbarn oder Kolleginnen helfen können, und halten Sie Ihr Wort. Kann eine Nachbarin eine Begleitung zum Supermarkt gebrauchen oder ein Kollege Hilfe beim Verschicken eines Rundschreibens? Finden in Ihrer Umgebung irgendwelche Veranstaltungen statt, bei denen Sie helfen könnten? Wenn Sie sich abgekapselt haben, sind Sie sich dieser Gelegenheiten vielleicht gar nicht bewusst. Fragen Sie doch jemanden aus Ihrer Familie, Ihren Partner, eine Kollegin oder Freundin. Verantwortungsgefühl hat eine Sogwirkung, die Sie nach außen zieht, und das Helfen befriedigt und macht glücklich. Die Möglichkeit zu strukturierten Beziehungen wird Sie mit anderen zusammenbringen, ohne Ihrer sozialen Improvisationskunst viel abzuverlangen. Denselben Effekt erreichen Sie, wenn Sie sich eine regelmäßige ehrenamtliche Tätigkeit suchen, etwa in einem Tierheim, in einer Essensausgabe für Obdachlose oder wo auch immer Ihre Interessen Sie hinführen mögen.

Egal, was Sie brauchen, um wieder einmal rauszukommen und Ihre Beziehungen zu anderen zu verbessern – Ihre Mühe wird sich auszahlen! Obwohl Sie von der Idee, sich aufzumachen und sich in Gesellschaft anderer zu begeben, zu Anfang nicht allzu begeistert sein werden – es wird Ihr Leben umkrempeln. Je mehr positive Rückmeldungen Sie von anderen bekommen, desto mehr Freude werden Sie an diesen Kontakten haben. Das Gefühl des Interesses an geselligem Beisammensein ist die Belohnung für das willentliche Unterbrechen Ihrer Isolation. Den Ideen zur allmählichen Verbesserung Ihrer Sozialkontakte nachzugehen wird Sie vom Ballast Ihrer Einsamkeit befreien und in Ihnen den Wunsch verstärken, dabei zu bleiben. Egal, ob Sie lieber wenig oder viel unternehmen – zu wissen, dass Sie mit anderen verbunden sind, die sich etwas aus Ihnen machen und Sie gerne um sich haben, ist ein Superantidepressivum.

8. Technik Nr. 6: Die richtige Balance finden

Wieso sollten ausgerechnet depressive Menschen über die richtige Balance nachdenken? Ist es nicht offensichtlich, dass ihr Leben im Ungleichgewicht ist und sie zu wenig Energie haben? Und doch lässt sich einiges dazu sagen. So führen Wallace und Shapiro (2006) unter Berufung auf ihre Kenntnisse des Buddhismus und der Psychotherapie das Wohlbefinden des Menschen auf ein Gleichgewicht zwischen vier Bereichen zurück: Ziele, Aufmerksamkeit, Denken und Fühlen. Befinden diese sich im Gleichgewicht, denkt man nicht im Übermaß nach und gerät nicht ins Grübeln, sondern konzentriert sich auf das Wesentliche und denkt zielgerecht. Man nimmt das, was passiert, gelassen hin, ohne sich darüber aufzuregen oder sich davon überwältigen zu lassen. Ein ausgeglichener Mensch kommt weder schlecht im Alltag zurecht noch leidet er Mangel.

Bei Depression geraten all diese Lebensbereiche jedoch aus dem Gleichgewicht. Je stärker die Depression, desto größer die Schieflage bei Zielen, Aufmerksamkeit, Denken und Fühlen. Man hat weniger Antrieb oder Energie, um Ziele zu erreichen, hat vielleicht sogar die Ziele selbst vergessen. In Bezug auf die Aufmerksamkeit steht das Negative zu sehr im Vordergrund, während das Positive übersehen wird. Dann ist man auch weniger sorgfältig und energisch im Verfolgen eigener Ziele. Deswegen haben viele Methoden in diesem Buch mit Aufmerksamkeit zu tun, aber es ist vor allem die Achtsamkeit (siehe Kapitel 12), die das depressive Gehirn wachsam für die Gegenwart macht und für das, was zum Erreichen von Zielen notwendig ist.

Der dritte Gleichgewichtsfaktor ist das Denken. Depressive Denkmuster tendieren zu sehr zum Negativen. Dabei versteift man sich nicht nur sehr stark auf bestehende Nachteile, sondern schätzt auch die Absichten und Gefühle anderer falsch ein, vermutet beispielsweise Missbilligung und Lieblosigkeit, wo es beide nicht gibt. In der Tat sind depressive Menschen bemerkenswert unaufmerksam im Umgang mit anderen, nehmen nicht wahr, welchen Eindruck sie bei anderen hinterlassen, ob dieser positiv oder negativ ist. Also eignen sich alle Techniken zur Veränderung negativer oder pessimistischer Gedanken, um das Gleichgewicht im Denken wiederherzustellen.

Der vierte Gleichgewichtsfaktor ist das Fühlen, und hier besteht kein Zweifel, dass die für Depression typischen Gefühle Traurigkeit, Hoffnungslosigkeit und Hilflosigkeit sehr nach Ausgleich verlangen. Da das Fühlen stark vom Denken beeinflusst wird, aber auch von der körperlichen Trägheit und Antriebslosigkeit, werden mehr

Energie und Motivation einerseits und weniger negative Gedanken andererseits auch zu einem Gleichgewicht im emotionalen Bereich führen.

Wahrscheinlich sind Sie mindestens in einem Bereich aus der Balance geraten, was das Gleichgewicht der anderen ebenfalls durcheinanderbringt, egal, was der Grund für Ihre Depression ist. Haben Sie eine endogene Depression, liegt es wahrscheinlich an Ihrem sowieso schon niedrigen Energiepegel, dass Sie Ziele zur Verwirklichung Ihres Potenzials nicht verfolgen können oder Erfolge sich nur mit Verzögerung einstellen. Oder Ihre pessimistische Einstellung hat Sie davon abgehalten, sich für das Erreichen von Zielen einzusetzen, weil Sie Ihnen eh unerreichbar scheinen. Wie auch immer – Depression führt zu Ungleichgewicht und kann die Tendenz, immer auf die negativen Seiten des Lebens zu schauen, noch verstärken.

Einen ähnlichen Prozess setzt das emotionale Ungleichgewicht im Zusammenhang mit frühkindlichen Belastungserfahrungen in Gang. Wem es an Vertrauen und Optimismus fehlt, geht nicht von der Erreichbarkeit eigener Ziele aus und setzt sich erst gar keine, auch aus Angst, dass niemand einem helfen will oder kann. So erzählte mir eine meiner Klientinnen von ihrem Wunsch, die Aufnahmeprüfung für ein Musikstudium zu verschieben. Das Resultat würde nämlich klarstellen, ob das für sie überhaupt infrage käme. „Ich will meine Hoffnung nicht aufgeben", sagte sie. „Es geht mir besser, wenn ich die Möglichkeit habe und mir noch alles offensteht. Ich könnte es nicht ertragen, wenn ich wüsste, dass nichts daraus wird."

Auch Menschen, deren Depression auf eine posttraumatische Belastung zurückgeht, werden von Gefühlen der Hoffnungslosigkeit herabgezogen. Sie hoffen nicht länger auf eine Besserung, versuchen es auch gar nicht mehr, und verstärken so die Depression noch weiter.

Die gute Nachricht lautet, dass Sie bewusst planen können, etwas zu unternehmen, das Ihre Balance wiederherstellt. Darum geht es bei dieser Technik: auf schnellem Wege den depressiven Zustand des Ungleichgewichts wieder mehr in Richtung einer positiven und ausgewogenen Lebenseinstellung zu verschieben. Ist ein Bereich erst einmal wieder mehr im Gleichgewicht, werden die anderen auf ganz natürliche Weise nachziehen, oder wenigstens wird es Ihnen dort leichter fallen. Was sich sofort ändern lässt, ist der Mangel an Energie, Kontakten zu anderen Menschen und positiven Gedanken. Beginnen wir also mit einfachen Dingen zum Ausgleich Ihres Aktivitätslevels.

8.1 Gehen Sie raus!

Diese Methode wurde zwar bereits kurz vorgestellt, doch lohnt sich eine Wiederholung, gerade für depressive Menschen, die wenig Energie haben und sich an ihre Isolation gewöhnt haben. Es ist tatsächlich so einfach, wie es sich anhört: Wollen Sie mehr Energie haben, um Ihre Ziele zu erreichen, dann nichts wie raus! Wenn Ihre Depression Sie zu Hause festhält – entweder permanent oder nur unterbrochen, um zur Arbeit und von dort gleich wieder nach Hause zu gehen – und Sie nicht genug an die frische Luft und unter Leute kommen, reicht zum Ausgleich ein Gang vor die Tür. Draußen an der Luft zu sein, sich den Wind um die Nase wehen zu lassen und den Himmel zu sehen wird Ihre Seele weiten und Ihnen neue Energie geben. Noch besser ist es, gleich ein bisschen Sonnenschein abzukriegen, obwohl ein Spaziergang bei bedecktem Himmel immer noch wohltuender ist, als drinnen bei künstlichem Licht hocken zu bleiben.

Menschen mit Depression werden feststellen, dass sie sich nur dem Tageslicht auszusetzen brauchen, damit ihr Energiehaushalt wieder ins Gleichgewicht kommt, weswegen viele von künstlichem, dem Tageslicht nachempfundenem Vollspektrumlicht profitieren. Draußen zu sein bringt aber noch mehr als Licht. Sie bekommen außerdem Bewegung, was wiederum Ihrem eingerostetem Hirn hilft, den Gang zu wechseln, und Sie zudem mit anderen Menschen zusammenbringt, und wenn es sich nur um eine Begrüßung oder einen kurzen Blickkontakt handelt. Um einmal aus der negativen Perspektive herauszukommen ist auch ein Szenenwechsel sehr hilfreich. Egal, ob Sie sich in der Stadt oder auf dem Land befinden, ob Sie umgeben sind von der lärmenden Geschäftigkeit einer Metropole oder der Stille der Natur, ob Sie dick eingewickelt durch die Kälte eilen oder gemütlich an einem heißen Sommertag die Straße entlangflanieren – Sie bekommen in jedem Fall einen körperlichen wie auch geistigen Energieschub, weil Sie draußen sind. Versuchen Sie, jeden Tag mindestens 15 bis 30 Minuten spazieren zu gehen. Und vergessen Sie nicht, in den Himmel und in die Augen der Passanten zu schauen.

8.2 Durchbrechen Sie Ihre Alltagsroutine

Eine starre, grüblerische Denkweise geht oft einher mit monotonem Verhalten, insofern, als dass das Ungleichgewicht im Verhalten mit gestörten Handlungsmustern oder mangelnden Zielsetzungen zu tun hat, welche die Folgen einseitigen, negativen und hyperaktiven Denkens sind. Dies ist sehr typisch für Depression. Es bedeutet, dass Sie überhaupt keinen Grund erkennen können, etwas Neues auszuprobieren oder etwas anderes als sonst zu tun, weil Sie dies nicht gerade toll finden. Also spielen Sie jeden Tag, wenn Sie von der Arbeit kommen, Videospiele oder schauen fern, bis es Zeit ist, ins Bett zu gehen. Oder Sie gehen jeden Tag zu dem gleichen Imbiss und essen das Gleiche. Oder Sie gehen gleich wieder ins Bett, sobald die Kinder in der Schule sind, und bleiben dort, bis die Kinder wieder nach Hause kommen. Oder Sie sitzen jeden Morgen zwei Stunden über dem Kreuzworträtsel Ihrer Tageszeitung und trinken Kaffe, bis Sie so viel Koffein intus haben, dass Sie in der Lage sind, sich zu bewegen.

Erkennen Sie sich darin wieder? Dann tun Sie jetzt etwas, um aus Ihrer Routine auszubrechen. Und wenn die Vorteile noch so klein sind: Es wird Ihnen auf ganz unerwartete Weise zugutekommen, nur weil Sie einmal etwas anderes als sonst tun. Das Gehirn rastet sowieso schon leicht in Bahnen ein, denen es einfach folgen kann. Mit einer Depression werden diese Verhaltens- und Denkmuster jedoch zur Falle, weil der Aufbau unnötiger Routineabläufe die ohnehin schon leeren physischen und psychischen Energievorräte aufbraucht. Es gibt aber etwas, das das Gehirn viel toller findet als Routine, nämlich alles, was neu ist! Denn das ist interessant und anregend. Deswegen murren so viele Menschen über ihre Arbeit, „tagein, tagaus immer dasselbe", besonders wenn sie nicht das Gefühl haben, dass ihre Tätigkeit ein wichtiger Teil des Gesamtprozesses ist.

Was könnten Sie also tun, um aus Ihrer Routine auszubrechen? Egal. Irgendetwas. Bestellen Sie Tee statt Kaffee. Gehen Sie auf einem anderen Weg zur Arbeit. Betreten Sie das Gebäude, in dem Sie arbeiten oder wohnen, durch eine andere Tür. Machen Sie erst Hausarbeiten, bevor Sie fernsehen. Essen Sie früh zu Abend. Ziehen Sie etwas Besonderes an, wenn Sie zur Arbeit gehen. Es muss gar nichts Großes sein, es wird in jedem Fall etwas bringen. Sie brauchen nur auf den Unterschied zu achten.

8.3 Machen Sie nicht den ganzen Tag dasselbe

Aus Ihrer Routine kommen Sie auch heraus, wenn Sie sich weigern, den ganzen Tag ein- und dieselbe Sache zu tun. Die einen tendieren bei Depression dazu, den ganzen Tag passiv auf dem Sofa zu liegen, zu schlafen oder fernzusehen. Andere „funktionieren", arbeiten den ganzen Tag, womöglich am Computer sitzend, und sitzen dann zu Hause ebenfalls herum. So verbrachte eine meiner Klientinnen, eine Grafikdesignerin, ganze Wochenenden surfend und spielend vor dem Bildschirm, bis in den frühen Morgen hinein. Solche Monotonie verstärkt die Denkmuster und trägt zur Isolation bei. Das Leben wird immer unlebendiger und gerät aus dem Gleichgewicht.

Fällt Ihnen nichts ein, wie Sie mit Ihrer Routine brechen können, holen Sie sich von einer Therapeutin oder einem Freund Rat. Hier ein paar einfache Möglichkeiten, die Sie selbst ausprobieren können: Wenn Sie einer Arbeit nachgehen, legen Sie eine ordentliche Mittagspause ein und essen Sie jeden Tag etwas anderes. Wenn Sie ein Couch-Potato sind, ständig vor der Glotze hängen und wirklich keine Energie haben, aufzustehen und rauszugehen, schalten Sie wenigstens auf ein anderes Programm um und schauen Sie etwas anderes als sonst. Lesen Sie stattdessen Zeitung oder eine Zeitschrift zu einem Thema, das Sie früher (bevor Sie depressiv wurden) interessiert hat, etwa Gärtnern oder Kochen oder über Stars (vermeiden Sie jedoch unbedingt, sich mit den nachbearbeiteten Fotos zu vergleichen!) – irgendetwas, Hauptsache, es ist nicht so schwer zum Lesen. Viele depressive Menschen lesen gerne den ganzen Tag lang Romane. Wenn das bei Ihnen auch der Fall ist, gehen Sie zur Abwechslung zum Lesen an einen anderen Ort oder wechseln Sie die Lektüre. Wenn Sie sehr stark depressiv sind, reichen diese kleinen Änderungen aus, um eine Gleichgewichtsverschiebung in die richtige Richtung zu bewirken. Das Ziel ist letztendlich ein ausgewogenerer Alltag, der aus Arbeit, Ruhe, Bewegung, Kontakt mit anderen Menschen und anderen Dingen besteht.

Diese Ideen sollen Ihren Unternehmungsgeist wecken und Sie so weit beleben, dass Sie wieder aktiver werden. Die folgenden Ideen drehen sich um das Emotionale bzw. das Affektive. Im psychologischen Jargon bezieht sich der Begriff *Affekt* sowohl auf das Emotionale als auch auf die Art des Ausdrucks über Mimik, Gestik und Sprechweise. Der depressive Affekt zeigt sich oft in flacher, eintöniger Sprechweise und Mimik, was die flache, eintönige Emotionalität der Depression widerspiegelt.

8.4 Erinnern Sie sich an frühere Momente der Freude und wiederholen Sie sie

Wenn Sie deprimiert sind, erinnern Sie sich nicht an all das Schöne, das Sie vor noch nicht allzu langer Zeit erlebt haben. Wahrscheinlich würdigen Sie solche Zeiten sogar herab, indem Sie sich sagen, dass es noch besser hätte sein können. Aber das ist die Depression, die da spricht. In Wirklichkeit haben Sie wahrscheinlich viele gute Momente erlebt – und wenn sie noch so klein waren. Ihre Neigung, sich nur an das Negative zu erinnern, ist eine fehlerhafte, aus dem Lot geratene Art der Wahrnehmung.

Beginnen Sie die folgende Übung, indem Sie darüber nachdenken, was Sie in der jüngsten Vergangenheit getan haben, das Ihnen auf irgendeine Art Freude bereitet hat, und überlegen Sie, wie Sie das wiederholen können.

Achtung: Bei einer reaktiven Depression nach einer Gefahrensituation, wie etwa einer gewalttätigen Beziehung oder einem schädigenden Arbeitsumfeld, müssen Sie der Realität ins Auge sehen und handeln. Es geht bei dieser Übung also nicht darum, sich in einer wirklich schlimmen Situation eine rosa Brille aufzusetzen, sondern darum, den negativ verzerrten Fokus des depressiven Hirns auf die Dinge des Alltags wieder richtig einzustellen. Selbst wenn Sie immer noch sehr unter Ihrer Beziehung oder Ihrem Arbeitsumfeld leiden, gibt es wahrscheinlich auch andere, positive Aspekte in Ihrem Leben, auf die Sie sich konzentrieren und die Sie erweitern können – etwa eine vertrauensvolle Freundschaft oder etwas, mit dem Sie sich unabhängig von Ihrer Arbeit oder Ihrer Beziehung beschäftigen und das Ihnen Freude macht. Darauf aufzubauen wird Ihnen die Stärke verleihen, etwas an der augenblicklichen Situation zu verändern und sie zu entschärfen.

ÜBUNG

Positive Momente wiederholen

Da die folgende Übung tiefe positive Gefühle hervorruft, sollte man sie am besten zu zweit machen. Sicher werden Sie jemanden finden, der oder die *gerne* mitmacht.

1. Erinnern Sie sich an eine Begebenheit, die Ihnen auf irgendeine Weise angenehm war. Nehmen Sie sich ruhig ein oder zwei Minuten, um sich die Einzelheiten vorzustellen.
2. Beschreiben Sie das Erlebnis drei bis fünf Minuten lang in allen Einzelheiten, also auch vom Sinnlichen her – was Sie gehört, gerochen, geschmeckt, berührt und gesehen haben. Erzählen Sie auch über Ihre Gefühle und deren Umstände. Erzählen Sie einfach alles!
3. Überlegen Sie nun, wie Sie diese Erfahrung so schnell wie möglich wiederholen können. Wenn das schwierig ist (etwa weil es sich um einen Urlaub handelt), dann beschränken Sie sich auf einen leicht wiederholbaren Aspekt dieses Erlebnisses.
4. Legen Sie sich im Beisein der anderen Person auf ein Datum für diese Wiederholung fest.
5. Entscheiden Sie, wie Sie der anderen Person gegenüber Rechenschaft über die Umsetzung Ihres Vorhabens ablegen können.

Es ist eine bekannte Tatsache, dass man bei Depression oft das Angenehme übersieht. Vielleicht verschieben Sie auch das Gleichgewicht von Lust hin zu Unlust, indem Sie den Moment verpassen, in dem es besser gewesen wäre, mit dem, was Sie gerade tun, aufzuhören oder die Situation zu verlassen. Einfach nur die Kontrolle über den Ausgang von Dingen zu haben bringt Denken und Fühlen bezüglich einer bestimmten Situation wieder ins Lot. Dazu eignet sich folgende Methode.

8.5 Bestimmen Sie das Ende selbst

Den Ausgang von Begebenheiten selbst zu bestimmen wirkt sich stark auf Ihre Zufriedenheit aus. Und Sie haben mehr Macht, als Sie zunächst vielleicht meinen. Kennen Sie Sprüche wie „Wenn es am schönsten ist, sollte man gehen" oder „Zum richtigen Zeitpunkt das Ende finden"? Auch für Künstler ist es am besten, wenn das Publikum nach einer Zugabe verlangt, wenn sie von der Bühne abgehen. Das Gefühl, das man am Ende einer Sache hat, bestimmt meist auch das Gefühl, mit dem man sich später daran erinnert. „Lust auf mehr desgleichen" ist ein Kennzeichen dafür, dass etwas angenehm war. Es gibt mehrere Möglichkeiten, Dinge gut zu beenden. Hier ein paar Beispiele.

- Denken Sie bei einer Verabredung immer darüber nach, wann Sie am besten gehen. Wenn Sie beispielsweise von Ihren Nachbarn zu einer spontanen Party eingeladen werden, sollten Sie wissen, um wie viel Uhr Sie zu Hause sein sollten, damit Sie für den nächsten Tag fit sind. Sagen Sie Ihren Gastgebern dann, dass Sie gerne kommen, aber zu der und der Zeit gehen werden. Wenn ein Termin für Sie Stress bedeutet, wie ein Familienfest, oder wenn Sie sich mit einem Verwandten treffen, der Alkoholiker ist, fragen Sie sich, wie lange Sie das aushalten, bevor es Ihnen zu stressig wird, und gehen Sie an diesem Zeitpunkt. *Warten Sie nicht, bis es richtig unangenehm wird.* Wer den Film oder das Theaterstück „Wer hat Angst vor Virginia Woolf" schon einmal gesehen hat, weiß, wie das ist, wenn man an den Punkt kommt, an dem die Balance verloren geht und Angenehmes in Unangenehmes umschlägt.

- Wenn Sie mit Ihren Kindern etwas unternehmen, sollten Sie nicht warten, bis Sie müde oder genervt sind oder Ihnen alles zu viel wird. Reißen Sie Ihre Kinder aber nicht mitten aus dem Spiel heraus. Eltern, die nur auf ihren eigenen Vorteil bedacht – ohne Rücksicht auf die Bedürfnisse ihrer Kinder zu nehmen – einfach gehen, sorgen dafür, dass das Ganze schlimm ausgeht, nicht nur für ihre Kinder, sondern auch für sie selbst. Gehen Sie, bevor die Kinder zu müde sind, und sagen Sie mehrmals vorher Bescheid, damit sie das, was sie gerade tun, noch zu Ende bringen können. Sie fragen, was Sie davon haben, wenn Sie zum Wohle Ihrer Kinder ein gutes Ende finden? Wie sehr mögen Sie denn quengelnde und weinerliche Kinder?! Im Nu schnellt das Zünglein der Waage von Spaß nicht etwa auf Ernst, sondern auf *Qual*, was für Ihr depressives Hirn wieder nur eine Bestätigung wäre, dass aber auch gar nichts mehr Spaß macht!

- Und dann gibt es ja noch größere Beendigungsereignisse wie Umzüge, Stellenwechsel oder der Abschied von einer ehrenamtlichen Tätigkeit. Man verabschiedet sich nur ungern, und doch sind Abschiede die beste Investition für eine ausgeglichene Erinnerung an diesen Lebensabschnitt. Ein schlimmes Ende kann dazu führen, dass Sie an alles, was davor war, mit Verbitterung zurückdenken.

Vielleicht ist Ihnen aufgefallen, dass manche Menschen, statt sich normal zu verabschieden, Ihnen irgendwie künstlich zu nah kommen, verärgert sind oder auf Distanz gehen. Nehmen Sie das nicht persönlich, es hat nichts mit Ihnen zu tun. Nicht jeder kann mit Abschied umgehen. Übernehmen Sie besser Verantwortung für Ihren Anteil am Ende. Auch wenn Ihnen das rührselig vorkommt: Sagen Sie beim Verlassen einer Gruppe (z.B. eines Vereins, eines Arbeitsplatzes oder eines Gremiums) – egal aus welchem Grund Sie gehen – allen, was Sie an ihnen besonders geschätzt haben, was Sie vermissen werden oder an welche positiven Dinge Sie sich in Zukunft erinnern werden, auch wenn Sie später den Kontakt verlieren sollten. Ob Sie das im Rahmen einer Abschiedsparty oder in Form von Einzelabschieden tun, Hauptsache, Sie tun es. Auf diese Weise wird das Positive, das Sie vordem erfahren haben, nicht von einem verkorksten Ende überschattet, und Sie werden sich später viel besser fühlen.

- Zum Thema Ende von Liebesbeziehungen wurden schon stapelweise Bücher geschrieben, weil dies die schwierigsten Abschiede sind. Deswegen sage ich nur: Sagen Sie die Wahrheit, aber sagen Sie sie schonend. Dann wird Sie das Ganze weniger aufreiben. Wenn Sie tun können, was Sie für richtig erachten, und *freundlich* dabei sind, werden Sie Ihre Gedanken und Gefühle einigermaßen im Gleichgewicht halten.

8.6 Spiritualität

Überspringen Sie diesen Abschnitt nicht, weil Sie sich nicht für religiös halten oder weil Sie „eigentlich nicht so sehr an Gott glauben". Spiritualität hat weniger damit zu tun, ob man im religiösen Sinne an Gott glaubt, sondern mehr damit, *wie* jemand mit sich und seiner Umwelt lebt. Für viele Menschen ist Spiritualität eine tiefe und beständige Verbindung zu etwas, das größer ist als sie selbst. Nun kann dieses „größere etwas" Gott sein, aber auch viele andere Dinge, zu denen man eine tiefe und beständige Verbindung spürt. Dinge, die größer sind als man selbst, können auch politische oder soziale Themen sein, für die man sich engagiert, wie etwa Umwelt- oder Gesundheitspolitik, Kinderschutz, Brustkrebs- oder Diabetesforschung, das Anlegen eines Parks in einem verwahrlosten Stadtviertel oder jede Art von Engagement, bei dem man mit Herz und Seele dabei ist. Spiritualität zeigt sich in einem harmonischen Zusammenleben mit der Umwelt und in der Verwirklichung eigener Werte.

Warum erscheint diese Methode unter den Techniken zur Herstellung des Gleichgewichts? Weil Menschen, die aus dem Gleichgewicht gekommen sind, oft auch im Zusammenhang mit eigenen Zielen im Ungleichgewicht sind, das heißt, nicht wissen, welchen Sinn und Zweck ihr Leben hat, und daher ziellos leben. Spiritualität gibt dem Leben einen Sinn und dem eigenen Tun einen Zweck, was in jeder Art von Arbeit zum Ausdruck kommen kann. Man muss dafür auch keine Mutter Teresa sein. In den 1950er-Jahren schrieb Anne Morrow Lindbergh das Buch *Muscheln in meiner Hand,* eine Sammlung von Betrachtungen. In einer schreibt sie, dass der Verlust der Balance wie eine „Zersplitterung" des Lebens sei, als hätte es zu viele verschiedene Richtungen, aber keinen Mittelpunkt mehr. Wer neben der bezahlten Arbeit auch noch den Haushalt führt und Kinder großzieht, kann sich zerrissen fühlen, muss es aber nicht, wenn das Ziel stimmt. Alle Entscheidungen, was man mit seiner Zeit anfängt, auf einen Zweck auszurichten, beispielsweise darauf, für ein gemütliches Zuhause zu sorgen, kann das Leben spirituell machen. So ist auch körperliche Arbeit zur Schaffung eines heilsamen und glücklichen Umfelds ein spiritueller Akt, der nicht zersplittert, sondern dazu führt, dass man eins mit sich ist. Und dies schrieb Lindbergh schon lange vor dem heutigen Bedürfnis nach ständiger Beschäftigung, vor allem auch außer Haus. Jeder Moment muss ausgenutzt werden. Ein Gleichgewicht zu finden ist bei den heutigen Anforderungen an sich selbst und seine Kinder gar nicht so einfach. Wenn Sie sich aber bei allem, was Sie tun, fragen „Dient dies meinem Lebensziel?", können Sie besser entscheiden, ob Sie etwas tun oder nicht.

Beispiel:
J. J. hatte das Gefühl, „kein Mensch mehr zu sein, sondern nur noch zu machen", und sank in eine tiefe Depression. Sie verdiente gut, hatte jedoch kein Ziel im Leben. Wenn sie wirklich einmal darüber nachdachte, was ihrem Leben einen Sinn gab, dann war ihr sofort klar, dass ihre Kinder oberste Priorität hatten. Doch an drei Tagen in der Woche auf Dienstreise zu gehen und dafür zu sorgen, dass die Kinder übers Wochenende beschäftigt waren, damit diese „ihre Potenziale verwirklichen" können, wirkte sich zerstörerisch auf ihr Privatleben und die Beziehungen untereinander aus. J. J. beschloss, das zu ändern. Bei allem, was innerhalb der Familie getan wurde, hinterfragte sie, ob es dem Ziel diente, ihrem Zuhause den Charakter eines Rückzugsortes zu geben, einer sicheren Basis, von der aus man sich hinausbewegen kann. Sie musste sich umstellen, aber weniger zu reisen und den Freitagabend als unantastbare Familienzeit zu deklarieren half ihr, ihre Mitte wiederzufinden. Dadurch war sie auch spirituell verankert, denn ein Leben mit Sinn und Ziel ist ein spirituelles Leben, egal ob Religion dazugehört oder nicht.

Wenn man das Gefühl hat, dass das eigene Leben einen Sinn hat, dann blickt man optimistisch und vertrauensvoll der Zukunft entgegen und hat auch Vertrauen in sich selbst und in andere. Und fest an etwas zu glauben macht das Leben spirituell.

Die Verbindung mit etwas, das „größer ist als man selbst", ist durch Religiosität prinzipiell möglich – und oft kommt sie auch tatsächlich dadurch zustande –, aber auch durch Meditation, selbst wenn diese nicht auf Gott ausgerichtet ist. Es liegen schon etliche Forschungsergebnisse vor, die zeigen, dass die Stimulation des spirituellen Bewusstseins durch Meditation die Gehirnaktivität verbessert und das Mitgefühl und Einführungsvermögen anregt. Man fühlt sich wohl, und dies wirkt depressionsmindernd. Spirituelles Erleben lässt sich zwar meist nur schwer in Worte fassen, verändert aber Wohlbefinden und Wahrnehmung. Das ist auch möglich, ohne nach Gott zu suchen, beispielsweise über die Verbundenheit mit dem Universum, der Natur oder anderen Menschen. Eine bewusst ausgeübte Spiritualität kann Ihnen helfen, sich eigener Ziele und Träume gewahr zu werden und optimistischer auf die Zukunft zu blicken. Diese Art spirituelle Energie ist aber das Gegenteil von Depression, denn sie ist zukunftsorientiert und motivierend.

Ein bisher weniger diskutiertes spirituelles Thema ist Gemeinschaft. Mönche und Nonnen aller religiösen Richtungen leben bewusst in Gemeinschaften, nach gleichen Regeln, bei deren Einhaltung man sich gegenseitig unterstützt. Nun interessieren sich nicht alle Menschen für solch eine intensive Art der Spiritualität – das tun nur wenige –, doch die Zugehörigkeit zu einer Gemeinschaft Gleichgesinnter, die einander bei ihren spirituellen Bemühungen unterstützen, tröstet und muntert auf. Denn den Menschen, die mit Ihnen zusammen beten, meditieren usw., bedeuten Sie etwas. Dies schafft Ausgleich zwischen der depressiven Selbstbezogenheit und der rückenstärkenden Kommunikation mit anderen.

Wie finden Sie die richtige Gemeinschaft? Wenn Sie noch zu keiner gehören, könnten Sie einer christlichen, jüdischen oder muslimischen Gemeinde beitreten. Gehen Sie in den Gottesdienst oder zum Gemeinschaftsgebet, probieren Sie verschiedene aus, um zu sehen, wo Sie sich am wohlsten fühlen. Wenn Ihnen diese Idee nicht behagt, könnten Sie auch in eine Meditationsgruppe gehen. Diese finden Sie über Stadtteilzentren oder psychiatrische Einrichtungen, an Volkshochschulen und natürlich im Netz. Eine Internetrecherche nach „Mediation" oder „Achtsamkeitstraining" in Ihrer Umgebung wird Sie sicher zu einer Gruppe führen. Auch Kampfkunst wie Tai Chi oder Tae-Kwon-Do eignet sich hervorragend für Körper, Seele und Geist. In einer solchen Gruppe können Sie andere Menschen kennenlernen, die ähnlich denken wie Sie und Ihnen Rückhalt geben. Auch in Gruppen, die sich politisch oder für einen guten Zweck engagieren, können Sie Kontakte knüpfen. Und nicht zuletzt gründen sich Zwölf-Schritte-Programme auf gegenseitige Unterstützung und den Glauben, dass nur eine „höhere Macht" die Gesundheit wiederherstellen kann. Hier können Sie nicht nur eine spirituelle Richtung finden, sondern auch eine Gemeinschaft, die Ihnen dabei hilft, dieser Richtung zu folgen.

Verbindung zu einer höheren Macht

Spiritueller zu leben wird sich sichtlich auf Ihr Wohlbefinden und Ihre Ausgeglichenheit auf allen Ebenen auswirken. Menschen, die beten und meditieren, fühlen sich stärker mit einer „höheren Macht" verbunden, gesünder, geistig klarer und konzentrierter und nehmen (aufgrund von einem Zuwachs an Mitgefühl und Einfühlungsvermögen) auch in ihren Beziehungen eine Verbesserung wahr. Wie viel Sie dem abgewinnen können, hängt jedoch davon ab, was Sie wollen. Fokus und Intention bestimmen, was Sie tun und was Sie davon haben.

Gott (oder eine höhere Macht) zu finden ist eine enorme Quelle des Wohlbefindens und Trost in schwierigen Zeiten. Ich möchte jedoch in keinster Weise für eine bestimmte Religion oder Gottesvorstellung plädieren: *Alle* religiösen Richtungen sind spirituelle Wege, auf denen man mit Gott Kontakt aufnehmen kann. Bei Depression besteht der große Vorteil darin, dass die Verbindung zu einer höheren Macht auch neurologisch für Ausgeglichenheit und Gesundheit sorgt. Umgekehrt will ich damit nicht sagen, dass Menschen, die in die Kirche gehen und an Gott glauben, nicht depressiv werden. Das kann auch ihnen passieren. Dann kann eine Veränderung der Art, wie sie Kontakt zu Gott aufnehmen, aus der Depression herausführen.

Der zwölfte (und letzte) Schritt der Anonymen Alkoholiker beginnt mit den Worten: „Nachdem wir durch diese Schritte ein spirituelles Erwachen erlebt hatten" (Anonyme Alkoholiker, 2001), was nahelegt, dass die Veränderungen in Körper, Geist und Verhalten der ersten elf Schritte in einem spirituellen Erwachen *gipfeln* und das Leben deswegen einen neuen Sinn bekommt. Diese Auffassung, dass die Arbeit an der eigenen Spiritualität zu einem spirituellen Bewusstsein führt, wird nicht nur in Zwölf-Schritte-Programmen vertreten. In dem Buch von Andrew Newberg und Mark Robert Waldman (2010), *Der Fingerabdruck Gottes: wie religiöse und spirituelle Erfahrungen unser Gehirn verändern,* erfährt man von verschiedenen Meditationsarten zur Verbesserung des spirituellen Erlebens (mit Vorteilen für die Balance zwischen Körper, Seele und Geist). Sie können sofort damit anfangen, etwas für Ihr spirituelles Verbundensein und mehr Ausgewogenheit im Leben zu tun.

Gebet oder Meditation

Wenn Sie sich durch Gebet oder Meditation einer Gotteserfahrung öffnen wollen, können Sie einen Zustand der Transzendenz, jenseits des sinnlich Erfahrbaren, erreichen. Diese Art von Gebet ist keine Fürbitte, bei der man Gott um die Erfüllung von Wünschen, die Befriedigung von Bedürfnissen oder Gelüsten bittet. Vielmehr handelt es sich um eine meditative Art von Gebet, die aufnahmebereit und empfänglich macht (siehe auch Thomas Keatings *Das Gebet der Sammlung: Einführung und*

Begleitung des kontemplativen Gebetes). Überdies wirkt sich das Gottesbild auf das Ergebnis des Betens aus. Wer beispielsweise Gott dankt, sich Gott als liebevoll vorstellt, das Gute anstrebt oder Liebe gibt und bekommt, erfährt das Gebet als Segen, während Menschen, die Gott infrage stellen, sich Gott als strafend oder feindselig vorstellen oder wissen wollen, was sie falsch gemacht haben, sich dabei aber nicht besser fühlen (Menahem, 2005). Die Vorstellung eines negativen, strafenden oder feindseligen Gottes aktiviert im Gehirn das limbische System anstelle des Scheitellappens, der der Sitz der Transzendenz ist (Newberg & Waldman, 2010).

Meditation ist die herkömmliche Methode zur Erweiterung des Bewusstseins einer Gottheit oder höheren Macht. In der Regel beginnt man die Meditation mit dem Atem (Newberg & Waldman, 2010; Siegel, 2007; Williams et al., 2007). Das bewusste Ein- und Ausatmen ist im Grunde schon Meditation (siehe Kapitel 12 über Atemtechniken).

Während des Atmens konzentriert man sich auf einen bestimmten Gedanken. Das kann ein religiöses Mantra sein, ein Satz, dessen Aussage einem bedeutungsvoll erscheint (z.B. „Erbarme dich meiner"), oder auch nur ein einzelnes Wort (wie „Eins" oder das im Yoga gebräuchliche „Om"). Viele Menschen hören während der Meditation angenehm klingende, ruhige Musik, weil sie dann ein tieferes Gefühl der Transzendenz haben.

Newberg und Waldman (2010) erwähnen eine Meditationsform, bei der man beim Singen oder Sprechen die Finger bewegt. Es gibt aber auch noch andere Möglichkeiten, Meditation mit Bewegung zu verbinden, etwa indem man langsam durch ein Labyrinth geht. Es kann selbst eine minimale Bewegung sein, wie etwa die Bewegung der Finger beim Beten des Rosenkranzes.

Auch wiederholte, nicht leistungsorientierte Körperbewegungen wirken sich positiv auf das Lernen und die Kreativität aus, man fühlt sich „in Hochform" (Benson & Proctor, 2003; Glasser, 1976) und genießt die Vorteile der Meditation, kommt aber nicht unbedingt in den Zustand der Transzendenz. Dieser entsteht, wenn man sich auf das, was man tut, bewusst und achtsam konzentriert. Dazu eignen sich Visualisierungen, Körperhaltungsübungen, Gehmediationen, progressive Muskelentspannung und andere ähnliche Methoden.

Übung

Wenn Sie beten und meditieren lernen wollen, müssen Sie üben! Sie haben nur etwas davon, wenn Sie herausfinden, was Ihnen guttut, und das auch wirklich jeden Tag tun. Ein- bis zweimal täglich zehn bis 20 Minuten lang zu meditieren ist ein gutes Mittelmaß. Laut Herbert Benson (1998) wirkt sich eine 20-minütige Meditation, die in einen Zustand tiefer Entspannung führt, positiv auf die Gesundheit aus. Newberg und Waldman (2010) stellen fest, dass die Vorteile nach einer täglichen Meditation von zwölf Minuten zu spüren sind. Zur Dauer gibt es noch weitere, unterschiedliche Angaben, doch immer wird ans Herz gelegt, täglich das Gleiche zu üben, damit sich Körper und Gehirn auf einen bestimmten Rhythmus einstellen, der in den wohltuenden Zustand der Meditation führt.

8.7 Definieren Sie Ihre Werte

Das Zwölf-Schritte-Programm ist auf die bewusste und gewollte Verbindung zu einer höheren Macht ausgerichtet, eine Definition Gottes wird jedoch abgelehnt. In meiner langjährigen Arbeit als Suchtberaterin habe ich die Erfahrung gemacht, dass es ratsam ist, von anderen zwar keinen Glauben an eine bestimme Gottheit einzufordern, doch trotzdem dazu zu ermutigen, auf eine tiefe innere Sehnsucht nach Verbindung mit etwas Größerem zu hören. Nach jahrelangen Gesprächen über das Thema „Spiritualität und wie man sie definiert" bin ich zu der Auffassung gelangt, dass Spiritualität bei den meisten Menschen etwas mit den eigenen Werten zu tun hat. Über ihre Werte verbinden sie sich mit etwas, das größer ist als sie selbst.

So erzählte Katrina, eine entschiedene Agnostikerin und emotional in Aufruhr, dass eine spirituelle Sichtweise ihr auf keinen Fall helfen würde. Als ich sie fragte, ob es etwas gäbe, an das sie glaubte, wonach sie handelte und Entscheidungen traf, zählte sie folgende Dinge auf: Es sei ihr wichtig, anderen Menschen gegenüber freundlich zu sein, mit Ressourcen sparsam umzugehen, ihren Pflichten nachzukommen, Versprechen einzuhalten und darauf zu achten, mit ihren Entscheidungen andere nicht zu verletzen oder gegen deren Rechte zu verstoßen. Dies waren ihre Werte, die sie mit anderen Menschen und mit ihrem Umfeld verbanden. Das nenne ich Spiritualität. Die Beziehung zu anderen Menschen ist ein spirituelles Anliegen, und die eigenen Werte definieren die Art von Spiritualität, die man lebt. Praktizierende einer Religion übernehmen wahrscheinlich die Werte der jeweiligen Glaubensrichtung, aber auch wenn sie dies nicht tun, können sie in Übereinstimmung mit ihren Werten leben und so einem spirituellen Weg folgen.

Die folgende Übung nimmt ein wenig mehr Zeit in Anspruch. Aber es lohnt sich, denn Sie werden dabei Ihre Werte kennenlernen und herausfinden, was für Sie die ideale Balance ist und ob Ihr Leben derzeit ausgeglichen ist oder nicht. Vielleicht erkennen Sie dann auch Möglichkeiten, wie Sie Ihr Verhalten so steuern können, dass Sie mehr nach Ihren Werten leben. Dies ist ein guter Anfang, um Ihre Balance wiederzufinden, weil Sie aufhören, unnötige Dinge zu tun, und Ihre Energie mehr in Ihre Ziele stecken. Und wenn Sie wissen, wie Sie zielgerichtet handeln können, können Sie sich auch besser konzentrieren und negatives, pessimistisches Denken korrigieren. Dazu müssen Sie natürlich auch wissen, wo Sie anfangen sollen, um Ihr Verhalten zu ändern.

Setzen Sie sich Ziele und überlegen Sie, was Ihre Balance wiederherstellt.

ÜBUNG

In Balance kommen

1. Nehmen Sie ein leeres Blatt Papier und zeichnen Sie drei Spalten.
2. Schreiben Sie in die erste Spalte alles, was Sie in einer Woche tun. Sie können mit dem heutigen Tag anfangen und die Liste eine Woche lang weiterführen, bevor Sie zum nächsten Schritt übergehen, oder aber überlegen, was Sie die vergangene Woche über getan haben, und alles aufschreiben, was Ihnen einfällt. Zählen Sie alles auf, einschließlich wenn Sie schlafen. Diese Liste ist nur für Sie bestimmt. Sie können also auch Sex, Duschen und andere Dinge aufschreiben, die sich nicht für die „Öffentlichkeit" eignen.
3. Schreiben Sie in die zweite Spalte, neben jede Tätigkeit, die Sie in der ersten Spalte aufgeführt haben, warum Sie es getan haben. Sagen wir, Sie hätten auf der Arbeit eine Überstunde gemacht, weil Ihr Vorgesetzter Sie gebeten hat, noch am selben Tag etwas fertigzustellen, obwohl Sie das auch am nächsten Tag hätten tun können. Warum sind Sie extra dafür länger geblieben? Vielleicht wollten Sie für die Überstunde bezahlt werden oder Ihrem Vorgesetzten gefallen oder einem Konflikt ausweichen oder zeigen, dass Sie gerne befördert werden wollen. Viele Gründe sind möglich. Versuchen Sie, die wichtigsten herauszufinden!
4. Schreiben Sie in die dritte Spalte, welchen Wert Sie mit dem Grund verbinden, auch wenn es Ihnen schwierig erscheinen mag. Bei dem Beispiel oben könnte die Überstunde mit dem Wert der finanziellen Stabilität verbunden sein. Hinter der Konfliktvermeidung könnte der Wert des Friedens stehen und hinter dem Wunsch, die Arbeit zu behalten, der Wert materielle Sicherheit. Vielleicht sind Sie auch deswegen geblieben, weil Sie der Meinung waren, dass die Arbeit erledigt werden müsse, und Sie alles gut machen wollen (weil Sie also einen hohen Arbeitsethos haben). Noch ein Beispiel: Die Tätigkeiten „Ich bin zu Fuß zur Arbeit gegangen", „Ich habe Vitamine eingenommen"

und „Ich habe Gemüse gegessen" können im Sinne des Wertes sein, auf die Gesundheit zu achten. Finden Sie den Wert hinter allen Aktivitäten auf Ihrer Liste heraus!

5. Überlegen Sie nun, wie Sie Ihre Werte am besten umsetzen. Wählen Sie dazu einen aus und fragen Sie sich selbst: „Wenn ich mich so verhielte, dass es genau meinem Wert entspräche, was täte ich dann?" Nehmen wir an, Ihr Wert sei, auf Ihre Gesundheit zu achten. Könnte sich diesem Wert gemäß zu verhalten heißen, dass Sie Ihre Mahlzeiten selbst zubereiten statt auswärts zu essen, dreimal die Woche Sport treiben und täglich Ihre Zähne putzen und mit Zahnseide säubern? Wenn Ihr Wert darin bestünde, immer auf dem neuesten Stand zu sein, würden Sie täglich Zeitung lesen oder eine bestimmte Radio- oder Fernsehsendung einschalten? Was können Sie im Mindesten tun, um auf Ihre Werte ausgerichtet zu leben? Egal, wie viele Werte es sind – vielleicht haben Sie viele oder auch nur ein paar –, worauf es ankommt, ist, dass Sie eine Übersicht der Dinge bekommen, die Sie tun und die Sie wertschätzen. Wenn Sie mögen, können Sie die Liste noch einmal sauber abschreiben.

6. Setzen Sie nun Prioritäten. Das sollte nicht allzu schwierig sein, obgleich sich manche Werte nicht so leicht als wichtig oder weniger wichtig klassifizieren lassen, weil es von der jeweiligen Situation abhängt. Versuchen Sie trotzdem, eine ungefähre Rangfolge hinzukriegen. Davon wird dann auch abhängen, welche Verhaltensweisen Sie ändern wollen. Nun zum nächsten Schritt.

7. Nehmen Sie ein neues Blatt Papier und zeichnen Sie ein Rad, wobei die Radnabe Sie selbst sind und die Speichen Ihre Werte. (Falls Sie selbst kein Rad zeichnen wollen, finden Sie im Anhang dafür eine Vorlage, die Sie fotokopieren können.) Lassen Sie jedoch den äußeren Ring erst einmal weg. Schreiben Sie an das Ende jeder Speiche den jeweiligen Wert. Unterteilen Sie jede Speiche in zehn Abschnitte mit gleichen Abständen, wie die Streben einer Leiter, und beziffern Sie sie mit den Zahlen 1 bis 10 (siehe Abb. 8.1).

8. Schätzen Sie auf dieser Skala den Grad der Energie ein, die Sie in die Umsetzung jedes Wertes stecken, wobei 0 keine, 10 übermäßig viel und 5 die ideale Menge an Energie bedeutet. Sie sehen, dass man eben auch zu viel Energie in etwas investieren kann. Wenn Ihr Wert beispielsweise lautet, „ein hohes Arbeitsethos" zu haben, und Sie 70 Stunden pro Woche arbeiten, werden andere Dinge darunter leiden. Oder Sie arbeiten 40 Stunden, könnten aber zwei Stunden, die Sie täglich im Internet verbringen, in Ihre Arbeit investieren. Markieren Sie die Zahl, auf der Sie Ihre Energie einschätzen.

9. Verbinden Sie die Markierungen nun mit einer Linie. So können Sie bildlich sehen, ob Sie sich im Gleichgewicht befinden oder nicht. Eine perfekte 5 bei jedem Wert wird ein rundes Rad ergeben, das sich sauber dreht. Die meisten Menschen stecken jedoch unterschiedlich viel Energie in ihre Werte. An den Zacken Ihres Rads können Sie erkennen, wo Sie Ihre Energie verstärken oder drosseln könnten, damit Ihr Leben ausgeglichener ist.

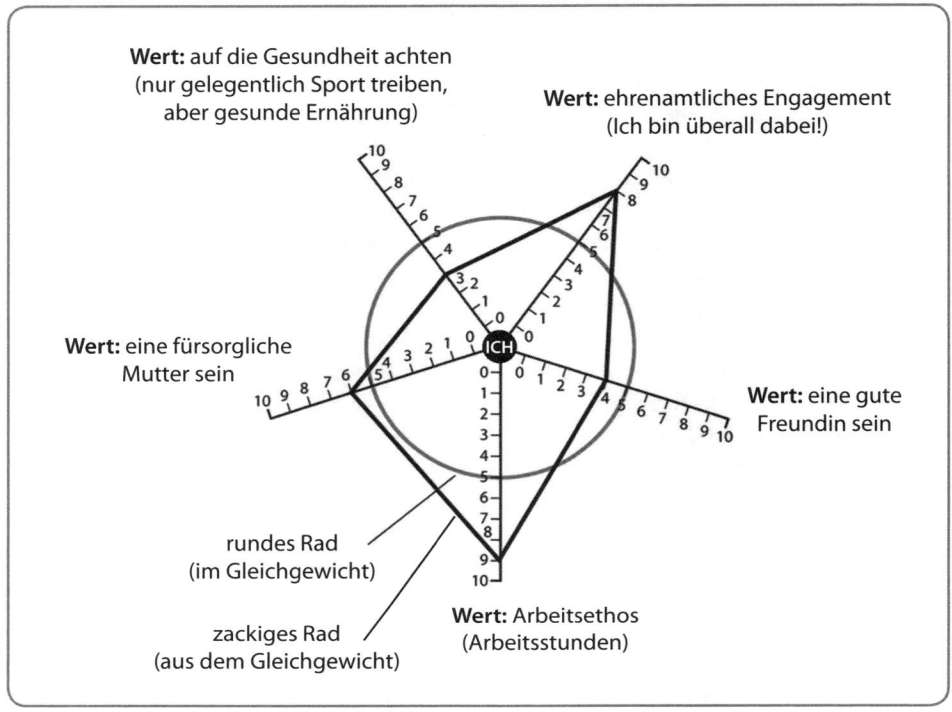

Abbildung 8.1: Über Ihre Werte ins Gleichgewicht kommen

Ändern Sie Ihr Verhalten

Nun haben Sie ein Gefühl für Ihre Werte bekommen und sehen, ob diese gleich verteilt sind – aber was tun Sie nun? Wenn die Energiemenge überall perfekt ist, sind Sie wohl auch ein ziemlich ausgeglichener Mensch. Haben Sie jedoch eine Depression, werden Sie wahrscheinlich Bereiche sehen, wo die Balance nicht stimmt. In welchem Bereich ist die Schieflage am größten? Schauen Sie auf Ihre Liste und finden Sie eine Möglichkeit, wie Sie die Energie in diesem Bereich ausbalancieren können. Versuchen Sie, die Energie in einem Bereich zu steigern und in einem anderen Bereich zu drosseln. Wenn Sie beispielsweise feststellen, dass Sie Ihrem Wert „eine gute Mutter zu sein" eine 9 gegeben haben, dem „eine gute Ehefrau zu sein" aber nur eine 2, dann sollten Sie darüber nachdenken, was Sie tun können, um weniger Energie in Ihre Kinder zu stecken und mehr in Ihre Ehe. Denken Sie in kleinen Dimensionen!

Finden Sie also etwas Kleines, das Sie tun können, und fangen Sie sofort damit an. An das vorige Beispiel anknüpfend, könnten Sie einmal die Woche einen Babysitter engagieren, damit Sie mit Ihrem Mann ins Kino oder essen gehen können. Schreiben Sie Ihren Vorsatz auf und seien Sie dabei sehr konkret. Das Aufschreiben macht ihn realer und erhöht Ihre Bereitschaft, sich daran zu halten. Entscheiden Sie außerdem, wie Sie dafür Rechenschaft ablegen. Könnten Sie eine Freundin bitten, Sie zu fragen, ob Sie tatsächlich mit Ihrem Mann ausgegangen sind? Können Sie Ihren Partner bitten, sich bei Ihnen zu erkundigen, ob Sie vor dem Zubettgehen Ihre Zähne mit Zahnseide bearbeitet haben? Können Sie Ihre Kirchgänge im Kalender festhalten? Hängen Sie sich Ihre Zeichnung mit dem Rad irgendwohin, wo Sie sie leicht sehen können und so vor Augen haben, ob Sie langsam ins Lot kommen.

Zusammenfassung: Kommen Sie ins Lot

Definieren Sie zuerst Ihre Werte.
1. Zeichnen Sie drei Spalten auf ein Blatt Papier.
2. Schreiben Sie in die erste Spalte alles, was Sie in einer Woche tun.
3. Schreiben Sie neben jeden Eintrag in die zweite Spalte, warum Sie es getan haben.
4. Schreiben Sie in die dritte Spalte den Wert, den Sie mit dem Grund für Ihre Aktivität verbinden.
5. Schreiben Sie dann auf, wie Sie den Wert idealerweise umsetzen würden.

Ordnen Sie Ihre Werte dann nach ihrer Priorität.
6. Zeichnen Sie auf einem Blatt Papier ein Rad, wobei Sie selbst die Nabe sind und Ihre Werte die Speichen.
7. Schätzen Sie die Menge an Energie ein, die Sie in jeden Wert stecken, wobei 5 die Idealmenge bedeutet.
8. Verbinden Sie die Punkte nun mit einer Linie. Eine 5 in allen Werten ergibt ein geschmeidig laufendes Rad. Hat Ihr Rad jedoch Zacken, sehen Sie, wo Sie Ihre Energie steigern oder drosseln sollten.

Ändern Sie Ihr Verhalten je nachdem, was Ihnen am wichtigsten ist.
9. Seien Sie sehr konkret. Nehmen Sie sich eine kleine Veränderung vor und beginnen Sie sofort damit.
10. Bestimmen Sie eine Art, wie Sie für die Umsetzung Ihres Vorsatzes Rechenschaft ablegen können.
11. Bewahren Sie die Zeichnung an einem sichtbaren Ort auf und halten Sie fest, ob Sie mehr ins Gleichgewicht kommen.

8.8 Tun Sie etwas, durch das Sie regenerieren

Es versteht sich beinahe von selbst, dass man bei Depression aufhört, Dinge zu tun, die einem guttun, zum Beispiel eben auch Dinge, die einen wiederherstellen können. Der Erschöpfungszustand wirkt sich auf Ihr Gleichgewicht aus, weil Sie, egal ob Sie sich zerrissen fühlen oder ganz in sich zurückgezogen sind, gefühlsmäßig, gedanklich, in Ihrem Bestreben und von Ihrer Aufmerksamkeit her mit ziemlicher Sicherheit nicht ausgeglichen sind. Es gibt aber viele einfache Möglichkeiten, wie Sie das ändern können. Ich weise immer darauf hin, zuerst etwas Kleines zu tun, nicht weil ich klein generell besser als groß finde, sondern wegen des für Depression so typischen eingeschränkten Energiehaushalts.

Wer depressiv ist, braucht oft Hilfe, um herauszufinden, welche Aktivitäten erholsam wirken. Überlegen Sie einmal, was Sie früher getan haben, als es Ihnen besser ging, und versuchen Sie sich daran zu erinnern, was Sie am besten fanden. Welche Dinge haben Sie getan, nur weil Sie sich danach gut gefühlt haben? Machen Sie eine Liste, auch wenn Sie meinen, dass Sie genau diese Dinge heute nicht tun können, nur um eine Idee davon zu bekommen, was Sie zur Erholung tun könnten. Dann:
1. Wählen Sie etwas, das Sie tun wollen.
2. Planen Sie es ein.
3. Nehmen Sie sich fest vor, es auch wirklich zu tun, und bestimmen Sie eine Person, der gegenüber Sie sich verantworten und die bei Ihnen nachfragt, ob Sie das, was Sie sich vorgenommen haben, tatsächlich getan haben.

Beispiele für erholsame Aktivitäten:
- Tun Sie etwas, das Sie intellektuell oder spirituell inspiriert oder Ihre Kreativität anregt (sich einem Literaturzirkel anschließen; einen Vortrag, eine Theateraufführung oder ein Konzert besuchen; in die Kirche oder Synagoge gehen; an Yogaunterricht teilnehmen).
- Gehen Sie hinaus in die Natur (spazieren gehen, sich an einen See oder Bach setzen und der Strömung zuschauen).
- Betätigen Sie sich körperlich (bowlen, Tennis spielen, Fahrrad fahren, joggen, tanzen, schwimmen).
- Machen Sie etwas Kreatives (zeichnen, Ikebana, tischlern, basteln, kochen oder backen, stricken).
- Gehen Sie unter Leute, das braucht nicht viel Energie und gibt Ihnen emotional viel zurück (mit den Enkeln in den Park gehen, mit einer Freundin Kaffee trinken).
- Und vergessen Sie nicht all die Dinge, die Sie gern tun, für die Sie normalerweise aber keine Zeit finden (ein ganzes Fußballspiel oder einen Film anschauen, mit dem Motorrad aufs Land fahren, bei Kerzen und Musik ein Bad nehmen, eine Zeitschrift lesen, eine Stunde lang eine Buchhandlung durchstöbern).

Suchen Sie sich nun eines (oder mehrere) dieser Dinge aus und tun Sie es!

Wenn Sie den Eindruck haben, dass Gleichgewicht bedeutet, mit der Energie sowohl nach außen als auch nach innen zu gehen, dann liegen Sie richtig. Depression kann entweder zu einem übertriebenen Betätigungsdrang reizen oder aber so weit in den Rückzug treiben, dass man sich wie ein Schwarzes Loch fühlt, das den Menschen, die einen wieder ins Sozialleben zurückzuholen versuchen, alle Energie aussaugt. Ausgeglichenheit ist besonders für jene wichtig, die von ihrer Depression in Verzweiflung gestürzt werden und sich selbst schaden, etwa indem sie zur Selbstberuhigung mehr essen oder trinken, als ihnen guttut. (Darum geht es ausführlicher im nächsten Kapitel.) Die Arbeit, die Sie in einer solchen Situation in die Herstellung Ihres Gleichgewichts stecken, wird den Grundstein für gesunde Bewältigungsstrategien und Gelassenheit legen.

Probieren Sie ein paar von den Methoden zur Wiederherstellung des Gleichgewichts aus, und Sie werden merken, dass eine Bewegung in dem einen Bereich auch in allen anderen Bereichen etwas in Bewegung bringt. Wirklich: Jede Bewegung in Richtung Ausgleich wird insgesamt für mehr Ausgleich sorgen. Haben Sie keine Angst, dass klein anzufangen nicht reichen könnte. Selbst die kleinsten Anfänge werden die Waage zu Ihren Gunsten wieder ins Gleichgewicht bringen.

9. Technik Nr. 7: Destruktiven Verhaltensweisen vorbeugen

Es erstaunt mich immer, wie viele meiner depressiven Klienten kompetente Menschen sind, die Berufen mit hoher Verantwortung und beeindruckenden Aufgaben nachgehen, die aber irgendwann in Beruf oder Privatleben über ein kleines Hindernis gestolpert und abgestürzt sind. Man sieht es ihnen vielleicht nicht an, sie zeigen es nicht, weil sie immer besser darin werden, sich zur Wahrung des äußeren Scheins zusammenzureißen. Doch dann kommen sie nach Hause, betrinken sich, stopfen sich mit Essen voll oder rasten aus, weil sie das Gefühl haben, dass nichts im Leben jemals mehr gut sein wird. Ohne Vorwarnung rutschen sie ganz tief hinunter. Manche sind so verstört, dass sie sogar erwägen, sich umzubringen.

Was passiert da? Wie kommt es, dass diese Menschen wegen so kleiner Dinge – eine vom Freund abgesagte Verabredung, ein stornierter Termin mit einem Klienten oder eine ungerechte Jahresbeurteilung durch den Chef – derart aus der Fassung geraten, dass sie glauben, die Welt gehe unter? Wie kommt es zu solch einer starken Überreaktion? Warum zerstören sie sich oder andere, indem sie ihre Kinder ausschimpfen, den Freund anschreien oder ihre Arbeitsstelle kündigen? Beide Reaktionsarten – das langsame Absinken in die Hoffnungslosigkeit sowie der plötzliche Sturz in die Verzweiflung gefolgt von zerstörerischem Verhalten – lassen sich vermeiden, wenn man weiß, wie man das Abrutschen in die Depression verlangsamt und stoppt.

Dieses Gefühl, dass die Welt gerade eben noch in Ordnung war und in der nächsten Minute alles ganz schrecklich ist, hat aber nichts mit uni- oder bipolarer Depression zu tun und auch nicht mit dem langsam sich ausbreitenden Nebel einer endogenen Depression. Es handelt sich vielmehr um die neurobiologische Unfähigkeit zur Lösung emotionaler Anspannung, wodurch diese sofort steigt. Wenn dies passiert, tun Sie vielleicht Dinge, mit denen Sie die Situation sogar noch verschlimmern: Mit Ihrem Partner, der Sie versetzt hat, machen Sie Schluss, wobei Sie in Gedanken jedes Versetztwerden Ihres Lebens Revue passieren lassen; wenn das Abendessen mit einer Freundin geplatzt ist, verschlingen Sie eine ganze Pizza; vor lauter Enttäuschung über eine kleine Angelegenheit trinken Sie allein eine Flasche Wein aus. Oberflächlich gesehen erscheint es sinnlos, ein Gefühl durch negatives Denken oder Handeln noch verschlimmern zu wollen, doch manchmal suchen leidende Menschen noch mehr Leid. Als Kind hörte ich einen Reim, keine Ahnung, wo er herkommt, aber er ging so: „Jeder hasst mich, keiner mag mich. Dann ess ich eben Würmer." Damals habe ich ihn nicht verstanden, jetzt leuchtet der Sinn mir aber ein: Depressive Menschen haben irgendwie das Bedürfnis, die Sache noch schlimmer zu machen.

Dafür sind mehrere Erklärungen möglich, die aber alle mit der Vergangenheit des jeweiligen Menschen zu tun haben. Vielleicht bekamen Sie als Kind von Ihren Eltern keine nennenswerte Hilfe beim Regulieren Ihrer negativen Gefühle, was dann bei Ihnen womöglich starken Stress auslöste. Oder Ihre Eltern waren kein gutes Vorbild dafür, wie man sich bei Aufregung selbst besänftigt. Vielleicht gerieten sie selbst wegen jedes kleinen Problems so in Aufregung, dass sie die Kontrolle über sich verloren. Oder sie waren nicht da, wenn Sie von starken Emotionen gebeutelt wurden, oder konnten Sie nicht beruhigen, was Ihre ohnehin schon intensive Gefühlsnotlage wahrscheinlich noch weiter verschlimmerte, worauf Sie dann vollends außer sich gerieten. Wiederholte sich dies regelmäßig, lernten Sie schon als Kind intuitiv, dass negative Gefühle sich ausweglos verschlimmern. Heute assoziiert Ihr neuronales Netzwerk diese Gefühle sehr effizient mit anderen Erfahrungen des Zumachens (depressiv, schlechte Laune, negative Erwartungen, Traurigkeit), und schon haben Sie den Blues.

Bei diesen sogenannten aversiven Erfahrungen der frühen Kindheit strapaziert intensiver Stress Körper und Seele, es kommt zu einer Stressreaktion, über die versucht wird, den Stress abzubauen. Die daraus resultierende Bindungsstörung, gekennzeichnet durch einen Mangel an Sicherheit und Geborgenheit im Zusammenhang mit den frühen Bezugspersonen, löst in Stresssituationen beim Kind ein Gefühl der Unsicherheit und Gefahr aus. Dies ist keine bewusste Entscheidung, sondern die Umgangsweise des Gehirns im Kontext ungenügender Besänftigung oder Angst im Zusammenhang mit genau dem Menschen, der eigentlich für Sicherheit sorgen sollte. Stellen Sie sich das so vor: Die kindlichen Stressreaktionssysteme, anfangs noch fähig, Alarm zu schlagen und sich dann aber wieder beruhigen, stellen sich regelrecht darauf ein, die Beruhigung der Aufregung durch Interaktion mit einer Bezugsperson zu erzielen, die dem Kind zugetan ist und darauf eingeht. Im kindlichen Gehirn bilden sich also Schaltkreise für das Maß der eigenen Aufregung und die Art der Beruhigung in verschiedenen Belastungssituationen. Extrembelastungen in der Kindheit entstehen bei Hunger, Durst, Müdigkeit, Kälte, Schmerz und Trennung von Bezugspersonen. In einer chronisch beängstigenden, unsicheren Situation oder bei nicht zugänglichen Bezugspersonen kommt es beim Kind zu einer enorm starken Stressreaktion, die jedoch nicht durch eine beruhigende Bezugsperson gemäßigt wird. An einem Punkt ist die Aufregung so intensiv, dass das Kind sich nicht mehr *beruhigt*, sondern *dichtmacht*. Damit schützt es sich gegen das körperlich und seelisch Unerträgliche. Erlernt wird dieser Schutzmechanismus in einer Entwicklungsphase, bevor das Kind sprechen kann, sodass das Denken buchstäblich vom emotionalen Prozess getrennt ist. Das Gehirn speichert diesen Zustand als Bewältigungsstrategie gegen zu starke Erregung ab, weshalb die Betroffenen dann auch im späteren Leben in belastenden Situationen dichtmachen. Sie zeigt sich in einem Gefühl der Stumpfheit oder Flachheit, aber auch in destruktiven Verhaltensweisen wie beispielsweise Essstörungen oder Alkoholexzessen, die den emotionalen Schmerz abtöten sollen.

Wenn das in Ihrer Vergangenheit so war und Sie nicht gelernt haben, sich selbst zu besänftigen, geraten Sie heutzutage bei Stress ins Schleudern. Ohne die Fähigkeit zur Selbstberuhigung über die elterliche Fürsorge erlernt zu haben können schon kleine Belastungen instinktive Erinnerungen an furchtbare Gefühle auslösen, die Sie in die schiere Verzweiflung stürzen.

Das Schlimmste bei diesen plötzlichen Stimmungswechseln ist das selbstschädigende Verhalten, das das Problem noch verstärkt: Trinken, Spielen oder Selbstverletzungen. Nicht nur für die persönliche Sicherheit, auch für die Heilung der Depression ist es wichtig, diese Stimmungswechsel zu bremsen. Mithilfe von Technik Nr. 7 können Sie allmählich lernen, Ihre negativen Gefühle zu regulieren, und damit den Sturz in die Tiefe aufhalten.

9.1 Übernehmen Sie die Gelassenheit einer anderen Person

Um aus Ihrer Depression herauszukommen, müssen Sie in der Lage sein, Ihrem stark negativ gefärbten Denken oder schädlichen Verhalten Einhalt zu gebieten. Womöglich fühlen Sie sich dazu aber außerstande, wenn Sie nicht auch dem „Sturz in die Verzweiflung", wie ich es nenne, tatkräftig zuvorkommen. Allein werden Sie dies zunächst jedoch kaum schaffen. Sie können aber überlegen, welche Art von Hilfe Sie brauchen und von wem Sie diese bekommen könnten. Das können Sie selbst in die Hand nehmen, und zwar in einem Moment, wo Sie nicht so verzweifelt sind.

Wenn Sie sich in dem oben Beschriebenen wiedererkennen, brauchen Sie Hilfe, um damit zurechtzukommen, weil sich diese extreme Stimmung, wenn Sie mittendrin sind, so schwer unterbrechen lässt. Sie brauchen jemanden, mit dem oder der Sie, sobald Sie merken, was mit Ihnen los ist, ganz schnell Kontakt aufnehmen können. Von einer Psychotherapeutin zum Beispiel können Sie lernen, die Zeichen für einen bevorstehenden Absturz zu erkennen und etwas dagegen unternehmen. Lernen, sich selbst zu beobachten, ist ein wichtiger erster Schritt, um Ihr negatives Denken, Gefühlsleben und Verhalten zu stoppen. Ihre Therapeutin wird Ihnen helfen können, die Umstände zu erkennen, die den plötzlichen Stimmungswandel auslösen, und gemeinsam mit Ihnen eine Strategie erarbeiten, mit der Sie ihn verhindern können. Es folgen einige Vorschläge dazu.

Machen Sie eine Liste mit Ablenkungsmanövern

Als Erstes sollten Sie sich darauf vorbereiten, Dinge zu tun, die Sie mögen oder zu denen Sie wenigstens bereit sind, die eine beruhigende Wirkung haben und mit denen Sie sich in keinster Weise selbst schaden: Lesen, spazieren gehen, Musik hören, einen Film anschauen, ein Video- oder Computerspiel spielen – alles, was Sie von Ihrer verzweifelten Stimmung ablenkt. Machen Sie eine Liste all dieser Hilfsmittel. Sie werden sie brauchen, um sich zu beruhigen. Eine Liste brauchen Sie, weil Sie sich in diesem Verzweiflungszustand nicht leicht daran erinnern, was Sie tun können.

Rufen Sie jemanden an, der für Sie zum Lebensretter wird

Sobald Sie Ihre Liste zusammenhaben, bestimmen Sie jemanden, der oder die Ihnen helfen könnte. Bei einem Absturz in die Verzweiflung hat man meist gerade noch genug Energie, um nach einem Rettungsring zu greifen – nach einem anderen Menschen, der Ihnen helfen kann, wenn Sie selbst dazu nicht in der Lage sind. Dafür haben Sie verschiedene Möglichkeiten.

- Ihre Psychotherapeutin könnte für Sie zum Rettungsring werden. Manche Menschen rufen am liebsten Ihren Therapeuten an und treffen dafür mit ihm eine Vereinbarung bezüglich der Situationen, in denen dies möglich ist, und des Honorars für eine kurze Realitätsüberprüfung oder ein längeres Gespräch.
- Sie können jemanden aus Ihrem Freundeskreis oder Ihrer Verwandtschaft wählen, der oder die aller Voraussicht nach in dieser Situation ruhig bleibt und sich mit Ihnen befasst. Fragen Sie diese Person schon im Voraus, ob sie dazu bereit ist, und sagen Sie ihr genau, was Sie bei einem solchen „Notruf" von ihr brauchen (mehr darüber später). Wenn Ihr Partner oder Ihre Partnerin Ihr Rettungsring ist, sollten Sie sicherstellen, dass Sie die beiden Rollen auseinanderhalten können. Treffen Sie eine Vereinbarung, an welchen Tagen er oder sie für diese Art von Anrufen zur Verfügung steht. Es ist wichtig, nicht außerhalb dieser Zeiten anzurufen, es sei denn, es handelt sich um einen schweren Notfall, weil Sie die Hilfe dieser Person über einen längeren Zeitraum in Anspruch nehmen werden und Sie sie nicht „verschleißen" sollten.
- Machen Sie eine Liste all der Personen, auf die Sie sonst noch zurückgreifen können, falls Ihre Lebensretter nicht erreichbar sind: Menschen, die Sie kennen, oder auch Einrichtungen wie die Telefonseelsorge. Wenn Sie an einem Drogenrehabilitationsprogramm teilnehmen, bekommen Sie ein Telefonverzeichnis, von dem Sie Gebrauch machen können.

Arbeiten Sie dann mit Ihrer Psychotherapeutin zusammen an der Herstellung von Memokarten, auf die Sie schreiben, wer oder was sonst noch Sie in Notzeiten unterstützen könnte. Diese Karten sind für den Fall gedacht, dass Sie niemanden von Ihren Lebensrettern erreichen können. Die dort festgehaltenen Ideen sollten Sie auch in Ihre Liste mit Ablenkungsmanövern und Beruhigungsstrategien eintragen.

Manchmal braucht man nur eine kurze Realitätsüberprüfung, manchmal aber ein längeres Gespräch. Wie geht man damit um?

1. Überlegen Sie gut, wie es Ihnen geht, wenn Sie sich in diesem Zustand befinden. Dies zu wissen ist die Voraussetzung, damit Sie es erkennen können, wenn es passiert. Warum, brauchen Sie nicht zu wissen, um den Notruf zu tätigen, Hauptsache, Sie erkennen das Gefühl wieder.
2. Das erste Ziel des Anrufs ist, den Auslöser für Ihre Stimmung herauszufinden. Sie werden mit der Zeit lernen, Situationen zu erkennen, die problematisch für Sie sind. Wie? Indem Sie im Gespräch mit Ihrem Lebensretter sich Zeiten ins Gedächtnis zurückrufen, als es Ihnen ganz gut ging, und dann nach und nach im Geiste Gespräche, Vorfälle oder Gedanken durchgehen, bis Sie feststellen, an welcher Stelle die Negativität eingesetzt hat.
3. Das nächste Ziel des Anrufs ist, die Realität zu überprüfen. Ist die augenblickliche Situation aus der Sicht Ihres Lebensretters auch so belastend wie für Sie? Sie müssen sich darauf einstellen, eventuell zu hören, dass Ihre emotionale Reaktion manchmal stärker ist, als eigentlich erwartet. Allein das Wissen, dass jemand anderem das Problem weniger gravierend erscheint, kann schon zu Ihrer Beruhigung beitragen.
4. Hält die Verzweiflung an, können Sie sich in einem Gespräch beim Umdeuten der Situation helfen lassen. Bitten Sie Ihren Lebensretter, Ihnen Alternativerklärungen für die belastende Situation anzubieten. Sagen wir, Sie seien in den Abgrund gestürzt, weil Sie auf Ihrer Mailbox eine Nachricht von Ihrem Chef abgehört haben, in der er Sie zu sich ins Büro zitiert, gleich als Erstes am nächsten Tag. Im Nu sahen Sie sich selbst als gefeuert und obdachlos. Ihr Retter könnte Sie jetzt daran erinnern, dass Sie den Anlass für die Besprechung noch gar nicht kennen und Ihr Chef vielleicht einfach nur Ihre Meinung zu einem Arbeitsprojekt hören will, das sofortige Aufmerksamkeit erfordert. Vielleicht muss jemand Ihnen noch einmal deutlich machen, dass Sie sich – eventuell – erst dann Sorgen zu machen brauchen, *nachdem* Sie erfahren haben, worum es geht.
5. Treffen Sie eine Vereinbarung, wann Sie sich das nächste Mal wieder melden, um zu versichern, dass es Ihnen einigermaßen gut geht oder das Problem gelöst ist.

Wie lange sollten Sie auf Ihre Lebensretter zugreifen? So lange, wie es nötig ist, d. h. in Absprache mit Ihrer Psychotherapeutin und je nach Intensität und Häufigkeit dieser Episoden, meiner Meinung nach jedoch mindestens einige Monate. Wenn die Ursache für Ihre Abstürze in einer Belastungserfahrung der frühen Kindheit liegt, brauchen Sie Zeit, um während einer Therapie zur Heilung der kindlichen emotionalen Verletzung bewusst zu lernen, wie man eine plötzliche Stressreaktion entschärft, damit sie nicht über das Ziel hinausschießt.

9.2 Lernen Sie, ein Erlebnis als das zu sehen, was es ist, statt als das, woran es Sie erinnert

Um auf die Bremse zu treten und die in destruktives Verhalten mündenden Stimmungswechsel zu stoppen ist es wichtig, die Sichtweise der Situation zu ändern. Wer unter Depression als Folge einer PTBS oder belastenden Erfahrungen der frühen Kindheit leidet, kann die eigenen Gefühle beeinflussen, indem er die Erinnerungen an ein Trauma nicht als weiteres Trauma interpretiert. Die auf frühe belastende Erfahrungen oder Traumata zurückgehenden Überreaktionen bei Stress führen dazu, dass ein in der Gegenwart auftretendes Problem als ernst gewertet wird. Nach einem Trauma macht Ihr Gehirn aus jeder Mücke automatisch einen Elefanten, weshalb Sie hart daran arbeiten müssen, diesen Elefanten wieder zu schrumpfen, damit Sie die Sache mit Ihrem Verhalten nicht noch verschlimmern. Wenn Sie zum Beispiel an einem Regentag einen heftigen Autounfall hatten, regen Sie sich vielleicht jedes Mal auf, wenn Sie beim Autofahren nur eine dunkle Wolke über sich sehen, was Ihre Fahrkünste nicht gerade verbessern wird. Wurden Sie in der Schule gemobbt, könnten Sie die harmlose Bemerkung eines Kollegen als Beleidigung auffassen, in die Defensive gehen und damit eine neutrale Situation in einen Streit verwandeln. Oder aber Sie regen sich bei Stress automatisch so sehr auf, dass Sie sich gar nicht mehr beruhigen können.

Was ist eigentlich so schlimm?

Auf der Suche nach Möglichkeiten, wie Sie die gegenwärtige Situation realistischer einschätzen können, können Sie darauf achten, wie oft Sie kleine Alltagsstörungen als Katastrophe interpretieren. Dadurch reduzieren Sie den starken Einfluss, den Stressauslöser auf Sie haben. Sie können lernen, das Katastrophengefühl zu durchdenken und das Erlebnis als das zu betrachten, was es ist, statt als das, woran es Sie erinnert, indem Sie sich die folgenden Fragen stellen und die Antworten entweder laut aussprechen oder aufschreiben.
1. „Worin besteht die Katastrophe?" Beschreiben Sie Wort für Wort, warum Ihnen diese Situation so katastrophal erscheint. Natürlich besteht das Ziel darin, zu verstehen, dass es in Wirklichkeit gar keine Katastrophe ist, sondern sich die Katastrophe vielmehr auf dem Niveau Ihrer hyperaktiven Stressreaktion abspielt. Schreiben Sie über das Problem.

2. „Was könnte im schlimmsten Fall passieren?" Und: „Was ist am wahrscheinlichsten?" Vielleicht stellen Sie fest, wie oft Sie das Wahrscheinliche mit dem Möglichen verwechseln.
3. „Komme ich mit den wahrscheinlichen Folgen zurecht?" Sie könnten zu dem Schluss kommen, dass Sie auch das Allerschlimmste überleben würden; an dieser Stelle beschäftigen Sie sich aber bitte nur damit, worauf es wahrscheinlich hinausläuft.

Stellen Sie als Nächstes eine Liste der möglichen Leute zusammen, die Sie um Hilfe bitten könnten, falls einige dieser Dinge tatsächlich eintreten. Kontaktieren Sie sie, um deren Einschätzung der Situation zu hören, bevor Sie handeln.

9.3 Regulieren Sie Ihre Reaktion bewusst

Ein weiterer wichtiger Schritt besteht darin, die Intensität Ihrer Reaktion im Auge zu behalten und Ihre emotionale Reaktion bewusst zu regulieren, indem Sie zur Kontrolle der negativen Emotion (des limbischen Systems) Ihren Intellekt (den präfrontalen Kortex) einsetzen. Sie werden Ihr Gehirn umprogrammieren, um anders zu reagieren, als Ihr Körper es Ihnen vorschreibt. Eine Überreaktion fühlt sich echt an: „Oh Mann, mein Herz klopft wie verrückt, und ich bin total durch den Wind – die Situation muss also wirklich schlimm sein!" Wenn Sie die Intensität Ihrer Reaktion verringern wollen, müssen Sie rational denken, um Ihren körperlichen Empfindungen zu widersprechen. Also sollten Sie Ihr Gefühl „Dies ist eine richtige Katastrophe" besser umstellen auf „Dies könnte einfach nur eine Unannehmlichkeit sein". Beantworten Sie dazu die folgenden Fragen:
- Handelt es sich um eine kleine Unannehmlichkeit?
- Handelt es sich um eine große Unannehmlichkeit?
- Handelt es sich um eine Katastrophe?

Begründen Sie auch jedes Mal, warum Sie glauben, dass es sich um etwas Kleines, Großes oder Katastrophales handelt. Damit tun Sie etwas zur Beruhigung und Abschwächung Ihrer intensiven Gefühle.

Wenn Sie diesen Prozess im Laufe mehrerer Vorkommnisse wiederholen, wird Ihr Gehirn sich nach und nach verändern, und mit der Zeit wird dann auch Ihre Stressreaktion schwächer. Im Erwachsenenalter können Sie für sich selbst tun, was Ihre Eltern wahrscheinlich gar nicht oder zu wenig taten, als Sie noch ein Kind waren: Ihnen zuhören und Sie besänftigen. Das ist so, als würden Sie bei Ausfall des automatischen Thermostats Ihre Heizung mit der Hand regulieren. Nun müssen Sie bewusst das tun, worauf Ihr Stressreaktionssystem eigentlich hätte programmiert sein sollen.

Beispiel:

Rosa war ein klassisches Beispiel für einen Menschen, der in Verzweiflung stürzt. Oft pflegte sie für zwei bis drei Wochen aus der Therapie zu verschwinden und sagte später, sie sei total versackt. Während dieser Phasen verbrachte sie unzählige Stunden mit Arbeit oder im Internet, sah die ganze Nacht lang fern, aß Pizza oder andere Fertiggerichte, statt zu kochen, redete nicht mehr mit Freunden und ging kaum noch aus dem Haus. Wir machten einen Rettungsplan, wobei ich selbst und, wenn ich nicht konnte, ihre beste Freundin als Kontaktpersonen fungierten. Zuerst rief Rosa nur selten an, weil sie nicht daran glaubte, dass dies half, doch als es ihr nach mehreren Anrufen erheblich besser gegangen war, rief sie fast jeden Tag an, um zu checken, ob ihre Wahrnehmungen stimmten.

Rosa fand heraus, dass sie meistens dann in die Verzweiflung stürzte, wenn sie glaubte, von anderen abgelehnt oder aus Desinteresse ignoriert zu werden. So geschah es, dass ihre Bowlinggruppe entschied, sich aufzulösen. Sicher nur, um sie loszuwerden! Nach unserem Gespräch stellte Rosa jedoch nicht nur fest, dass sie gar nicht genau wusste, warum die anderen so entschieden hatten, sondern dass sie eigentlich längst gar keine Lust auf diese Bowlinggruppe hatte. Außerdem fand sie heraus, dass ihr Chef manchmal der Auslöser für Verzweiflungsabstürze war. Wie ihre Mutter war er Alkoholiker und konnte launisch und unberechenbar sein, was Rosa das Gefühl gab, ihn mit Samthandschuhen anfassen zu müssen. Als Rosa merkte, dass sie es nicht mit furchtbaren Katastrophen, sondern eher mit Verunsicherungen zu tun hatte, mit denen sie umgehen konnte, schwand ihre Verzweiflung.

Überdies erarbeiteten wir Möglichkeiten, wie Rosa mit ihrem destruktiven Verhalten aufhören konnte und was sie tun könnte, um sich bei Bedarf zu besänftigen. Obwohl sie eigentlich wenig Lust dazu hatte, war sie damit einverstanden *zu entscheiden*, ein paar dieser Dinge einfach zu tun – zehn Minuten auf ihrem Heimtrainer zu radeln, bevor sie Pizza bestellte, oder sich mit einer Freundin fürs Wochenende zum Abendessen zu verabreden, damit sie einmal aus dem Haus kam, auch wenn es ihr schlecht ging. Die Kombination der Erfahrung, dass andere bereit waren, für sie da zu sein (was half, die Vernachlässigung ihrer frühen Kindheit zu heilen), mit der Erfahrung, dass sie sich erfolgreich selbst besänftigen konnte, ließ ihre Abstürze in die Verzweiflung immer seltener werden. Schließlich war sie in der Lage, sich verschiedene Interpretationen für Schreckensmomente zu überlegen, und fand zunehmend gute Möglichkeiten der Beruhigung.

Tagebuch schreiben

Neuronale Integration (d. h., das Denken mit einer Emotion verbinden, um einen harmonischeren Zustand zu erreichen) ist machbar, indem man etwas ganz Altbekanntes tut: Tagebuch schreiben. Ein Tagebuch kann man auf verschiedene Art und Weise führen, aber Sie können mal diesem Weg hier folgen, um selbst zu verstehen, was passiert, wenn Sie von negativen Gefühlen hinweggefegt werden. In diesem Zustand schaden Sie sich nicht nur selbst, sondern auch Ihren Beziehungen, wenn Sie wütend oder impulsiv reagieren. Vielleicht sind Sie zu streng mit Ihren Kindern oder weisen jemanden, der oder die Ihnen wichtig ist, barsch ab, steigen Ihrem Chef aufs

Dach oder tun etwas, das später nur schwer zu reparieren ist. Tagebuch zu schreiben wird Ihnen helfen, verletzendem Verhalten sich selbst oder anderen gegenüber eine Bremse anzulegen, zu merken, was los ist, und die neue Situation auf eine gesunde Art und Weise zu integrieren. In diesem Prozess werden Sie Ihre Emotion erkennen, sie mit einem früheren Erlebnis in Verbindung bringen und sehen, ob Sie zwischen der Vergangenheit und der Gegenwart unterscheiden können. Beantworten Sie folgende Fragen ausführlich, indem Sie in Ihrem Tagebuch darüber schreiben. (Oder tun Sie es mündlich im Gespräch mit Ihrer Therapeutin.)

1. Was empfinde ich in meinem Körper?
2. Sind mir diese Empfindungen vertraut?
3. Wann habe ich das zum ersten Mal in meinem Leben empfunden?
4. Kann ich mich an eine Situation erinnern, in der ich diese Empfindung hatte, oder habe ich wenigstens ein Bild von mir selbst vor Augen, eine Art Schnappschuss?
5. Gibt es irgendeine Ähnlichkeit zwischen beiden Erfahrungen (der früheren und der heutigen)?
6. Was taten andere damals?
7. Was tat ich damals?
8. Was tun andere jetzt?
9. Was will ich jetzt tun?

Diese „intellektuelle Analyse" von Gefühlen und Körperempfindungen wird die Schaltkreise an dieser Stelle in Ihrem Gehirn stärken und so Ihrem Gehirn bei der Integration von Fühlen und Denken helfen. Wenn das Gefühl in Zukunft wieder auftaucht, sollten Sie spüren, wie die Intensität immer mehr nachlässt und wie Sie immer weniger tief in die von destruktivem Verhalten begleitete Verzweiflung stürzen.

9.4 Ein Gefühl ist nur ein Gefühl

Gefühle gehen vorüber, aber nicht nur die, sondern auch körperliche Empfindungen, Gedanken und Handlungen, die alle untrennbar miteinander verbunden sind. Sie wissen, was Sie fühlen, weil Sie körperliche Empfindungen, die das Gefühl begleiten, wiedererkennen. Nehmen Sie Wärme in Ihrer Brust wahr, erkennen Sie sie vielleicht als Mitgefühl, Wärme auf Ihrem Gesicht hingegen als Scham. Von Ihrem Körper erhalten Sie wichtige Informationen, Sie registrieren sie, und irgendwann verblasst diese Empfindung wieder.

Das Erkennen Ihrer Gefühle erfordert einen komplexen körperlichen Wahrnehmungsprozess mit anschließender Interpretation, die auf vorigen Erfahrungen aufbaut. Erst danach entscheiden Sie, wie Sie sich verhalten. Wenn Sie beispielsweise wütend sind, *spüren* Sie das, weil Ihr Herz schneller schlägt, Ihr Gesicht heiß wird, Ihr Magen sich verkrampft und sich Ihre Gesichts-, Kiefer- und Nackenmuskeln anspannen. Die Energie der Wut wird zuerst *gespürt*, anschließend benannt, und dann ist zu entscheiden, wie man darauf reagiert. So könnten Sie die Wahl treffen, sich rational zu verhalten und sich schnell wieder beruhigen, doch zuerst müssen Sie die körperlichen Empfindungen wahrnehmen und interpretieren.

Bei Depression ist man darauf geeicht, jede Empfindung als negativ einzuordnen und alles schwarzzumalen. Um bei einem negativen oder unangenehmen Gefühl nicht automatisch in die Verzweiflung zu stürzen, muss man diese emotionale Phase ausdehnen und lernen, Gefühle wahrzunehmen, ohne sich von ihnen beunruhigen zu lassen. Gefühle sind Gefühle – keine Fakten! Das heißt nicht, dass sie nicht real sind. Sie sind nur Informationen – doch nicht alle Informationen sind brauchbar. Wägen Sie sie gegeneinander ab, dann können Sie entscheiden, ob eine Information wertvoll, brauchbar oder wichtig für Sie ist. Dazu müssen Sie jedoch Ihre Neigung, schnell von „normal" auf „verzweifelt" zu schalten, bremsen. Dann haben Sie nämlich Zeit, um zu sehen, was wirklich gerade geschieht.

Bevor Sie eine Empfindung wahrnehmen können, ohne voreilig falsche Schlüsse zu ziehen, müssen Sie außerdem lernen, Ihre Gefühle zu benennen. Depressive Menschen neigen dazu, beides zu überspringen, und wechseln direkt von einem Gefühl der Negativität in die Verzweiflung. Daher soll diese Methode Ihnen helfen, körperliche Empfindungen langsamer wahrzunehmen, um erst einmal zu sehen, worum es sich handelt, ohne gleich zu entscheiden, was sie bedeuten. „Meine Augen füllen sich mit Tränen, etwas Schweres liegt auf meiner Brust." Ziehen Sie noch keine Schlüsse, sondern warten Sie, bis die Wahrnehmung komplett bzw. sie Ihnen bewusst geworden ist. Erst dann sollten Sie eine mögliche Interpretation aussprechen: „Ich bin traurig." Einfach nur zu wissen, was Sie empfinden, kann augenblicklich ein Gefühl der Erleichterung auslösen. „Ach so, das ist Traurigkeit." Schon das allein könnte für jemanden, der oder die es bisher vermieden hat, Gefühle wahrzunehmen, eine gewaltige Verbesserung darstellen. Manchmal reicht es, sich der Gefühle klar zu werden, die mit körperlichen Empfindungen einhergehen.

Es wird Sie vielleicht überraschen, wenn Sie in bestimmten Situationen merken, was in Ihrem Körper vorgeht, und Sie die damit verbundene Emotion erkennen. Die gleiche Empfindung aufquellender Tränen und Schwere auf der Brust kann auf ein Gefühl der Sinnlosigkeit, auf Wut oder Stress hinweisen. Haben Sie das erst einmal benannt, wird Ihr Körper darauf reagieren und Ihnen sofort mitteilen, ob es stimmt. Dies ist nicht dasselbe wie zu entscheiden, was die Gefühle über Sie, Ihr Leben, Ihre Identität oder Ihre Zukunft aussagen, auch nicht über die Intentionen anderer Menschen Ihnen gegenüber. Ohne korrekte Einschätzung der Emotion können Sie ihre

Bedeutung nicht wissen. Der Sturz in die Verzweiflung verleitet Sie schnell zu derartigen Interpretationen. Und damit es gar nicht erst so weit kommt, geht es nun darum, rechtzeitig anzuhalten.

Beispiel:
So kam Mary eines Tages extrem deprimiert zur Therapie, weswegen sie wütend auf sich selbst war. Sofort fing sie an zu zetern: Niemals werde es ihr besser gehen, sie sei heute depressiv und werde es immer sein; es sei doch offensichtlich, dass die Therapie nichts brachte, da sie ja „wieder mal depressiv" sei. Ich bat sie, das Tempo zu drosseln, die Augen zu schließen und einmal nur auf das zu achten, was sie körperlich wahrnahm. Sie merkte, dass ihre Schultern verspannt waren und sich anfühlten, als läge ein schwerer Sack auf ihnen. Überdies spürte sie in allen Muskeln eine Müdigkeit, eine Mattigkeit, obwohl sie bloß auf dem Stuhl saß. Dann überlegte sie, welche emotionalen Begriffe zu den Empfindungen passen könnten. Sie versuchte es mit „müde", „schwach" und „traurig" und blieb schließlich bei „belastet". Als ich sie fragte, was sie zurzeit belastete, stieß sie mit Tränen in den Augen aus: „Ich bin es so satt, dauernd mit meiner Tochter zu streiten!" Eine Tochter hatte sie noch nie erwähnt. Als sie dies ausgesprochen hatte, entspann sich daraus ein Gespräch über ihre Frustration als alleinerziehende Mutter. Nach einer Weile fragte ich sie, wie sich ihr Körper jetzt anfühlte, worauf sie bemerkte, dass das Gefühl der Last gewichen war. Ich fragte sie nach ihrer Depression, und sie war selbst überrascht, als sie feststellte, dass sie sich nicht deprimiert fühlte: „Eigentlich war ich nur frustriert, was mir aber gar nicht bewusst war. Wahrscheinlich hätte es gereicht, mit meinen Freunden darüber zu sprechen."

Üben Sie die Strategie „Ein Gefühl ist nur ein Gefühl", um zu lernen, nicht in Verzweiflung zu stürzen oder Trübsal zu blasen. Versuchen Sie fürs Erste zu erkennen, „was da ist", und sich dann daran zu erinnern, dass Sie in diesem Moment nichts daran zu ändern brauchen. Sie müssen es weder reparieren noch lösen, loswerden oder verstehen. Viele Menschen, die unter Depression leiden, verwandeln einen Moment der Traurigkeit in ein Riesenproblem: „Bin ich depressiv!" Nur weil Sie traurig sind, brauchen Sie nicht mehr draus zu machen, als da ist. Bei Depression besteht die Tendenz, dass die Gedanken sich verselbstständigen: warum man traurig ist und man immer schon traurig war, dass man nie aufhören wird, traurig zu sein, und wie schlimm das Leben ist, weil man jetzt wieder einmal traurig ist.

Versuchen Sie stattdessen wahrzunehmen, wie Sie zu der Bezeichnung für die Empfindung gelangt sind. Welche Empfindung ist das eigentlich? Fühlt sich Ihr Magen verkrampft an oder Ihre Brust eng, ist Ihre Kehle zugeschnürt und brennen Ihnen die Augen? Die Empfindung hat eine Information für Sie. Fragen Sie sich: „Was im Hier und Jetzt trägt zu dieser Empfindung bei?" Achtung: Die Frage bezieht sich weder auf die Vergangenheit noch auf die Zukunft. Nehmen Sie sich Zeit für den Wahrnehmungs- und Benennungsprozess, dann werden Sie erkennen, dass Sie auf etwas, das in der Gegenwart passiert, reagieren und Ihre Traurigkeit angemessen ist. Augenblicklich wird Ihnen die Flüchtigkeit der Gefühle bewusst, und wenn Sie nicht dagegen ankämpfen, werden sie sich beinahe sofort wieder wandeln. Diese Bewusstwerdung reicht meist, um das Gefühl zu beeinflussen. Welch eine Erleichterung!

Ihr Gehirn ist so effizient darin, Assoziationen (neuronale Netzwerke) zu bilden, dass es Ihnen eventuell schwerfällt, das automatische Interpretieren Ihrer Empfindungen zu unterbinden. Dann müssen Sie vielleicht üben, automatische negative Assoziationen zu erkennen und dann zu unterbinden. Meist hat man eine Empfindung, überspringt dann aber den Moment der Wahrnehmung, um gleich zur Interpretation zu gelangen. Auch bei der psychotherapeutischen Methode des „Fokussierens" wird die Aufmerksamkeit hauptsächlich auf das Erkennen der körperlichen Empfindung und dann auf das Benennen der Emotion gerichtet. Wenn Sie Hilfe dabei benötigen zu erfahren, was Sie fühlen, lesen Sie Childre und Martin (2010), Gendlin (2012) oder Cornell (1997).

> ### Zusammenfassung: Ein Gefühl ist nur ein Gefühl
>
> *Richten Sie Ihre Aufmerksamkeit zuerst auf Ihren Körper.*
> 1. Spüren Sie, wie sich Ihr Körper anfühlt.
>
> *Stellen Sie das Urteilen ganz bewusst ein wenig zurück.*
> 2. Achten Sie darauf, wie Sie die Empfindungen benennen. Welche emotionalen Bezeichnungen geben Sie ihnen?
> 3. Kennen Sie die Emotion? Dies könnte der erste Teil des Lernprozesses im Umgang mit der Realität sein. Das Emotionale zu erkennen ist sehr wichtig für das Wohlbefinden.
>
> *Denken Sie daran: Ein Gefühl ist nur ein Gefühl!*
> 4. Achten Sie darauf, was in dem Moment der Empfindung geschieht.
> 5. Versuchen Sie, das Vergleichen mit der Vergangenheit oder das Grübeln über die Zukunft zu unterbinden.
> 6. Unterlassen Sie es möglichst, dies als Teil Ihres Schicksals oder Ihrer Identität zu erklären.
> 7. Geben Sie sich die Erlaubnis, das Gefühl vorbeiziehen zu lassen, ohne es richtigstellen oder verändern zu wollen. Sagen Sie sich selbst: „Ich muss nicht jedes Gefühl verstehen. Ich muss mir keine Geschichte zu dem Gefühl ausdenken. Ich muss wegen des Gefühls nichts tun."

9.5 Tun Sie etwas anderes – sofort!

Was Sie tun, wenn Sie depressiv sind und Ihre Stimmung in den Keller rutscht, können Sie selbst bestimmen. Nicht alle depressiven Menschen stürzen gleich in die *Verzweiflung*, fühlen sich aber oft aus heiterem Himmel so deprimiert, dass sie es kaum abschütteln können, vor allem nicht bei Enttäuschungen und Misserfolgen im Beruf oder in der Beziehung. Vielleicht kennen Sie das ja. Machen Sie es nicht noch schlimmer, indem Sie an all die anderen Enttäuschungen denken, die Sie schon erlebt haben, sondern tun Sie diesmal etwas anderes. Dazu können Sie auf die ablenkenden und beruhigenden Aktivitäten zurückgreifen, die Sie sich notiert haben.

Depressives Verhalten ist ein Abbild des unflexiblen, unkreativen und festgefahrenen Gehirns, das nicht leicht neue Lösungen hervorbringt. Wahrscheinlich reagieren Sie bei jedem depressiven Absturz auf die gleiche Art und Weise. Sie bestellen Pizza, greifen zum Eisbecher, trinken Alkohol oder bleiben den ganzen Tag im Bett. Doch das sind nur immer wieder dieselben starren Reaktionsweisen zur Abtötung der Gefühle, die nicht gegen die Verzweiflung helfen.

Sich rechtzeitig auf eine andere Sichtweise vorzubereiten wird Ihr Gehirn effektiver arbeiten lassen, also planen Sie schon vor der nächsten Verstimmung ein, einen anderen Weg zu gehen. Damit können Sie die starren und unkreativen Denkmuster der Depression aufbrechen. Zu diesem Zweck soll man in Zwölf-Schritte-Programmen als Erstes seinen Sponsor anrufen. Aber auch ohne ein solches Programm können Sie schon im Voraus eine Verhaltensänderung einplanen. Dafür gibt es verschiedene Möglichkeiten. Planen Sie genau ein, was Sie tun werden, *bevor* Sie nach der Flasche greifen, sich auf das Essen stürzen oder den ganzen Tag liegen bleiben. Es sollte aber etwas Kleines sein.

Bill O'Hanlon (2011) teilt die Meinung, dass es sehr wirkungsvoll ist, eine einzige Sache anders als sonst zu machen und Verhaltensmuster mit einer geplanten Umleitung aufzubrechen, um so auf einen ganz anderen (und weniger destruktiven) Weg zu gelangen. Auch etwas völlig anderes, scheinbar Unzusammenhängendes zu tun, wie vor dem Eisessen andere Schuhe anzuziehen, kann Ihnen Einhalt gebieten und Sie in eine andere Richtung bewegen. Sie können alles Mögliche tun: bei einem Lied, das gerade im Radio gespielt wird, laut mitsingen, eine Runde um den Block gehen, duschen, egal – Hauptsache, es ist etwas außerhalb der Reihe, etwas Seltsames, das überhaupt nichts mit dem zu tun hat, was Sie eigentlich gerade vorhatten. *Tun* Sie es einfach, bevor Sie sich ein Glas einschenken, sich vor dem Fernseher niederlassen, Ihre Kinder anfauchen oder was auch immer Sie in Ihrer Verzweiflung oder Trübsal zu tun pflegen.

Schauen Sie mal, was dann passiert. Machen Sie es sich zur Gewohnheit, das Ergebnis Ihrer Verhaltensweisen zu beobachten, während Sie versuchen, aus Ihren alten Mustern herauszukommen. Was hat Ihnen wirklich geholfen, ob Sie es nun erwartet haben oder nicht? Lernen Sie, was Ihnen am besten dabei hilft, sich abzulenken, sich zu besänftigen oder wieder zur Ruhe zu kommen. Verstärken können Sie das Ergebnis, indem Sie es mit jemandem von Ihrer Rettungsliste besprechen.

9.6 Werden Sie mitfühlender sich selbst und anderen gegenüber

Depression lässt Menschen oft streng über sich selbst und andere urteilen. Zur Inflexibilität und Negativität des hyperaktiven limbischen Gehirnareals gesellt sich die Tendenz zu negativen Interpretationen von Ereignissen. Aufgrund der schwachen Neurotransmitteraktivität fehlt der mildernde Einfluss eines aktiven, energischen linken präfrontalen Kortex, der die Dinge bis zum Ende durchdenkt. Schlimmer noch – auch der anteriore cinguläre Gyrus funktioniert nicht richtig, sodass der Schaltkreis für Mitgefühl und Einfühlungsvermögen in Stressphasen außer Betrieb ist, man falsche Schlüsse zieht und schlechte Entscheidungen trifft. Wie können Sie diesen Schaltkreis unterbrechen? Indem Sie eine Methode praktizieren, mit der Sie bewusst Ihr Mitgefühl aktivieren. Es wird Ihnen viel besser gehen, wenn Sie sich daran gewöhnen, Mitgefühl zu üben.

Bei diesem Prozess werden Sie lernen, sich absichtlich auf Mitgefühl einzustellen, damit Ihr Gehirn lernt, wie das ist. Sprechen Sie mit Ihrer Therapeutin oder einem verständnisvollen Freund oder schreiben Sie darüber. Wissen Sie, wie liebevolle Eltern klingen, wenn sie ein weinendes Baby im Arm halten? Können Sie sich an das sanfte Tätscheln erinnern und die weiche Stimme: „Schschsch, wird ja gleich wieder gut." Das ist die Stimme des Mitgefühls, die Stimme einfühlsamer Eltern, die das Stress auslösende Problem nicht sofort lösen können. Manchmal muss man eine Weile warten, bis man gefüttert oder gewindelt wird oder die Eltern herausfinden, was gerade das Problem ist. Wenn Ihnen diese Art des Mitgefühls damals gefehlt hat, haben Sie vielleicht auch nicht den Instinkt, sich selbst so liebevoll zu behandeln. Und wenn Sie sich nicht in Ihren eigenen Schmerz einfühlen können, dann können Sie das sicher auch nicht bei anderen Menschen.

Bei dieser Methode werden Sie sich an eine Begebenheit erinnern, bei der Sie eine Bremse gebraucht hätten, doch so auf Ihre missliche Lage fixiert waren, dass Sie nicht mehr aufhören konnten, darüber nachzugrübeln, wie gemein die andere Person zu Ihnen war. Diese Fixiertheit auf das *Warum das nicht so sein sollte* und das

Wie schlecht es mir doch geht oder *Wie gemein die anderen sind* hat Ihre negative Stimmung noch verstärkt – und wahrscheinlich auch Ihr Verhalten verschlimmert. Da Sie dafür einige Übung brauchen, sollten Sie das zunächst einmal in ruhiger Verfassung ausprobieren.

Konzentrieren Sie sich auf etwas, das Sie stark verurteilen, oder auf eine Situation, in der ein anderer Mensch Sie in einen Strudel der Negativität herunterzieht. Vielleicht verurteilen Sie sich selbst, weil Sie zu viel trinken, mit dem Rauchen nicht aufhören können, immer noch nicht mit dem Studium angefangen haben, Ihre Wohnung im Chaos versinkt oder weil Sie sich von anderen zu sehr ausnutzen lassen.

> **ÜBUNG**
>
> **Mitgefühl**
>
> 1. Wählen Sie eine Situation, in der Sie damit gerungen haben, etwas anders als sonst zu tun – etwas an Ihnen selbst, das Sie gerne ändern würden, das Sie auf die Palme bringt oder Sie frustriert. Es kann auch eine Situation sein, wo das Verhalten einer anderen Person Sie stört, sodass Sie ungeduldig reagieren.
> 2. Beschreiben Sie dieses Verhalten nun ganz genau, entweder schriftlich oder mündlich. Wiederholen Sie die Worte oder beschreiben Sie die Handlungen, als würden Sie sie aus einer völlig objektiven, nicht wertenden Perspektive heraus berichten. Wenn es um etwas geht, das Sie an sich selbst störend finden, sprechen Sie über diesen *Teil* von Ihnen, der das tut – das sind nicht Sie als *ganzer* Mensch, der bewusst so handelt, sonst wären Sie nicht so hin- und hergerissen. Wenn es um das Verhalten einer *anderen* Person geht, seien Sie ihr gegenüber genauso wohlwollend wie zu sich selbst und sprechen Sie über den Teil der Person, der sich so verhält, dass es Sie stört. Sprechen Sie jedoch nicht über die Gründe des störenden Verhaltens, weder über die Ihres eigenen noch des Verhaltens der anderen Person.
> 3. Versuchen Sie, tatsächlich den schwierigen *Teil* Ihrer selbst oder der anderen Person zu sehen. Wie sieht er aus? Stellen Sie sich vor, wie er Ihnen gegenübersitzt.
> 4. Denken Sie sich einen einfühlsamen Satz aus und schreiben Sie ihn auf. Stellen Sie sich vor, wie Sie ihn aussprechen und wie Ihre Stimme dabei klingt. Wenn Sie irgendwo sind, wo Sie niemand hört, können Sie das tatsächlich auch tun. Sprechen Sie den Teil Ihrer selbst oder der anderen Person dem Sinn nach auf diese Weise an: „Ach je, du hast es aber echt schwer." Denken Sie daran, dass dieser Teil Ihrer selbst (oder der anderen Person) nicht Sie selbst (oder die andere Person) als Ganzes ist. *Dieser Teil hat es gerade schwer.* Lassen Sie sich Zeit, um zu spüren, was passiert, wenn Sie einen Moment lang bewusst Mitgefühl haben.
> 5. Befragen Sie diesen Anteil Ihrer selbst bzw. einer anderen Person: „Was macht es so schwer?"

6. Beantworten Sie die Frage aufrichtig, indem Sie sich in seine Lage versetzen. Sprechen oder schreiben Sie mit der Stimme des Teils, der es so schwer hat, und erklären Sie, was so schwer ist. Denken Sie daran, dass Sie nun mit dem Teil Ihrer selbst sprechen, der „kein Mitgefühl hat" und „ungeduldig" ist.
7. Hören Sie sich die Antwort an. Wenn Sie es schaffen, sich beim Sprechen nicht zu sehr selbst zu zensieren, werden Sie einige sehr interessante Dinge zu hören bekommen.
8. Schalten Sie nun wieder um und seien Sie Sie selbst, „der Mensch, der mitfühlender sein will", und sagen Sie, ohne sich selbst zu verurteilen, sich zu belehren oder zu streiten, einfach nur: „Du hast recht. Das ist wirklich sehr schwer." *Fügen Sie dem nichts hinzu.*
9. Sprechen (oder schreiben) Sie darüber, wie es ist, das zu sagen, ohne dem etwas hinzuzufügen.

Was Sie herausfinden, wird von der jeweiligen Situation abhängen. Wenn Sie aber das Gefühl beschreiben, einfach nur anzuerkennen, „dass es schwer ist", werden Sie erstmals mit den Wunden, Ängsten oder Enttäuschungen in Berührung kommen, die zu einem Mangel an Mitgefühl bei Ihnen geführt haben. Dann werden Sie auch sich selbst und die anderen besser verstehen.

Zusammenfassung: Üben Sie Mitgefühl

1. Stellen Sie sich eine Situation vor, in der Sie kein Mitgefühl empfunden haben. Schreiben oder reden Sie über Ihr Verhalten, doch nicht über die Gründe dafür.
2. Führen Sie sich den Teil Ihrer selbst (oder der anderen Person) vor Augen, der es schwer hat.
3. Sagen Sie zu ihm: „Ach je. Du hast es wirklich schwer."
4. Fragen Sie: „Was macht es so schwer?"
5. Hören Sie sich die Antwort an.
6. Sagen Sie: „Du hast recht. Das ist schwer." Mehr nicht.
7. Wie fühlt es sich an, an dieser Stelle aufzuhören?

Meditieren Sie über Mitgefühl

Die Fähigkeit, sich selbst und anderen Mitgefühl entgegenzubringen, kann in täglichen Meditationen gestärkt werden. Beim Zwölf-Schritte-Programm soll man an anderen Menschen keine „Inventur" vornehmen und so aus der Rolle des Richters aussteigen. Man kennt ja immer nur den eigenen Anteil einer Situation, und erst wenn man versucht, nicht mehr über die Gründe und Motivation anderer Menschen zu urteilen, gelangt man einen Punkt, wo Mitgefühl möglich wird. Nehmen Sie sich täglich vor, an anderen keine Inventur vorzunehmen, um bei ihnen nicht mehr auf die Fehler zu schauen. Wenn Sie es doch tun, denken Sie daran, dass es nicht Ihre Aufgabe ist, andere zu richten.

Sie können auch eine Methode ausprobieren, die bei vielen meiner Klienten geradezu Wunder bewirkt hat. Wenn Sie über die schlimmen Dinge, die andere Ihnen angetan haben, nachgrübeln, *ohne* Mitleid für deren Misere zu empfinden, versuchen Sie 30 Tage lang jedes Mal, wenn Sie das merken, für das Wohlergehen dieser Menschen zu beten. Dabei kommt es gar nicht darauf an, ob Sie wirklich daran glauben. Beten Sie, dass dieser Mensch reich beschenkt wird mit Weisheit, Aufrichtigkeit und Freundlichkeit, dass er alles bekommt, was er braucht und so weiter. Beten Sie 30 Tage lang darum. Das wird Ihren Ärger abflauen lassen.

Beispiel:

Barbara war ganz furchtbar wütend auf ihren Exmann, der sie betrogen und damit ihr Leben ruiniert hatte. Als sie hinter seine Affären gekommen war, hatte sie sich scheiden lassen. So war sie zu dem geworden, was sie nie hatte sein wollen: eine geschiedene Frau, die ihre Kinder nur die Hälfte der Zeit zu Gesicht kriegt, statt die glückliche Familie zu haben, nach der sie sich immer gesehnt hatte. Drei Jahre war die Scheidung nun schon her. Barbara wusste, dass sie das Ganze hinter sich lassen musste, aber es fiel ihr schwer. Es ging ihr ständig im Kopf herum und sie hatte das Gefühl, als würde sie nie wieder glücklich sein. Ihr Mann war aber auch tatsächlich immer noch ein Stachel in ihrem Fleisch, weil er mit seinen Alimenten im Rückstand und ständig gehässig zu ihr war (er gab ihrer Intoleranz ihm gegenüber die Schuld an der Scheidung). Auch die Tatsache, dass er inzwischen eine jüngere Frau geheiratet hatte, nagte an ihr.

Als ich Barbara vorschlug, für ihren Exmann zu beten, um so aufzuhören, sich wegen ihrer Verluste zu quälen, war sie zuerst außer sich, willigte dann aber zögernd ein, es wenigstens zu versuchen. Wie sie später berichtete, wurde ihr sehr bewusst, dass sie nicht wollte, dass er glücklich war – sie gönnte ihm nichts Gutes, er sollte leiden. Trotz ihrer Wut betete sie um Erhörung ihres Gebets. Sie stellte fest, dass sie bekam, was sie von ihm brauchte – ein besseres Verhalten ihr gegenüber und die Erfüllung seiner Pflichten –, wenn er zufrieden mit seinem Leben war und aufrichtig zu ihr sein konnte. Sie wusste nicht, wann genau es geschah, aber ihr Ärger flaute ab, und dann war sie auch längst nicht mehr so deprimiert wegen der Scheidung.

Wenn Gebet Ihnen nicht behagt, können Sie stattdessen über Mitgefühl meditieren. Meditation führt ganz natürlich zu einer Aktivierung von Mitgefühl und Einfühlungsvermögen. Dafür gibt es mehrere Möglichkeiten. Sie können zuerst einfach nur über ein Wort oder einen Satz meditieren, wie etwa „Frieden" oder „Hab Erbarmen mit mir". Alternativ können Sie über einen Gegenstand meditieren, der für Sie heilig ist und Sie in eine entsprechende Stimmung versetzt. Wenn Sie andere Meditationsformen ausprobieren möchten, schauen Sie unter den Literaturempfehlungen am Ende des Buches nach und lesen Sie z.B. Thich Nhat Hanh (2009), Daniel Siegel (2007) oder Newberg und Waldman (2010), die verschiedene Meditationen zur Entwicklung von Mitgefühl vorschlagen.

Wer plötzlich in Verzweiflungszustände abstürzt, braucht Methoden, um sich selbst genauer zu beobachten und belastbarer zu werden. Die Selbstbeobachtung wird durch die Rettungsmaßnahmen ganz direkt gefördert. Ihr Ziel ist es, durch das Umformulieren, Verstehen und Beobachten von tatsächlichen Folgen einen Sinneswandel und darüber eine Verhaltensänderung hervorzurufen. Auch eine Uminterpretation der eigenen Empfindungen ist eine Möglichkeit, wie man lernt, Probleme zu bewältigen, ohne sich destruktiv zu verhalten. Methoden zur neuronalen Integration wie Tagebuchschreiben helfen, das Gehirn zu heilen, damit der Sturz in die Verzweiflung aus dem Verhaltens- und Emotionsrepertoire der Depression gelöscht wird. Und schließlich wird das Gehirnareal, dem in der Kindheit die Einfühlung vorenthalten wurde, von Mitgefühl stimuliert, was zu mehr Freundlichkeit führt, sich selbst und auch anderen gegenüber. Als erwünschtes Endresultat dieser Methoden werden Sie auch belastbarer, d. h., Sie werden fähiger, mit den alltäglich auftretenden problematischen Situationen positiv umzugehen.

10. Technik Nr. 8: Neue Perspektiven gewinnen

Depression engt das Gesichtsfeld ein, sodass man nur noch Probleme im Fokus hat und vom restlichen Leben nicht mehr viel mitkriegt. Sie verfärbt auch die eigene Sichtweise. Alles wird von Negativität überschattet. Bis man nur noch zwei Hauptthemen hat: die eigene Unzulänglichkeit und Wertlosigkeit. Sich für unzulänglich oder wertlos zu halten ist anstrengend. Man hat keine Energie mehr, Neues zu tun oder auszuprobieren, Herausforderungen anzunehmen oder Dinge aus einer anderen Perspektive zu betrachten. Man sieht alles nur noch durch die Linse der Depression, als ob man nach Bestätigung der Unzulänglichkeit und Wertlosigkeit suchte.

Der eigene Bezugsrahmen bestimmt die Beurteilung des Geschehens. Bei Depression besteht unter anderem das Problem, dass dieser negative Kontext, in den man Dinge einordnet, oft nicht sehr genau ist, weshalb man durch das eigene Verhalten die Situation noch verschlimmert. Deswegen ist es so wichtig, öfter die Perspektive zu wechseln und damit den Horizont zu erweitern. In der Psychotherapie wird dieser Vorgang „Reframing" genannt (d. h. „etwas neu rahmen"). Sie können selbst bestimmen, was eine Situation für Sie bedeutet und was Sie mit ihr anfangen. Wie Sie darauf reagieren, hängt von Ihrem eigenen Bezugsrahmen ab.

Nehmen wir beispielsweise an, dass Sie eine Lehrerin sind und einer Ihrer Schüler Schwierigkeiten in Mathe hat. Sie geben dem Kind Nachhilfeunterricht, es bekommt einen Wutanfall, schreit herum und beschimpft Sie. Nun *könnten* Sie diese Situation in einem negativen Rahmen interpretieren und das Verhalten des Kindes als bösartig und manipulativ bezeichnen (weil es versucht, auf diese Weise dem Lernen zu entkommen) oder auch sich selbst für eine inkompetente Lehrerin halten. Sie könnten das aber auch anders betrachten und den Wutanfall als Ausdruck der Frustration und der Angst, hinter den Klassenkameraden hinterherzuhinken, interpretieren. Aus dem negativen Kontext heraus („Er manipuliert mich") werden Sie wahrscheinlich das Kind bestrafen – was in dem Fall, dass der wahre Grund dahinter Angst ist, das Verhalten noch verschlimmern wird, weil der Schüler sich noch schlechter fühlt. Wenn Sie aber die Perspektive einnehmen, dass er frustriert ist und Angst hat, können Sie ihm helfen, sich wieder zu beruhigen, und etwas gegen die Frustration tun, indem Sie eine interessante Lernerfahrung daraus machen.

Eine bewusste Änderung Ihrer Denkweise wird überdies Einfluss auf Ihren Gefühlszustand haben, da Sie Ihre Situation, aus einer neuen Perspektive betrachtet, anders wahrnehmen und sich daher auch anders darin fühlen. Im Zusammenhang mit dem vorigen Beispiel bestünde eine neue Perspektive darin, sich nicht mehr als inkompetente Lehrerin vorzukommen, sondern sich in den Schüler einzufühlen und Mitgefühl für seine Schwäche zu empfinden. Welche Art der Emotion sich positiver auf die Situation auswirkt, liegt auf der Hand.

Die Technik der Erweiterung des Perspektivenrepertoires soll Sie an einen anderen Ort führen, von dem aus Sie eine neue Perspektive gewinnen und wo sich Ihnen eine neue Sichtweise des Geschehens eröffnet. Das Umdenken passiert im Gehirn: Sie nutzen Ihr Gehirn, um es zu verändern. Sie entscheiden sich, Ihren Reaktionen Einhalt zu gebieten, einen Schritt zurückzutreten, zu beobachten statt zu reagieren und erst dann bewusst zu handeln. Kleine Veränderungen in der Beobachtung können große Veränderungen auf der emotionalen Ebene und in den Reaktionen auf Gefühle erzeugen. Die Veränderung Ihres intellektuellen Bezugsrahmens für Ereignisse, Erfahrungen und zwischenmenschliche Beziehungen wird Sie zu dem Hebel führen, mit dem Sie „die Welt aus den Angeln heben" können.

10.1 Lernen Sie zu beobachten, ohne zu urteilen

Die Fähigkeit des Beobachtens kann man kultivieren. Oft achtet man gar nicht auf das, was um einen herum geschieht, obwohl es besser wäre, sich Zeit dafür zu nehmen, um zu sehen, was man sieht, und zu hören, was man hört, *als wäre es* in diesem Moment *etwas ganz Einzigartiges.* Ist es ja auch. Nur verleitet das Gehirn dazu, schnell zu denken und leicht zu lernen, indem es Kategorien bildet, in die es die neuen Informationen einordnet. Auf diese Weise kann man ohne langes Nachdenken schnell reagieren. Es wäre ja auch bemerkenswert ineffizient, müsste man alles tun, als hätte man es noch nie zuvor im Leben getan!

Allerdings sind diese Kategorien bei Depression stark von Negativität überfrachtet. Raten Sie mal, was passiert, wenn Sie etwas erleben, das einem früheren Erlebnis ähnelt, das Sie traurig gestimmt, gekränkt oder enttäuscht hat? Sie werden traurig, gekränkt oder enttäuscht sein und wahrscheinlich noch nicht einmal daran denken, einen neuen, von vergangenen Erlebnissen unbelasteten Blick auf die Situation zu werfen. Eine solche Neigung mit einer offenen Einstellung zu durchbrechen kann dieses Problem, das alle depressiven Menschen kennen, beseitigen.

Entscheiden Sie, was Ihre Gefühle bedeuten

Im Leben sei „Schmerz unvermeidbar, Leid aber frei gewählt", heißt es. Viele Dinge bereiten körperliche oder seelische Schmerzen. Das bedeutet allerdings nicht, dass Schmerz Ihr *Schicksal* ist oder Sie sich von Ihrer Persönlichkeit her zu emotionalem Schmerz hingezogen fühlen, sondern dass Sie in einem bestimmten Moment an einem bestimmten Ort Schmerzen haben. Wer depressiv ist, vergisst dies leider allzu oft.

Viele Menschen kämpfen an gegen das, was sie erleben, oder versuchen, es zu ändern, um einem vorgefertigtem Bild zu entsprechen, das ihnen vorschreibt, was sie fühlen *sollten*. Sobald sie „das, was ist" mit dem vergleichen, „was sein sollte", steuern sie geradezu auf Enttäuschung und Depression zu. Wer depressiv ist, denkt meist Folgendes: „Das sollte jetzt nicht passieren" oder „Das sollte ich jetzt nicht fühlen" oder „Das sollte ich jetzt nicht tun".

Besonders bei wiederkehrenden depressiven Phasen kämpft man gegen aufkommende deprimierende Gefühle an und versucht, sie zu ignorieren, auch deren Ursachen. Stattdessen könnten Sie aber auch aufhören zu urteilen und neugierig sagen: „Hallo Depression! Bist du wieder da? Ich dachte mir schon, dass du im Anflug bist. Was ist denn los? Warum kommst du heute vorbei? Was willst du mir sagen?" Sie werden überrascht sein, wenn Sie merken, dass das Gefühl hinter der Depression oft längst nicht so schlimm ist, wie befürchtet. Vielleicht sind Sie traurig, weil Ihr Besuch abreist oder weil Sie sich am Semesterende von Ihren Studenten verabschieden müssen. Oft ist man am Todestag eines geliebten Menschen traurig. Haben Sie das Gefühl hinter der Depression erkannt, lassen Sie es zu. Wenn Sie sich gestatten können, einfach traurig zu sein (oder sich einsam zu fühlen oder frustriert oder enttäuscht), werden Sie merken, dass die Depression relativ schnell wieder verschwindet. Wenn Sie hingegen versuchen, das negative Gefühl zu „stoppen", werden Sie feststellen, dass die Depression sich im Gegenteil noch verstärkt. Sie will auf sich aufmerksam machen! Seien Sie also gütig zu sich selbst. Werten Sie sich wegen Ihrer negativen oder depressiven Gefühle nicht ab. Güte und Mitgefühl sind aber für viele depressive Menschen nicht selbstverständlich, was eine Wiederholung des Themas rechtfertigt (siehe Technik Nr. 7).

Depression kann Ihnen also Schwierigkeiten bereiten, wenn Sie zu schnell an dem Wissen, was Sie fühlen, vorbei und auf die Entscheidung zurasen, was es bedeutet. Bei endogener – d.h. neurobiologisch bedingter – Depression besteht die Tendenz, körperliche Empfindungen negativ zu interpretieren und damit in einen Teufelskreis zu geraten, bei dem negatives Denken die Depression verstärkt. So könnten Sie, wenn Sie Schmerzen haben, nicht nur sagen „Ach, das tut aber weh!", sondern im gleichen

Atemzug auch noch: „So wird mir das immer gehen. Weil ich inkompetent bin. Weil ich wertlos bin." Solche Aussagen machen es aber nur noch schlimmer.

Außerdem darf man nicht vergessen, dass unangenehme Erfahrungen unvermeidbar sind. Anzunehmen, dass sie deswegen geschehen, weil Sie es nicht anders verdient haben, vom Pech verfolgt sind, nie verschont werden oder es nun einmal Ihr Schicksal ist, für immer unglücklich zu sein, wird Ihr Unglücklichsein noch verstärken. Wenn Sie andererseits finden, dass Ihnen nichts Schlimmes passieren *darf*, werden Sie dagegen ankämpfen. Es ist erstaunlich, wie deprimierend es sein kann, gegen die Realität anzukämpfen: „Ich will das nicht fühlen!" „Es geht mir so schlecht, weil ich nicht will, dass _____" (vervollständigen Sie den Satz: „meine Freundin mit mir Schluss macht, ich meinen Job verliere, ich Diabetes habe, nur eine Drei schreibe ..."). Wenn Sie in die Situation etwas Negatives hineindeuten, macht Sie das depressiv. In der Tat schaffen Sie Ihre Realität selbst. Sie mögen es kaum glauben, aber wenn Sie die Dinge aus einer anderen Perspektive betrachten, fällt Ihre Reaktion ganz anders aus. „Ich will nicht, dass meine Freundin mit mir Schluss macht, das tut weh, und ich mag das nicht" zum Beispiel führt zu einer anderen Reaktion als: „Sie hat mit mir Schluss gemacht, und ich werde niemals wieder glücklich sein."

Überlegen Sie, wie viele Möglichkeiten Sie haben, sich Ihre eigene Version der Realität zu konstruieren. Jeder Mensch nimmt Informationen auf und interpretiert sie. Wie oft hat jemand sich über etwas, das Sie gesagt (oder in einer E-Mail geschrieben) haben, aufgeregt, worauf Sie dann schnell erwidert haben: „Ich habe das nicht so gemeint"? Oder auch andersherum: Sie haben etwas gehört oder gelesen und es ganz anders aufgenommen, als es gemeint war. Besonders häufig passiert dies bei E-Mails. Sie lesen *Worte* und befrachten sie mit Bedeutung. Wenn Sie *denken*, dass die andere Person Sie kritisiert hat, so *fühlen* Sie sich auch kritisiert. Und das wird dann die „Realität", auf die Sie reagieren, ob es nun als Kritik gemeint war oder nicht. Oder vielleicht hat Ihnen eine Freundin bei einer Party von der anderen Seite des Zimmers „solch einen Blick zugeworfen" – und dann haben Sie eine ganze Stunde am Telefon gehangen, um mit einer anderen Freundin genau auseinanderzuklamüsern, was dieser Blick bedeutet hat, was damit gemeint war und was Sie nun tun sollten – nur um dann später herauszufinden, dass diese Freundin Sie gar nicht gesehen hatte und ihr Blick überhaupt nichts mit Ihnen zu tun hatte. Sie hätten dieses ganze Elend vermeiden können, wenn Sie sofort mit dem Interpretieren der Situation aufgehört und erst die Grundlage für Ihre Emotion untersucht hätten.

Beispiel:

Denise, eine junge Frau, die bei mir wegen wiederkehrender depressiver Phasen in Behandlung war, kam eines Tages wutentbrannt zur Sitzung. Es ging um ihre Freundin Joan. „Sie will mich zu einem Abendessen mit ihrem Freund mitschleppen!", sagte sie aufgebracht. „Wie unsensibel von ihr!" Ich bat Denise, die ganze Situation noch einmal bei klarem Verstand zu durchdenken, um zu schauen, was in ihrem Körper vorging. „Schrecklich", antwortete sie. Natürlich ist „schrecklich" kein Gefühl, sondern ein Schweregrad. Also fragte ich sie, wo in ihrem Körper sie dieses Gefühl hatte. Sie bemerkte einen Druck auf ihrer Brust und eine Verspannung in ihren Schultern. Als sie sich selbst fragte: „Was finde ich an dieser Situation so belastend?", wusste sie sofort: Sie war eifersüchtig auf Joans Beziehung und angespannt, weil sie entweder die Verabredung über sich ergehen lassen oder den Abend allein verbringen musste. Denise sah ein, dass es nicht darum ging, über Joan zu urteilen, sondern dass das Problem bei ihr lag und ihr mehrere Möglichkeiten offenstanden, wie sie reagieren konnte. Sie konnte Joan darum bitten, ohne ihren Freund zur Verabredung zu kommen, sie konnte zu Hause bleiben oder sie konnte mit ihrer Eifersucht leben und mit beiden essen gehen. Die Einsicht, dass sie die Wahl hatte, reichte, damit es ihr viel besser ging.

Bei Depression wird alles sofort durch den Filter der Negativität beurteilt. Diese Gewohnheit muss man ablegen, und zwar bewusst und achtsam. Nichts geschieht von selbst, es sei denn, Sie nehmen sich vor, es eine Zeit lang zu üben. Beginnen Sie also, indem Sie 1) Ihre Aufmerksamkeit zielgerichtet zuerst auf Ihr Körperbewusstsein richten, die Empfindungen dort wahrnehmen und die Emotion benennen (siehe den Abschnitt „Ein Gefühl ist nur ein Gefühl" unter Technik Nr. 7), 2) das Urteilen über die Bedeutung verschieben und schließlich 3) die situative Ursache der Empfindungen herausfinden. Auf diese Weise können Sie die automatischen Annahmen abschütteln und sich ein neues Bild machen, das akzeptieren, was ist, und entscheiden, was Sie tun.

Wenn Sie etwa einen Platten haben und sagen „Das ist ja schrecklich! Dass mir so etwas aber auch immerzu passieren muss! Mein Tag ist im Eimer!", dann überreden Sie sich selbst, unglücklich zu sein. Wenn Sie aber sagen „Ach, ein platter Reifen. Den repariere ich gleich", dann fixieren Sie in Ihrem Denken keine automatische negative Assoziation mit „einem Platten". Dann ist es einfach ein Vorfall, bei dem Sie die Wahl haben, wie Sie darauf reagieren. So dachte auch mein Klient Duane, als sein Auto, das er am Straßenrand geparkt hatte, zu Schrott gefahren wurde. Jemand war zu schnell um die Ecke und direkt in sein Auto gerast. Als Duane sein Auto sah, holte er erst einmal tief Luft und spürte nach, was in ihm vorging. Egal, was er jetzt sagen oder tun würde, die Situation war unabänderlich. Er dachte nicht, dass das Universum ihm eine Lektion erteilen wollte, sondern sagte sich: „Das ist passiert und kann nicht verändert werden. Was will ich also nun tun?" Er beschloss, die Versicherung anzurufen, um zu klären, wie er das Auto abschleppen lassen konnte. Als ich ihn fragte, ob er wirklich die Ruhe behalten hatte, antwortete er: „Ich weigere mich zu glauben, dass mein Auto absichtlich zu Schrott gefahren wurde. Der Schuldige hat das sicher nicht gewollt, also handelt es sich nicht um Böswilligkeit, gegen die ich mich schützen muss. Daher hatte ich es nicht nötig, mich aufzuregen, wütend oder traurig zu werden oder sonstwie heftig darauf zu reagieren. Ich war enttäuscht, weil ich das Auto sicher noch eine ganze Weile hätte fahren können, und frustriert, weil ich jetzt ein neues kaufen muss, aber aus diesem Grund bin ich ja versichert." Indem er weder die Situation als sein Schicksal oder seinen Fehler noch die Tat des anderen als persönlichen Angriff betrachtete, blieb er ruhig und fand eine Möglichkeit, wie er konstruktiv damit umgehen konnte.

Das zu akzeptieren, was *ist*, erfordert ein Bemühen um *urteilsfreies Wahrnehmen*. Dann kann man mit dem linken präfrontalen Kortex, der das Denken und Fühlen steuert, bewusst entscheiden, die eigene Emotionalität anders zu handhaben. Die folgenden vier Schritte sollen Ihnen helfen, sich daran zu erinnern, wie das geht:
1. Denken Sie ganz bewusst daran, dass Ihre emotionalen Reaktionen darauf zurückgehen, wie Sie eine Situation oder Kommunikation *interpretieren*.
2. Beobachten Sie: Was passiert in dieser Situation, und was empfinden Sie?
3. Verschieben Sie die Suche nach Gründen und Ihr Urteil über diese Gründe auf später.
4. Konzentrieren Sie sich darauf, welche Möglichkeiten Ihnen helfen könnten.

Entscheiden Sie, welche Bedeutung Ihre Symptome haben

Symptome haben immer eine Bedeutung. Wenn Ihre Nase läuft und Sie husten, bedeutet das wahrscheinlich, dass Sie eine Erkältung haben. Wenn Sie von einem Insekt gestochen werden und die Stelle rot wird und anschwillt, haben Sie wahrscheinlich eine allergische Reaktion. Auch Depressive schreiben ihren Symptomen eine Bedeutung zu und sehen ihre Lethargie und Handlungsunfähigkeit oft als Beweis für ihre Wertlosigkeit oder Unzulänglichkeit oder für die Hoffnungslosigkeit ihrer Situation.

Das Problem ist: Ihre depressiven Symptome können viele verschiedene Bedeutungen haben, und die Beziehung zwischen „Ursache und Wirkung" ist nicht so einfach wie bei einem Insektenstich. Warum Sie depressiv geworden sind, geht potenziell auf eine Vielzahl von Ursachen zurück (siehe Kapitel 3), und diese Ursachen zu kennen wird auch helfen, Ihre Depression zu behandeln. Wenn Sie allerdings Ihren Symptomen voreilig „Bedeutungen" zuschreiben – etwa dass Sie inkompetent sind oder Ihre Situation hoffnungslos ist –, gelangen Sie nicht zu den wahren Ursachen.

Finden Sie heraus, welchem Zweck Ihre Depression dient

Im Gespräch über Depression werden oft Dinge gesagt wie „er leidet an Depression" oder „der Ausbruch der Krankheit", als ob es sich bei Depression um eine Decke handelte, mit der das nichts ahnende Opfer erstickt würde, und man diese Decke nur abzuwerfen bräuchte, damit alles wieder gut ist. Natürlich stimmt es, dass Depression behindert und das Ziel darin besteht, davon geheilt zu werden. Aber depressive Symptome können außerdem auch einen Zweck haben, der sogar hilfreich sein kann. Den Horizont auch in Bezug auf die Depression selbst zu erweitern kann Sie darauf stoßen, worin dieser Zweck liegen könnte.

Nehmen wir einmal an, Sie fühlen sich vor Lethargie nicht in der Lage, Ihrem Sohn beim Fußballspiel zuzuschauen, zur Geburtstagsparty Ihrer Schwester zu gehen oder die Wohnung zu putzen. Wofür könnte das Symptom der Lethargie gut sein? Vielleicht will ein Teil in Ihnen gar nicht zu dem Spiel gehen, weil Sie wissen, dass Sie sich mit den anderen Eltern vergleichen und sich inkompetent vorkommen werden. Oder wenn Sie zu müde sind, um zur Party Ihrer Schwester zu gehen, dann brauchen Sie sich nicht mit der Sie ständig kritisierenden Mutter auseinanderzusetzen. Vielleicht bekommen Sie auch mehr Aufmerksamkeit, wenn Sie Ihren Freunden dauernd von Ihrer Depression erzählen. Die Symptome können also auch eine Wirkung haben, die nicht ganz ungelegen kommt.

Den Zweck hinter den Symptomen Ihrer Depression zu verstehen erfordert aber von Ihnen, sie nicht als negativ einzustufen. Wenn Sie Ihre Lethargie beispielsweise nur als Beweis Ihrer elterlichen Unzulänglichkeit betrachten, werden Sie nie weit genug denken, um zu merken, dass Sie damit eine unangenehme Situation vermeiden können. Wissen Sie erst einmal, welchem Zweck die Depression dient, können Sie gesundere Wege finden, um zu bekommen, was Sie brauchen. So könnten Sie zum Beispiel spontan überlegen, wie Sie die Nörgeleien Ihrer Mutter ignorieren, abschwächen oder davon ablenken oder wie Sie Ihre Freunde dazu kriegen könnten, Ihnen zuzuhören, ohne dass Sie andauernd auf Ihre Depression zu sprechen kommen, etwa im Zusammenhang mit dem Film, den Sie gesehen, oder der Geschichte, die Sie im Radio gehört haben.

Mit einer offenen Einstellung gegenüber Ihrer Depression können Sie lernen, etwas dagegen zu tun. Oder wie mein Freund und Mentor Paul sagte: „Im Dunkeln lernt man anderes als bei Tag."

10.2 Urteilen Sie nicht vorschnell!

Vorurteile sind sehr verbreitet – das liegt in der Natur des Gehirns, das auf diese Weise versucht, die Welt zu verstehen. Doch in dem Moment, wo Sie über etwas im Voraus urteilen, fallen Ihnen kaum mehr andere Bedeutungsmöglichkeiten ein. Bei Depression ist dies ganz besonders ein Problem, da die Annahmen hier meist negativ und daher falsch sind. Achten Sie einmal darauf, wie oft Sie solche Behauptungen aufstellen. „Wenn ich bis zum Wochenende keinen Anruf kriege, wette ich, dass die mich nicht anstellen werden." „Sicher habe ich keine Einladung für die Party bekommen, weil die mich alle nicht mögen." „Sie hat mich wohl nicht zurückgerufen, weil sie mir aus dem Weg gehen will." Sie gehen davon aus, die Gründe, die hinter dem Verhalten oder einer bestimmten Situation stehen, zu kennen.

Stellen Sie keine vorschnellen Behauptungen auf und vermeiden Sie Urteile. „Nicht zu urteilen" bedeutet, liebevoll zu sich selbst und anderen zu sein. Nehmen Sie Ihre negative Annahmen, dass die anderen Sie nicht mögen oder die Absicht haben, Sie zu schädigen, wahr und suchen Sie nach Alternativen. Vielleicht hat die Freundin, die nicht zurückgerufen hat, Ihre Nachricht nicht bekommen. Selbst wenn Sie die Alternativerklärung nicht *glauben* – wenn Sie also in der Tiefe Ihres Herzens immer noch glauben, dass Ihre Freundin Ihnen aus dem Weg gehen will –, allein beim Gedanken daran müssen Sie zugeben, dass sie doch zumindest stimmen *könnte*, was Ihr Selbstbild als inkompetente oder wertlose Person infrage stellt. Natürlich ist es im Grunde nicht falsch, selbstkritisch zu sein: Man wächst ja daran, indem man Fehler anerkennt und versucht, daran zu arbeiten. Es besteht aber ein großer Unterschied zwischen der Selbstkritik eines depressiven und der eines gesunden Gehirns. Wer depressiv ist, sieht sich eher als *völlig* und *dauerhaft* defekt. Deswegen ist es so wichtig, die Scheuklappen abzunehmen und sich selbst und die Situation so zu betrachten, wie sie wirklich ist oder sein könnte.

Eine andere Möglichkeit, wie Sie Ihre Annahmen infrage stellen können, besteht darin, sie „herunterzuschrauben". Sagen wir, Sie hatten eine schlechte Reitstunde und stellen nun die Behauptung auf: „Ich bin eine miserable Reiterin." Damit schlagen Sie aber den depressiven Weg ein und denken eventuell als Nächstes: „Deswegen sollte ich mein Pferd verkaufen und nie wieder reiten." *Widersprechen* können Sie dieser negativen Annahme, indem Sie sagen: „Nur weil ich eine schlechte Reitstunde hatte, heißt das nicht, dass ich eine miserable Reiterin bin." Wenn Sie aber richtig depressiv sind, geht das zu weit. Dann wäre es besser, die Annahme nur etwas *herunterzuschrauben*: „Heute war ich eine miserable Reiterin. Aber das heißt nicht, dass ich das auch morgen sein werde. Ich kann aus meinen Fehlern lernen und es in Zukunft besser machen." Oder wenn Sie zum Beispiel ein Vorstellungsgespräch hatten und es schlecht lief. Sagen Sie nicht: „Ich habe dieses Vorstellungsgespräch völlig verpatzt und werde nie eine Stelle kriegen." Sondern so etwas wie: „Ich habe dieses Vorstellungsgespräch völlig verpatzt, kann aus dieser Erfahrung aber etwas für zukünftige Vorstellungsgespräche lernen und dann besser abschneiden." Oder wenn Sie einen schlimmen Streit mit Ihrer Freundin hatten, denken Sie nicht: „Diese Beziehung ist verhext." Sondern beispielsweise: „Wir haben gerade eine schwierige Phase, aber es besteht die Chance, dass sich die Dinge in Zukunft verbessern." Oder: „Sie hat in letzter Zeit eine Menge Stress gehabt, wenn sich der legt, streiten wir uns vielleicht nicht mehr so oft." Wenn Sie Ihre Annahmen bezüglich Ihrer Wertlosigkeit oder der Hoffnungslosigkeit Ihrer Situation herunterschrauben, haben Sie es einfacher, die Wirklichkeit aus einer neuen Perspektive zu betrachten und sich zu beruhigen.

Wenn Sie auch aufhören können, andere zu verurteilen, könnten Sie mehr Freude an Ihren Beziehungen haben. Dan Siegel (2007) fasst den achtsamen Ansatz der Urteilsaufschiebung in der Abkürzung C.O.A.L. (engl.: curiosity, openness, acceptance, love) zusammen: Neugier, Offenheit, Akzeptanz, Liebe. Begegnen Sie jeder Situation mit:
- *Neugier:* Fragen Sie, was wirklich gerade passiert. Was nehmen Sie über Ihre Sinne wahr?
- *Offenheit:* Was könnte gerade vorgehen und was könnte eintreten? Versuchen Sie, sich von Annahmen negativer Auswirkungen zu befreien.
- *Akzeptanz:* Akzeptieren Sie, was gerade passiert.
- *Liebe:* Lieben Sie sich selbst und andere, d. h., verachten Sie sich nicht länger selbst.

Neugierig und offen zu sein, zu akzeptieren und zu lieben heißt nicht, die Reaktionsfähigkeit außer Kraft zu setzen, sondern sich von schädigenden, unangemessenen oder impulsiven Reaktionen zu befreien und diese durch harmonischere und hilfreichere zu ersetzen.

10.3 Erweitern Sie Ihr Erklärungsspektrum

Das ist einfacher gesagt als getan. Problematisch ist die depressive Vorliebe, andere Menschen zu beobachten und nach negativen Gründen für ihr Verhalten zu suchen. Zum Beispiel beim Autofahren: „Der Typ hat mir gerade die Vorfahrt genommen! Ich wette, der hatte einen im Tee!" Oder im Supermarkt: „Schau mal, die vernachlässigt ihr Kind. Jetzt weint es sogar, und sie macht gar nichts!" Oder im Internet: „Sie hat immer noch nicht auf meine Nachricht geantwortet. Bestimmt ist sie total sauer auf mich." Wenn Sie merken, dass Sie anderen eine bestimmte Motivation unterstellen, halten Sie inne und denken Sie darüber nach, welche anderen Gründe die anderen noch haben könnten. Vielleicht hat der Fahrer einfach nur einen Fehler gemacht.

Die Mutter könnte Medikamente für ihr Kind kaufen, das Ohrenschmerzen hat. Die Freundin hat Ihre Nachricht womöglich aus Versehen gelöscht und konnte gar nicht antworten. Ändern Sie die Art, wie Sie zu Erklärungen gelangen – dann kommen Sie auch aus Ihrer gewohnten Negativität heraus.

10.4 Nicht alles hat mit Ihnen zu tun

Wer eine Depression hat, bezieht oft alles auf sich selbst, als ob alles Schlechte, das passiert, von einem selbst ausginge oder dafür bestimmt sei, einen zu quälen. Doch in Wirklichkeit haben viele Geschehnisse gar nichts mit einem selbst zu tun. Versuchen Sie, Situation für Situation durchzugehen und anzunehmen, dass das, was um Sie herum geschieht, nicht im Geringsten etwas mit Ihnen zu tun hat, also auch nicht Ihr Fehler ist und nicht von Ihnen behoben werden kann. Vielleicht verstehen Sie dann, dass die anderen ihr eigenes Leben haben, mit eigenen Problemen – und sind erleichtert!

> **Beispiel:**
> Charlene hatte oft schlechte Tage, an denen sie sich auf der Arbeit inkompetent vorkam. Das passierte immer dann, wenn ihr Chef morgens schlecht gelaunt ins Büro kam und sie sich Sorgen machte, dass es an ihr lag. Ich fragte sie, was passieren würde, wenn sie seine Stimmung nur beobachten würde, ohne zu urteilen und anzunehmen, dass es etwas mit ihr zu tun hätte, und was sie dann stattdessen denken oder tun würde. Vielleicht war er ja wegen des Verkehrs genervt oder müde oder sauer auf seine Frau – und nichts davon hatte mit ihr zu tun. Also versuchte sie, sich diese Dinge selbst zu sagen, wenn er ins Büro kam, worauf es ihr bei der Arbeit um einiges besser ging. Obwohl ihr Chef immer noch schlecht gelaunt war, hatte Charlene mehr von ihrem Tag, weil sie nicht länger die Verantwortung für seine schlechte Laune übernahm.

10.5 Schluss mit Pessimismus: Leisten Sie negativen Überzeugungen und Erwartungen Widerrede

Negativen Überzeugungen und Erwartungen zu widersprechen ist ein wichtiger Schritt in Richtung Horizonterweiterung. Es mag zwar eine Weile dauern, bis Sie sich als optimistisch bezeichnen, aber Sie können etwas gegen den Pessimismus der Depression unternehmen, wenn Sie bei jeder pessimistischen Anwandlung folgende Fragen durchgehen.

1. Welche pessimistischen Gedanken oder Überzeugungen haben Sie in dieser Situation? Halten Sie nach Gedanken Ausschau, die Ihre Optionen einschränken oder die Erwartung eines Misserfolgs anzeigen, wie etwa: „Ich werde nie pünktlich sein." „Ich werde das nicht fertigkriegen." „Ich könnte niemals vier Jahre Schule durchhalten." „Niemand könnte mich je lieben, es sei denn, ich _____ (nehme ab / bekomme eine bessere Stelle / finde eine schönere Wohnung etc.)."
2. Bestreiten Sie aktiv negative und einengende Gedanken, indem Sie fragen: „Was beweist, dass die pessimistische Überzeugung stimmt? Was beweist, dass sie nicht stimmt?"
3. Finden Sie alternative Ursachen für Unglücksfälle. Wahrscheinlich passieren diese nicht aus dem Grund, dass Sie vom Pech verfolgt, inkompetent oder wertlos sind. Welche realistischere Erklärung fällt Ihnen noch ein? (Kommen Sie, schauen Sie einmal genau hin! Vielleicht hat das, was die anderen tun, ja gar nichts mit Ihnen zu tun? Zum Beispiel hat die Frau, die Sie über die Singlebörse im Internet kontaktiert haben, deswegen nicht geantwortet, weil sie gerade bei einer Verabredung mit jemandem war, den sie gern hat – nicht weil sie Sie unattraktiv fand.)
4. Überlegen Sie, welche Auswirkungen das haben könnte. Wird es Ihr Leben *wirklich* ruinieren? Gibt es auch etwas weniger katastrophales? Denken Sie an den Riesenunterschied zwischen etwas, das Sie sich nicht wünschen, und etwas, das Ihr Leben ruiniert.
5. Planen Sie, wie Sie die Situation verbessern könnten. Fragen Sie sich selbst: „Hilft mir diese negative Überzeugung?" Vielleicht merken Sie ja, dass sie Ihnen tatsächlich hilft! Vielleicht weil sie Sie davor bewahrt, Neues auszuprobieren, was bei Depression zu viel Energie kostet. Ironischerweise braucht es weniger Energie, in Depression und Pessimismus zu verharren, macht eben aber auch nicht glücklicher.
6. Machen Sie eine positive Erwartung ausfindig – etwas, von dem Sie glauben, dass es die Dinge verbessert. Wenn dieser Glaube Ihnen ein wenig mehr Energie gibt, könnten Sie vielleicht auch Ihr Verhalten oder Denken ändern und so Ihre Situation verbessern.

10.6 Versuchen Sie, die Wichtigkeit eines negativen Erlebnisses nicht zu überschätzen

Bei Depression führt die Hyperaktivität im Gehirn zu Negativität. Vielleicht verbringen Sie zu viel Zeit mit Überlegungen, was alles passieren wird, wenn das erwartete negative Ereignis tatsächlich eintreffen sollte. Die Zukunft malen Sie schwarz und Ihre Gefühle gleich mit. Dann produziert Ihr hyperaktives Gehirn Gedanken wie: „Was ist, wenn ich die Schule nicht schaffe? Dann wird es mir ganz furchtbar schlecht gehen!" Oder: „Was ist, wenn ich das nicht hinkriege? Ich werde mich so schämen." Sie bekommen Angst, dass es Ihnen dann richtig schlecht gehen wird. Also würde es Ihnen jetzt schlecht gehen und später auch. Wegen Ihrer Depression geht es Ihnen also gleich doppelt schlecht.

Aber eigentlich brauchen Sie nicht mehr Angst davor zu haben, als wirklich nötig ist. Denken Sie einmal über Folgendes nach.

1. Denken Sie an eine Begebenheit, wo Sie etwas befürchtet hatten, das dann tatsächlich eingetroffen ist: Ihr Freund hat die Beziehung mit Ihnen beendet, Sie sind durch die Prüfung gefallen, haben Ihre Arbeit verloren oder irgendein anderes ähnlich furchtbares Erlebnis.
2. Fragen Sie sich: „Ging es mir schlecht?"
3. Und dann: „Wie lange ging es mir schlecht?"
4. Und dann: „Geht es mir deswegen heute immer noch schlecht?"
5. Besinnen Sie sich: „Wie bin ich darüber hinweggekommen? Ging es mir etappenweise besser? Was habe ich daraus gelernt?"

Wie groß Ihr Kummer war und wie gut Sie ihn verschmerzt haben, wird vom jeweiligen Erlebnis und etwaigen mildernden Umständen abhängen. Haben Sie beispielsweise einen ausgezeichneten Arbeitsplatz verloren, hängt die Dauer Ihres Kummers wahrscheinlich in gewissem Maße auch davon ab, wie schnell Sie eine andere Stelle finden. Doch selbst wenn Ihre Arbeitssuche Monate dauern sollte, könnten Sie sich, schon lange bevor Sie eine andere Anstellung finden, an die Situation anpassen und sich besser fühlen. Auch wenn Ihr Herz in der Vergangenheit gebrochen wurde, sind Sie wahrscheinlich darüber hinweggekommen, und zwar schneller, wenn Sie nicht lange Single blieben, sondern gleich wieder eine neue Beziehung hatten, aber selbst ohne neue Beziehung haben Sie den Verlust irgendwann überwunden und sich dann besser gefühlt.

Vielleicht wirkt es auch beruhigend, sich Geschichten von Menschen zu Gemüte zu führen, die Furchtbares erlebt und überlebt haben und später sogar wieder aufgeblüht sind. Zeitungen, Talkshows und Nachrichtensendungen sind voller Geschichten von Menschen, die nach einer Krankheit oder einem Notfall wieder auf die Beine kommen, im wahrsten Sinne des Wortes im Fall der Tänzerin, die einen Teil ihres Beins bei dem Erdbeben auf Haiti verlor und Hilfe bekam, um wieder tanzen zu können. Oder eine erfolgreiche Frau in den Dreißigern, die wegen eines Drogendelikts, das sie in ihrer Jugend begangen hatte, ins Gefängnis kam, trotz dieses großen Schreckens stärker daraus hervorging und ein Buch über ihre Erfahrungen schrieb. Es gibt zahlreiche Bücher und Internetseiten mit inspirierenden Geschichten. Greifen Sie doch einmal darauf zu, wenn Sie glauben, Ihrem Kummer nicht entkommen zu können, und lassen Sie sich davon Mut machen.

Das Problem ist, dass Sie bei Depression die Möglichkeit einer negativen Erfahrung vermeiden wollen, weil sie Sie zu stark an frühere Schmerzen erinnert und nicht so sehr daran, wie Sie damals darüber hinwegkamen. Halten Sie sich immer wieder vor Augen, dass Sie, was immer Sie durchgemacht haben, überlebt haben. Und tatsächlich haben Sie es ja geschafft, mit vielen Dingen, die Ihnen damals furchtbar erschienen, zurechtzukommen.

Vielleicht wollen Sie den Schmerz so sehr vermeiden, finden auch im Verhalten und im Denken Mittel und Wege, ihn nicht zu spüren, und bleiben erst recht darin verhaftet. Depression führt oft zur Verflachung des Gefühlslebens, weil man versucht, unangenehme Gefühle zu ignorieren. Viele Menschen wollen lieber nicht traurig oder enttäuscht sein (oder sich sonstwie schlecht fühlen), und manche versuchen sogar, ihre positiven Gefühle wie Glück, Begeisterung, Freude oder Liebe abzutöten. Wann immer Sie sich also – bewusst oder unbewusst – darum bemühen, Gefühle zu betäuben, laufen Sie Gefahr, Ihre Depression noch zu verstärken.

Vielleicht wollen Sie auch gar nichts mehr fühlen. Exzessiver Alkoholkonsum oder übermäßiges Essen sind Verhaltensweisen zur Schmerzvermeidung. Ebenso die Sucht nach Glücksspielen und Internetpornografie. Auch mental könnten Sie jede Art von Vermeidungstechnik anwenden, wie etwa am Computer oder versunken in Videospiele, die das emotionale Erleben abtöten und zudem viel Zeit fressen. Vermeidung hat allerdings ein Problem: Der Schmerz verschwindet erst, wenn Sie durch ihn hindurchgegangen sind. Wenn nicht, bleiben Sie darin stecken. Er bleibt einfach da, Sie können ihn nicht ewig vermeiden. Immer wieder stört er Ihre Bemühungen, ihn abzutöten oder zu vermeiden.

Um über Ihren Schmerz hinwegzukommen müssen Sie wissen, dass dem Schmerz Ausdruck zu verleihen Schmerz reduziert. Doch wahrscheinlich können Sie das nicht allein. Um den Schmerz nicht länger zu vermeiden brauchen Sie eine „Schwerlaststütze", etwa in Form von Therapiestunden bei einer guten Therapeutin. Es braucht einigen Mut, um emotionalem Schmerz ins Gesicht zu schauen, doch zeugt ein Alleingang meiner Meinung nach nicht von mehr Mut. Sich von einer anderen Person unterstützen zu lassen, während Sie Ihren Schmerz fühlen, wird Ihnen helfen, lange genug dabei zu bleiben, um ihn zu überwinden. Therapeuten oder eigentlich alle, die sich um einen depressiven Menschen kümmern, der seinen Schmerz herauslässt, sollten wissen, dass schon allein ihre Anwesenheit ausreicht, damit die Betroffenen den Schmerz aushalten können. Gegenwärtig bleiben heißt sich *ein*fühlen – und nicht jemand anderem etwas *aus*reden. Eine Therapeutin kann Ihnen den Schmerz nicht nehmen, jedoch eine Weile bei Ihnen bleiben, während Sie ihn zulassen. Es ist beinahe ein Wunder, wie emotionaler Schmerz schwindet, indem man ihn voll durchlebt.

10.7 Reden Sie im Geiste mehr mit sich selbst

Eine Klientin von mir erzählte mir einmal, dass sie ihrem Hausarzt von ihren Bemühungen, ihren inneren Monolog zu ändern (d. h., wie man mit sich selbst und über sich selbst im Geiste spricht), erzählte hatte. Sie wollte ihm mitteilen, was sie gegen ihre Depression unternahm. „Also sage ich mir auf der Arbeit nicht mehr ‚Das kann ich nicht', sondern ‚Mit ein wenig Zeit kann ich alles lernen'." Unbedacht bemerkte der Arzt: „Na ja, das sollte doch wohl nicht allzu schwer sein!" Meine Klientin war sprachlos, denn es ist ja gar nicht so einfach, eine permanent negative Einstellung zu ändern. Sie sagte sich aber selbst, dass es für ihn einfach sein mochte und er sicher keine Ahnung von Depression hatte. Das hatte sie, wie ich fand, wirklich gut gemacht: wie sie mit dieser wahrgenommenen Kritik umgegangen war und verstanden hatte, dass seine Bemerkung mehr etwas über ihn selbst aussagte als über sie.

Der Pessimismus und die negative Einstellung des depressiven Denkens werden von Ihrem inneren Monolog verstärkt. Obgleich es viele Varianten negativen Selbstgesprächs gibt, möchte ich mich auf die Gedanken konzentrieren, die Sie immer das Schlimmste erwarten lassen. Um das zu ändern, lenken Sie Ihre Aufmerksamkeit darauf, ob Sie „wenn", „und" oder „aber" sagen.

Gehen Sie auf Konfrontation mit dem negativen „Wenn"

Bei Depression mündet das Szenario „Wenn ... dann" oft in einen Misserfolg, Verlust oder eine Enttäuschung. Als Amy sich zum Beispiel vorstellte, warum ihr neuer Freund schon seit einer Woche nicht angerufen hatte, sagte sie zu sich selbst: „Wenn er noch nicht angerufen hat, dann bestimmt deswegen, weil er mich nicht wiedersehen möchte." Sie konnte sich keine andere Möglichkeit vorstellen als das Scheitern der Beziehung. Aber Amys Unfähigkeit, einen positiven Ausgang vorherzusehen, bedeutete vielmehr, dass ihr *Vorstellungsvermögen* gescheitert war, nicht ihre Beziehung. Automatisch dachte sie sofort an das Schlimmste, das passieren konnte, was sie erst depressiv machte und ihr dann auch noch die Hoffnung nahm.

Und dann rief er an. Seine Mutter hatte einen Autounfall gehabt, weshalb er in Eile die Stadt verlassen und dabei sein Handy zu Hause vergessen hatte, in dem ihre Telefonnummer gespeichert war. Deshalb konnte er sie erst jetzt anrufen. Es war ihm nie in den Sinn gekommen, dass diese Frau, die er wirklich gern hatte, mit der er jedoch erst seit Kurzem zusammen war, verzweifelt war, nur weil sie ein paar Tage lang keinen Kontakt hatten. Amy brauchte Hilfe, um nicht mehr automatisch in Pessimismus zu verfallen. Mit einiger Ermutigung schaffte sie es, ihre Ängste um ihren Freund für sich zu behalten (was gut war) und die Möglichkeit zu akzeptieren, dass er anrufen würde. Damit sie sich aufgrund der negativen Einstellung nicht die Zukunft verbaute, arbeiteten wir an der Änderung ihres Denkprozesses, um 1) den negativen Ausgang ihrer „Wenn-dann"-Szenarien zu verhindern und 2) andere Optionen in Betracht zu ziehen.

Wenn man sich unsicher ist, worauf eine Situation hinausläuft, zum Beispiel das Ergebnis einer wichtigen Prüfung nicht kennt oder eine frische Liebesbeziehung noch nicht einschätzen kann, ist es Zeit, am Vorstellungsvermögen zu arbeiten. Da man nicht weiß, was auf einen zukommt, sollte man als Erstes *nicht von einer düsteren Zukunft ausgehen.* Dies erfordert eine rationale Entscheidung. Sie müssen sich eingestehen, dass Sie bei einer Depression nicht alle Optionen sehen. Ja, es könnte etwas Schlimmes eintreten – aber auch etwas Gutes. Also sagen Sie sich, dass Schwarz nicht die einzige Option ist, und lassen Sie sich spontan ein paar hellere einfallen. Gönnen Sie sich die Existenz vieler positiver Möglichkeiten! Dafür brauchen Sie Fantasie; wenn Sie keine haben, bitten Sie jemanden um Hilfe.

Das Schlüsselwort hier heißt: *möglich.* Wie gesagt, selbst wenn Sie nicht daran glauben, dass alles gut wird, oder Sie nichts Positives erwarten, müssen Sie zugeben, dass es zumindest *möglich* ist. Sagen Sie statt „Ich habe keine *Zukunft*" lieber „Ich habe keine *Fantasie*". Zwischen beiden liegen Welten.

Ein anderer Wenn-Satz des inneren Monologs lautet: „Wenn es schlimm kommen *kann*, dann *wird* es auch schlimm." Denken Sie unbedingt daran, dass Ihre negativen Gedanken *keine Vorhersagen sind.* Ihre Befürchtung, dass etwas nicht so gut ausgehen könnte, heißt noch lange nicht, dass es schiefgehen *wird*. Eines Tages kam Carli weinend zur Therapiesitzung. Als ich fragte, warum sie so aufgebracht war, sagte sie, dass ihr Kater schlecht fraß. „Er ist mit Sicherheit richtig krank. Ich werde ihn einschläfern lassen müssen!" Carli verhielt sich, als sei ihr negativer Gedanke („Mein Kater könnte krank sein") eine Vorhersage für den Tod des Tieres. Sie müssen die Annahme einer negativen Zukunft streichen und sich stattdessen auf das konzentrieren, was in der Gegenwart passiert. Halten Sie inne, schauen Sie nach und hören Sie zu. Können Sie den Unterschied zwischen Ihrer Befürchtung und dem, was noch nicht eingetreten ist, erkennen?

Eine andere Möglichkeit, Ihre negative Einstellung zu ändern, besteht darin, sich „Ausnahmen" ins Gedächtnis zu rufen, wo ein erwarteter Misserfolg nicht eingetreten ist. Wurden Sie schon einmal von einem Polizisten angehalten, der Ihnen dann aber keinen Strafzettel ausstellte? Haben Sie schon einmal erlebt, dass ein Kind sehr spät von der Schule nach Hause kam und *nicht*, wie Sie befürchtet hatten, entführt worden war? Dass der Fehler, der Ihnen bei der Arbeit unterlaufen war, *nicht* zu Ihrer Kündigung führte? Dass Sie *nicht* zu spät zur Party kamen und der Abend nicht verdorben war, weil Sie sich auf dem Weg dorthin verfahren hatten? Ich habe viele Klienten, die nach einem schrecklichen Vorstellungsgespräch die Stelle bekamen, Prüfungen bestanden, obwohl sie sicher waren durchzufallen, oder sich bei Veranstaltungen, vor denen sie sich gefürchtet hatten, amüsierten.

Vermeiden Sie „aber"

Wenn Sie das Spektrum Ihrer Perspektiven erweitern wollen, ist das kleine Wörtchen „aber" Ihr Erzfeind. Achten Sie einmal darauf, wie es Sie auf negative Gefühle fixiert. „Aber" ist ein „Wortkiller" – es eliminiert alle vorherigen Worte. „Ich habe eine Menge geschafft, aber ich hätte früher mit diesem Projekt anfangen sollen, dann wäre ich jetzt fertig." „Das war ein schöner Abend, aber viel zu teuer." Werden Sie sich bewusst, wann immer Sie das Wort „aber" verwenden, und versprechen Sie, es nicht mehr an positive Kommentare anzuhängen. Achten Sie sorgsam darauf, wie es sich anfühlt, eine Aussage positiv zu beenden. „Ich habe viel geschafft." Punkt. Dies ist eine kleine, einfache Veränderung, die einen starken Einfluss auf Ihre Gefühle haben wird. Entscheiden Sie ganz rational, eine einzige Denkgewohnheit zu ändern. Es wird eine Weile dauern, bis Ihnen das zur Selbstverständlichkeit wird, also machen Sie sich keine Sorgen, wenn Sie zunächst ganz bewusst auf das „Aber" in Ihren Sätzen achten müssen.

Verwenden Sie „und", um widersprüchliche Gefühle zuzulassen

Zu viele Menschen finden widersprüchliche Gefühle schlecht oder falsch. „Ich liebe meine Hündin, also sollte ich mich nicht so aufregen, wenn sie die Polster zerfleddert." „Ich habe doch ein gutes Leben, warum bin ich dann so depressiv?" „Ich will nachts nicht aufstehen, um das Baby zu füttern, weil ich so erschöpft bin. Ich sollte mich aber nicht so fühlen, weil ich dieses Baby haben wollte." Vielleicht versuchen

Sie sogar, diese widersprüchlichen Gefühle miteinander zu vereinbaren, was das Problem allerdings nur noch intensiviert.

Ihr Kampf um die Vereinbarkeit all Ihrer Gefühle, Ihr Versuch, die eine oder andere Seite der emotionalen Rechenaufgabe zu eliminieren, führt dazu, dass Sie sich selbst die Schuld geben oder in der Sackgasse landen. Sie verteidigen erst eine Seite des Widerspruchs und dann die andere, haben ein schlechtes Gewissen, weil Sie bei positiven Dingen negativ empfinden. Schauen Sie einmal, was passiert, wenn Sie akzeptieren, dass beide Seiten gleichzeitig wahr sein können. Akzeptieren Sie widersprüchliche Gefühle oder Situationen als die Norm und setzen Sie das Wort „und" ein. „Ich liebe meine Hündin *und* rege mich auf, wenn sie die Polster zerfleddert." „Ich habe ein gutes Leben *und* bin depressiv." „Ich bin erschöpft *und* glücklich, weil ich ein Baby habe." Lassen Sie die negative Seite in sich zu und auch die positive: Sie sind beide wahr. Dann grübeln Sie weniger herum und brauchen nicht mit sich selbst zu hadern.

10.8 Lernen Sie Optimismus

Das Negative zu stoppen ist ein ganz wichtiges Element in der Auseinandersetzung mit Depression. Um aber ein für alle Mal aus der Depression herauszukommen, müssen Sie auch lernen, anders zu denken. Das Leben ist nicht immer freundlich, daher ist der Zugang zu positiven Gefühlen eine wichtige Ressource, wenn die Dinge nicht nach Wunsch laufen. Diese Methode erfordert eine gedankliche Leistung. Wenn Sie also das Gefühl haben, es allein nicht zu schaffen, könnten Sie jemanden um Hilfe bitten. Sprechen Sie mit jemandem, der oder die versteht, was Sie durchmachen, zum Beispiel mit einer Therapeutin, einem Coach, einer Pfarrerin, einem Priester, einem Rabbiner, einer vertrauten Freundin, einer Tante oder einem Onkel.

Oder mit einem „imaginären Freund". Damit meine ich nicht jemanden, der oder die nicht existiert, sondern eine Figur aus der Literatur oder aus einem Film, die eine optimistische Einstellung hat. Ich empfehle meinen depressiven Klientinnen oft die Bücher von Louis L'Amour[3] oder L. M. Montgomerys Serie um *Anne auf Green Gables*[4] oder *Der geheime Garten* von Francis Hodgson Burnett. Die Charaktere in

---

3 US-Autor von Western-Romanen, im deutschsprachigen Raum vielleicht bekannt durch den John-Wayne-Film „Sie nannten ihn Hondo", dessen Drehbuch auf einem seiner Romane basiert. An diesem Film wird von der Kritik u. a. sein „positives Ethos" gelobt (Anm. d. Ü.).

4 Astrid Lindgren soll diese Bücher sehr gemocht und sich für „Pippi Langstrumpf" von ihnen inspiriert haben lassen. Deutschen Leserinnen und Lesern hilft es deshalb vielleicht, sich hier Pippi Langstrumpf vorzustellen (Anm. d. Ü.).

diesen Romanen strahlen im Angesicht schwieriger Situationen Optimismus und Selbstsicherheit aus. Auch Kinofilme enthalten tolle Charaktere, mit denen Sie sich identifizieren können. Ob traurig oder komisch, neu oder alt – es gibt Filme mit so unerschütterlichen und vielseitigen Persönlichkeiten wie Scarlett O'Hara in „Vom Winde verweht", Will Farrell in „Buddy, der Weihnachtself" und Meryl Streep als Julia Child in „Julie & Julia". Stellen Sie sich dann die Frage: „Was würde diese Person an meiner Stelle sagen?" Wäre Anne auf Green Gables beispielsweise von dem Verlust ihrer Arbeit bedroht, könnte sie sagen, dass sie das auf neue Ideen bringt oder sie dadurch endlich Zeit hat, eine liebe Freundin zu besuchen oder zu Hause mehr zu helfen. Und dann würde sie sich ins nächste Abenteuer stürzen.

Beispiel:

Kürzlich habe ich diese Übung mit einer Klientin gemacht, die von ihrem Arbeitgeber skrupellos entlassen worden war. LuAnne weinte. Natürlich hörte ich mir ihre Geschichte aufmerksam an, sprach dann aber mit ihr darüber, ob man diese Situation nicht auch anders betrachten könne. Sie hatte eine Abfindung bekommen und brauchte vier Monate lang nicht zu arbeiten. Also fragte ich sie: „Wie wäre es für Sie, wenn man Sie vier Monate lange dafür bezahlen würde, zu Hause zu bleiben und zu machen, was Sie wollen? Was würde eine heitere, unbeschwerte und gut bezahlte Frau mit ihrer Zeit anfangen?" Sie schaute überrascht und platzte heraus: „Sie würde einen Strudel backen!" Nachdem sie sich ausgemalt hatte, wie eine gut verdienende Frau die nächsten Wochen verbringen würde, lachte sie und freute sich an ihrer langen Liste von netten Dingen, zu denen sie normalerweise nur selten kam. So war die Entlassung schon viel weniger belastend.

Begeistern Sie sich mit dem „Virginia-Report"

Sich für etwas zu begeistern sorgt für Optimismus. Zur Anregung von Begeisterung verwende ich am liebsten den „Virginia-Report". Meine Freundin Virginia hatte viel Schweres durchgemacht. Eines ihrer erwachsenen Kinder war an Krebs gestorben, die Trauer hatte ihre Familie zerrüttet, sie selbst hatte (schon zum zweiten Mal!) Krebs und litt an den schweren Nebenwirkungen der Behandlung, die ihre Kräfte aufzehrten. Trotzdem war alles, was sie mir erzählte, die „absolute Krönung!". So hatte sie gerade das *beste* Sandwich ihres Lebens gegessen, am *meisten* Spaß gehabt, *am lautesten* gelacht. Im „Virginia-Report" ist das, was heute passiert, besser als alles, was jemals zuvor geschehen ist.

Das mag manchen von Ihnen zwar unaufrichtig erscheinen, ist aber eigentlich eine ganz hervorragende kognitive Intervention. Bei einem derartig positiv ausfallenden Vergleich kurbeln Sie nämlich Ihr Wohlbefinden an. Eine Depression verstärkt sich, wenn Sie sich das, was gut ist, nehmen lassen, weil es nicht *perfekt* ist. Sie könnten beispielsweise sagen: „Doch, wir hatten schon unseren Spaß bei dem Fußballspiel, aber die Mannschaft hat verloren." Nur allzu oft haben depressive Menschen das Gefühl, die guten Dinge zu erwähnen lohne sich nicht. Vielleicht sagen Sie Dinge wie: „Ja, stimmt, das war eine leckere Pizza, aber auch wieder nicht so besonders – die ist hier immer gut." Versuchen Sie also einmal stattdessen das Folgende:

Führen Sie Buch. Halten Sie jeden Tag alle positiven Dinge fest. Das ist nicht schwer. Tragen Sie eine Memokarte bei sich, in Ihrer Hosen- oder Handtasche, und wenn etwas Gutes passiert, egal, wie klein und gering es auch sein mag, notieren Sie es. Das wird Sie bei der Stange halten. Und falls Sie einmal Schwierigkeiten haben sollten, positive Dinge zu finden, können Sie in einer Therapie Hilfe bekommen. Hier können Sie außerdem lernen, lauthals enthusiastisch zu sein. Nichts macht in einer Therapiestunde mehr Spaß, als sich positive Dinge ins Gedächtnis zu rufen. Sie haben einen sicheren Ort, wo Sie üben können, Ihren Alltag mit mehr Lust, Enthusiasmus und Hoffnung zu bewältigen.

Verwenden Sie Superlative

Übertreiben Sie, indem Sie wie beim „Virginia-Report" positive Erfahrungen in Superlativen beschreiben. Am besten gelingt dies im Beisein einer anderen Person, weil Sie sich dann nicht nur Ihre eigenen Worte laut aussprechen hören und vom Ton Ihrer Stimme, von Ihrem Lachen und Ihrem Gesichtsausdruck profitieren, sondern auch sozial Aufwind bekommen. All dies wäre ja im Selbstgespräch gar nicht möglich! So könnten Sie zum Beispiel von einem Besuch im Restaurant erzählen und das Essen beschreiben, als hätten Sie nie zuvor so etwas Gutes gegessen. Sie können daraus einen Witz machen, Hauptsache, Sie sprechen es laut aus.

Achten Sie dann darauf, wie Sie sich beim Ausdruck von Begeisterung fühlen. Wahrscheinlich energiegeladen – ein gutes Antidepressivum! Ein Erlebnis als „das Beste jemals" zu beschreiben ist ein Vergleich mit dem Besseren zur Verstärkung positiver Gefühle. Das wird Ihnen auch im zwischenmenschlichen Bereich etwas bringen, weil andere Menschen viel lieber von „den tollsten" Erfahrungen hören als von Klagen.

Eine Horizonterweiterung hängt ganz von Ihnen selbst ab. Ihr Gehirn ist fähig, die Entscheidung, so etwas einmal auszuprobieren, zu treffen, auch wenn Sie es vielleicht nicht einfach finden, diese Entscheidung auszuführen, und dabei Hilfe brauchen. Die gute Nachricht lautet, dass selbst ein kleiner Schritt in diese Richtung mehr Fortschritt möglich macht. Zuerst kann es schwer erscheinen, auch nur eine einzige Alternative zu der Annahme zu finden, dass Sie wertlos sind oder Ihre Situation hoffnungslos ist, aber dann werden Sie merken, dass, sobald Sie diese eine neue Perspektive zulassen, sich noch weitere Perspektiven auftun. Und auch wenn es zuerst seltsam anmutet, bewusst positiv zu denken: Je öfter Sie das tun, desto selbstverständlicher wird es. Wie im nächsten Kapitel näher beschrieben wird, ist mehr Flexibilität im Denken wichtig für die Heilung von Depression. Wenn Ihre Perspektive aber auf die engherzige Denkweise der Depression beschränkt ist, können Sie nicht flexibel sein. Indem Sie das Spektrum Ihrer Perspektiven erweitern, gönnen Sie sich selbst die Freiheit, so zu denken und zu handeln, dass nicht nur Sie, sondern auch Ihre Mitmenschen davon profitieren.

11. Technik Nr. 9: Flexibler werden

Haben Sie schon mal Tennisprofis beim Spielen zugeschaut? Dann ist Ihnen wahrscheinlich aufgefallen, wie sie versuchen, eine Position zu finden, von der aus sie schnell überall hin springen können, je nachdem, wo der Ball landet. Sie wollen so flexibel wie möglich bleiben, um sich auf den Gegner einstellen und schnellstens wieder zu ihrer optimalen Position zurückkehren zu können. So ist es auch im Leben. Sie werden zwar nie genau herausfinden, was das Leben für Sie bereithält, doch flexibel und rechtzeitig zu reagieren bringt Ihnen einen echten Vorteil.

Diese Flexibilität kommt bei Depression abhanden. Das Denken ist blockiert, und das Verhalten folgt den immer gleichen Mustern, was der Mangel an körperlicher Energie noch verschlimmert. Neue Perspektiven zu gewinnen ist ein sehr effektives Mittel gegen Depression, die Heilung jedoch kommt erst durch mehr Flexibilität in der Betrachtungs- und Handlungsweise. Die Symptome werden sich verändern, und Sie werden in der Lage sein, die antidepressive Gehirnaktivität zu verstärken.

Mehrere Methoden dieser Technik basieren auf dem Konzept der neuronalen Netzwerke, um typische Reaktionen zu erkennen und zu ändern. Indem Sie negative Vernetzungen trennen und neue Schaltkreise für positive Vernetzungen bilden, erweitert sich Ihr Denk-, Fühl- und Verhaltensspektrum, was Sie in Bezug auf Ihre Gedanken und Taten flexibler entscheiden lässt. Je leichter Sie eine neue innere Position finden, desto leichter verschwindet auch Ihre Depression.

11.1 Reagieren Sie nicht länger auf Ihre eigene Laune

Ein gutes Beispiel für die Inflexibilität der Depression ist die Art, wie Ihre jeweilige Stimmung auch Ihr Erleben bestimmt. Achten Sie einmal darauf, wie oft Sie etwas Negatives erleben, *nachdem* Sie schlechte Laune bekommen haben. Erinnern Sie sich an die neuronalen Netzwerke? Eine momentane Missstimmung führt Sie in ein ganzes Erinnerungsnetzwerk, das aus den Gefühlen, Gedanken und Handlungen besteht, die Sie hatten, als Sie das letzte Mal in einer solchen Stimmung waren. Schlecht gelaunt meinen Sie, dass es Ihnen im nächsten Moment sicher schlecht ergehen wird. So verursacht Depression starre Reaktionsweisen. Um diesen Prozess zu unterbrechen, müssen Sie a) wissen, was gerade passiert, und b) Wege finden, bei schlechter Stimmung sofort einzuschreiten.

1. Wenn Sie merken, dass Sie aus irgendeinem Grund schlecht gestimmt sind, nehmen Sie sich sofort einen Moment Zeit, um darauf zu achten und aufzuschreiben, was Sie denken, tun und fühlen. Seien Sie aber vorsichtig. Ihr Gehirn möchte dann gerne Gas geben oder Sie zum Grübeln verleiten. Um dem entgegenzuwirken, spielen Sie „Stimmungsdetektiv", schreiben Sie die Tatsachen auf, die mit Ihrer Stimmung zu tun haben, als wären Sie eine objektive Beobachterin.

2. Achten Sie darauf, ob einige Ihrer Gedanken mit der nahen Zukunft zu tun haben. Werden Sie „prä-wütend"? Indem Sie sich zum Beispiel sagen: „Ich wette, meine Kinder haben ihr Zimmer nicht aufgeräumt, während ich einkaufen war, obwohl ich sie vorher extra darum gebeten hatte!" Oder: „Ich wette, wir essen heute aus der Dose, weil mein Mann/meine Frau heute Nachmittag nicht zu Hause war!" *Erwarten* Sie denn, dass man Sie hängen lässt? Wenn ja, werden diese negativen Erwartungen von Ihrer Missstimmung diktiert, was es erschwert, später wieder bessere Laune zu bekommen. Sollten die Kinder also ihr Zimmer doch aufgeräumt haben, wird es Ihnen trotzdem schwerfallen, in eine gute Stimmung zu wechseln. Ich garantiere Ihnen hiermit: Wenn man schlecht drauf ist, ist es viel schwieriger, positiv überrascht zu sein.

3. H.A.L.T.! Wenn Sie Hunger haben, wütend oder müde sind oder sich einsam fühlen (engl.: hungry, angry, lonely, tired), lösen Sie diese Probleme erst, bevor Sie darüber nachdenken, was Sie als Nächstes tun und wie schlecht es Ihnen dabei gehen wird. Auf diese Weise schütteln Sie die schlechte Laune ab, bevor sie Ihnen den Rest des Tages vergällt. Fragen Sie sich selbst, was genau Sie gerade brauchen, damit es Ihnen besser geht. Wenn Sie Hunger haben, essen Sie etwas. Denn mit niedrigem Blutzucker können Sie einfach nicht fröhlich sein. Wenn Sie wütend sind, entscheiden Sie, was Sie dagegen tun können. Wenn Sie sich einsam fühlen, rufen Sie jemanden an, machen Sie einen Besuch oder verabreden Sie sich für ein baldiges Gespräch. Wenn Sie müde sind, machen Sie ein Nickerchen oder nehmen Sie sich wenigstens vor, sich auszuruhen, um Ihre Müdigkeit nicht an jemand anderem auszulassen, indem Sie ihn anfahren. Vielleicht können Sie sich auch von einer Therapeutin beraten lassen, wenn Ihnen aufgrund der Kürze der Beschreibung hier keine Lösung einfällt. Ich kann gar nicht genug betonen, wie wichtig diese eine kleine Maßnahme ist!

4. „Tun Sie so, als ob", indem Sie sich bewusst ein Bild vor Augen führen, wie Sie aussehen, was Sie sagen und was Sie tun würden, *wenn Sie gut gelaunt wären*. Das ist eine Art Dehnübung für Ihre Fantasie, die Sie flexibler macht. Stellen Sie es sich so lebhaft vor wie möglich, auch wie die anderen auf Sie reagieren. Was würde passieren, wenn Sie Ihre Kinder, die ihr Zimmer immer noch nicht aufgeräumt haben und stattdessen vor dem Fernseher hängen, fröhlich grüßen, zusammen mit ihnen in ihr Zimmer gehen und ihnen sogar beim Aufräumen helfen

würden? Mögen Sie diese Version lieber als die andere? Gut! Dann gehen Sie jetzt los und tun Sie es.
5. Achten Sie darauf, was dieser Prozess bewirkt. Schauen Sie, ob Sie das beim nächsten Mal, wenn Sie schlechte Laune haben, ausprobieren können.

11.2 Erkennen Sie Ihren Erklärungsstil und ändern Sie ihn

Sie verschlimmern Ihre Depression, wenn Sie auf negativen Erklärungen herumreiten. „Ich habe keine Beförderung bekommen, weil mich einfach niemand wahrnimmt." „Ich werde in diesem Seminar nie eine gute Note bekommen, weil die Professorin mich nicht mag." „Was ich auch tue, ich werde ungerecht behandelt." „Ich habe kein Geld, weil zu Hause immer etwas kaputt geht, was meine Ersparnisse auffrisst." In Ihrem Plot geben Sie sich selbst die Schuld oder erklären das Unglück als Schicksal, das Sie ewig verfolgt. Solch eine Negativität spiegelt den Vorgang in einem depressiven Gehirn wider. Die „optimistische" linke Gehirnhälfte ist nicht stark genug, um Ihnen mitzuteilen, dass Sie überleben und sich erholen werden. Sie kann die Negativität nicht unterdrücken. In der Zwischenzeit ist Ihre rechte Gehirnhälfte damit beschäftigt, Misserfolge vorauszusagen, und sieht in jeder Situation nur die schwierigen, beängstigenden und überfordernden Aspekte.

Ihr Erklärungsstil (d. h. die *Geschichte*, die Sie sich selbst ausdenken und die vom „Warum" handelt) ist somit ein Produkt der Negativität aus Ihrer rechten Gehirnhälfte. Um diese automatische „Nie klappt was"-Haltung zu verändern sollten Sie einmal Ihren eigenen Geschichten zuhören, die erklären, warum etwas so ist, wie es ist.
- Achten Sie darauf, wie Sie negative Handlungsverläufe erzeugen, die erklären, warum Ihnen gewisse Dinge passieren.
- Hören Sie auf Worte wie „immer" und „nie", die sich in Ihre Erklärungen einschleichen. „Das passiert mir immer!" weist darauf hin, dass Sie das Gefühl haben festzusitzen.
- Hören Sie auf Wendungen, die ausdrücken, dass Sie keine Wahl haben oder machtlos sind. „Die Wirtschaftskrise" ist eine beliebte Floskel, die das Gefühl umschreibt, bei der Arbeit oder in finanzieller Hinsicht keine Wahl zu haben.
- Hören Sie auf Schuldzuweisungen wie „Ich sollte aufhören ..." oder „Ich hätte das nicht tun sollen" oder „Ich müsste es doch eigentlich besser wissen". Manchmal schieben depressive Menschen die Schuld eher auf andere, aber das Problem ist dasselbe: Schuldzuweisungen verhindern, dass sich etwas ändert.

11.3 Sagen Sie sich selbst: „Vielleicht war es bisher wirklich so, aber jetzt stimmt es nicht mehr."

Wenn Sie hören, was Sie sagen, sagen Sie es anders. Sie brauchen jeweils nur einen Handlungsstrang zu ändern, nicht gleich Ihren ganzen Stil. Nehmen Sie nur eine kleine Änderung vor: Fügen Sie das Wort „bisher" hinzu. Robert zum Beispiel begann viele Erklärungen mit: „Ich habe mich immer …" Und dann folgte eine Geschichte, die davon handelte, wie er *immer* etwas machte. „Ich bin ein Mann, der sich schnell auf Frauen einlässt, schon bei der zweiten oder dritten Verabredung", pflegte er seinen Beziehungsstil zu beschreiben, als sei er in Stein gehauenes Gesetz. Aufgrund dessen hatte er einige unglückliche Beziehungen gehabt. Er brauchte eine neue Erklärung. Schauen Sie, wie anders es klingt, eine Erklärung mit „bisher" anzufangen. „Bisher habe ich mich zu schnell eingelassen." Diese kleine Änderung eröffnete ihm die Option, sich einen neuen Beziehungsstil und auch einen neuen Erklärungsstil anzueignen. Probieren Sie diesen kleinen Wechsel selbst einmal aus und schauen Sie, wie das für Sie ist.

11.4 Man kann sich umentscheiden

Viele depressive Menschen glauben, dass sie bei ihren Entscheidungen bleiben müssen, obwohl es in Wahrheit doch wenig gibt, das man nicht ändern könnte, wenn man herausfindet, dass man eine schlechte Wahl getroffen hat. Immer wieder kaut Ihr grüblerisches Gehirn durch, warum Sie etwas getan haben oder warum Sie den Weg gewählt haben, auf dem Sie sich befinden, vielleicht sogar auch schon vor einer Entscheidung, im Glauben, dass Sie, einmal entschieden, nicht mehr dort herauskommen.

Oft treffe ich Jugendliche, die vor der schwierigen Entscheidung stehen, wo sie studieren sollen. Sie haben den Eindruck, es müsse die perfekte Universität für sie geben. Sie schauen sich Institute an, überlegen, recherchieren im Internet, fragen Gleichaltrige und zittern immer noch vor der endgültigen Entscheidung. Wenn ich ihnen sage, sie könnten an dem einen College anfangen und, falls das nichts für sie ist, an ein anderes überwechseln, schrecken sie meist zurück. Die Vorstellung einer perfekten Entscheidung macht ihre Überlegungen, an welchen Ort sie gehen könnten, starr.

Es gibt viele gute Entscheidungen, aber keine perfekten

Wer glaubt, dass wenn man einmal eine wichtige Entscheidung – Arbeit, Wohnung, die Stadt, in der man lebt – getroffen hat, es kein Zurück mehr gibt, steht oft unter dem Druck, dass die Entscheidung *perfekt* sein muss. Gut, es ist schwieriger, die Stelle zu wechseln als ein paar Schuhe, die nicht passen, aber es geht. Wenn Sie sich selbst davon abhalten, Dinge zu tun, weil Sie glauben, mit dieser Entscheidung bis an Ihr Lebensende ausharren zu müssen, sollten Sie lernen, anders mit sich selbst zu reden, um mental flexibler zu werden. Halten Sie inne und denken Sie daran, dass 1) *keine Entscheidung perfekt* ist und 2) man *meistens seine Meinung ändern* kann. Wenn Sie das, was Sie gewählt haben, doch nicht so gut finden, wie Sie erwartet hatten, können Sie überlegen, ob es sich lohnt, sich umzuentscheiden.

> **Beispiel:**
> Randy wollte sich seit zwei Jahren ein Auto kaufen, konnte sich aber nie dazu entschließen, weil er Angst hatte, für sein Geld nicht das Beste zu bekommen. Er wusste, welches Auto er wollte, aber er konnte nicht entscheiden, welches am günstigsten war. Als ich ihm sagte, dass er, sollte der Kauf nicht ganz perfekt sein, ihn immer noch als den momentan bestmöglichen betrachten und nächstes Mal vielleicht eine bessere Entscheidung treffen könne, erschrak er. Wir redeten darüber, was schlimmer wäre: gar kein Auto zu haben oder eventuell etwas mehr als „den günstigsten Preis" zu bezahlen? Er sah die Vorteile, die es hatte, jetzt ein Auto zu haben, und sie wogen schwerer, als noch länger zu warten und weiterhin mit seiner Klapperkiste unglücklich zu sein. Randy musste den Gedanken überwinden, dass eine falsche Entscheidung „schrecklich, furchtbar und unwiderruflich" sei. Auf diese Weise hatte er sogar die Chance, ein tolles Auto zum Schnäppchenpreis zu finden; blieb er hingegen weiterhin unentschieden, würde sich ihm gar keine Chance bieten.

Manchmal trifft man vorläufige Entscheidungen – Optionen, von denen man weiß, dass sie nicht 100 Prozent Erfüllung bringen –, weil man in diesem Moment nicht bekommt, was man will. Man kauft ein Haus, das kleiner ist, als man es gern gehabt hätte, weil man sich ein größeres nicht leisten kann, oder zieht in eine Gegend, wo man lieber nicht wohnen würde, weil die Arbeitsmarktlage dort, wo man gerne gewohnt hätte, zu angespannt ist. In diesen Fällen könnte es gut sein, etwas zu wählen, das weniger als ideal ist – doch reden Sie sich nicht ein, dass Sie sich mit weniger zufriedengeben. Vielleicht sind Sie enttäuscht, dass Sie nicht exakt das bekommen können, was Sie wollen, doch vergessen Sie nicht: Es ist eine gute *vorläufige* Lösung, eine Entscheidung, die in der momentanen Situation *gut genug* ist.

Wenn Sie Möglichkeiten gegeneinander abwägen, versuchen Sie Folgendes:

1. Bestimmen Sie Ihr Bedürfnis, Ziel oder gewünschtes Ergebnis (z. B. eine Stelle, bei der Sie den Samstag freihaben, ein Haus mit einem schönen Garten, ein Auto mit niedrigem Kilometerstand).
2. Suchen Sie nach Optionen – listen Sie jede einzelne auf, egal, wie weit hergeholt sie ist.
3. Filtern Sie die heraus, die gut genug sind. (Vielleicht müssen Sie sich mit Ihrer falschen Überzeugung, dass es eine perfekte Möglichkeit gibt, auseinandersetzen. Zu diesem Zeitpunkt ist es schon mal ganz gut, aus mehreren Optionen ausgewählt zu haben.)
4. Sagen Sie sich selbst, dass Sie sich für jede dieser Optionen entscheiden können, weil alle gut genug sind. Egal, für welche Sie sich entscheiden, alle anderen wären auch gut, so auch diese hier. (Damit setzen Sie Ihrer Überzeugung, dass Sie die perfekte Option nicht finden können, etwas entgegen.)
5. Denken Sie daran, dass Sie später Ihre Meinung ändern können, wenn Sie das wollen.

11.5 Nehmen Sie sich selbst nicht so wichtig

Natürlich könnte alles im Leben ernst sein, doch was ist, wenn nicht? Sich selbst einzureden, dass etwas furchtbar oder schrecklich ist, verleitet aber zu genau dieser Annahme. Sagt manchmal jemand zu Ihnen „Jetzt ärgere dich doch nicht so!"? Er will damit erreichen, dass Sie denken „Was macht es schon, wenn der Kuchen anbrennt" oder „Was macht es schon, wenn es an dem Tag, wo wir picknicken wollen, regnet" oder „Was macht es schon, wenn das Gas in diesem Sommer teurer ist".

Vielleicht überschätzen Sie ja, ohne es zu merken, Ihre eigene Bedeutung. Wenn Sie depressiv sind, quälen Sie sich leicht damit herum, welchen Einfluss Sie auf andere ausüben. Können Sie zum Beispiel nicht zu einer Besprechung gehen, machen Sie sich womöglich die ganze Nacht über Sorgen, dass Sie die anderen mit Ihrem Fehlen verärgern. Oder Sie zermartern sich den Kopf, weil Sie keine Zeit hatten, den versprochenen Beitrag fürs Partybuffet vorzubereiten, und nun wird das Essen sicher nicht für alle reichen. Oder Sie haben Gewissensbisse, weil Sie an jemandem, den Sie vor Kurzem über das Internet kennengelernt haben und der Sie gerne wiedersehen möchte, nicht interessiert sind und sich nicht mehr mit ihm treffen wollen. Bei Depression überschätzt man leicht, wie furchtbar andere Menschen etwas finden, das man getan oder nicht getan hat. Was wäre denn, wenn Sie gar nicht so wichtig wären? Ihre Entscheidung, nicht zu der Besprechung zu gehen, kein Essen mitzubringen oder sich nicht mehr mit jemandem zu verabreden, muss ja nicht zwingend das Leben der anderen ruinieren. Denn auch andere Menschen kommen mit ihrem

Leben zurecht, genau wie Sie. In dieser Hinsicht flexibel zu denken wird Ihnen die unnötige Last abnehmen, die Sie mit sich herumschleppen.

11.6 Sehen Sie der Enttäuschung ins Auge

Enttäuschung ist ein gewöhnungsbedürftiges Gefühl. Eigentlich neigt man ja leicht dazu, enttäuscht zu sein, und kann das auch leicht zeigen, doch Depressive können damit oft nicht leben. So schieben sie dieses Gefühl beiseite, weil es ihnen so schwerfällt, damit umzugehen.

Enttäuschung ist das Gefühl, etwas verloren zu haben. Man ist enttäuscht, wenn andere einen im Stich lassen oder man etwas nicht bekommt, das man sich sehnsüchtig gewünscht hat. Solche Verluste erscheinen anderen klein, doch man selbst empfindet sie stark. Beispiele? Sie verpassen einen Film, auf den Sie sich gefreut haben, weil Ihre Freundin abgesagt hat oder zu spät kommt. Sie sind am Boden zerstört – als ob Sie niemals mehr den wichtigsten Film aller Zeiten sehen werden. Oder Sie wollten so gern auf den Kunstmarkt gehen; doch dann fing es an zu regnen, und nun haben Sie das Gefühl, um die einzige Chance gebracht worden zu sein, das Bild Ihres Lebens zu kaufen. Und dann gibt es noch größere Verluste, die sich noch schwerer verkraften lassen: Sie werden nicht befördert und reagieren darauf, als ob Sie Ihren Job verloren hätten und nie wieder arbeiten würden. Der Schwangerschaftstest ist wieder einmal negativ ausgefallen, und nun glauben Sie, Sie sind dauerhaft unfruchtbar und wenn Sie sterben, ist da niemand, der sich um Sie kümmert.

Egal, ob Sie die Enttäuschung intensiv spüren oder sie von sich schieben, weil Sie glauben, nicht damit fertig zu werden – sie trägt zur Depression bei und zum Gefühl, nicht wieder aus ihr herauszukommen. „Ich werde nie einen Freund finden." „Ich werde nie als Schriftstellerin Erfolg haben." „Die Beziehung zu meiner Tochter wird nie besser werden." Und wenn Sie das Gefühl haben, dass Ihre Situation aussichtslos ist, dann sind Sie auch weniger dazu geneigt, flexibel zu denken und zu handeln.

Es gibt nur einen Weg, mit Enttäuschungen fertig zu werden: Fühlen Sie sie. Und zeigen Sie sie auch. Aber wem? Entweder der Person, die Sie im Stich gelassen hat, einer verständnisvollen Freundin oder einem wohlwollenden Familienmitglied, denkt man für gewöhnlich. Ich habe jedoch herausgefunden, dass diese keine guten Zuhörer abgeben. Denn wer Sie im Stich gelassen hat, fühlt sich schuldig und hört „Ich bin wütend", obwohl Sie doch sagen „Ich bin enttäuscht". Dieser Mensch wird Ihrer Enttäuschung kein Gehör schenken, Sie unterbrechen und mit Ihnen auch noch einen Streit darüber anfangen, warum Sie nicht wütend sein sollten. Dann haben Sie keinerlei Chance, das Gefühl des Verlusts bzw. die Enttäuschung loszuwerden. Die verständnisvolle Freundin oder wohlwollende Verwandte geht leicht und zu schnell über den Verlust hinweg und fordert Sie auf, sich über etwas anderes zu freuen, als ob es eine Waage gäbe, auf der man „Freude" und „Traurigkeit" abwiegen und einfach die Summe daraus fühlen könnte. Die Freundin oder Verwandte versucht, Ihnen Optimismus einzutrichtern, obwohl Ihre Kehle noch von Tränen verschnürt ist. Selbst wir Therapeutinnen reagieren nicht immer konstruktiv auf Äußerungen der Enttäuschung und machen Fehler. Das kommt daher, weil wir darauf trainiert sind, das Positive anzustreben. Wir verwechseln Enttäuschung mit Pessimismus, woraus die Klienten schließen, dass wir ihre Enttäuschung für falsch halten. Diese Interpretation übernehmen sie dann. Die Gefühle, die man bei sich selbst für falsch hält, tauchen jedoch in den Untergrund ab, wo sie eingefroren werden. Um sie zu vermeiden, spricht man womöglich gar nicht mehr darüber, weder in der Therapie noch mit anderen Menschen. Man fühlt sich missverstanden oder allein gelassen und isoliert, glaubt, dass selbst ein Therapeut kein Verständnis hat. Sagen Sie es, wenn Sie noch nicht bereit sind, positiv zu denken! Ihr Verlustgefühl hat es verdient, angehört zu werden! Eine gute Therapeutin wird sich sofort darauf einstellen und Ihnen helfen. Außerdem wird sie Ihnen helfen herauszufinden, ob Sie wirklich dabei sind, den Verlust zu verarbeiten, oder etwa darin stecken geblieben sind, was für ein depressives und grüblerisches Gehirn Gefahr bedeutet.

Zusammenfassung: **Umgang mit Enttäuschung**

1. Benennen Sie den Verlust und zeigen Sie, wie er sich anfühlt.
2. Was würden Sie sich erhoffen, wenn Sie keine Angst vor weiteren Enttäuschungen hätten?
3. Halten Sie Ihre Gefühle aus, ohne sie ändern zu wollen. Vielleicht bekommen Sie wirklich nicht, was Sie gerade wollen. Das ist eine Enttäuschung.
4. Sehen Sie der Wirklichkeit ins Auge: Nicht zu bekommen, was Sie gewollt haben, ist ein Verlust.
5. Erkennen Sie Ihre Gefühle an: Es ist immer angemessen, über einen Verlust traurig zu sein.
6. Wenn Sie all dies getan haben, denken Sie darüber nach, was Sie brauchen, um Fortschritte zu machen.

11.7 Halten Sie Hoffnung und Enttäuschung im Gleichgewicht

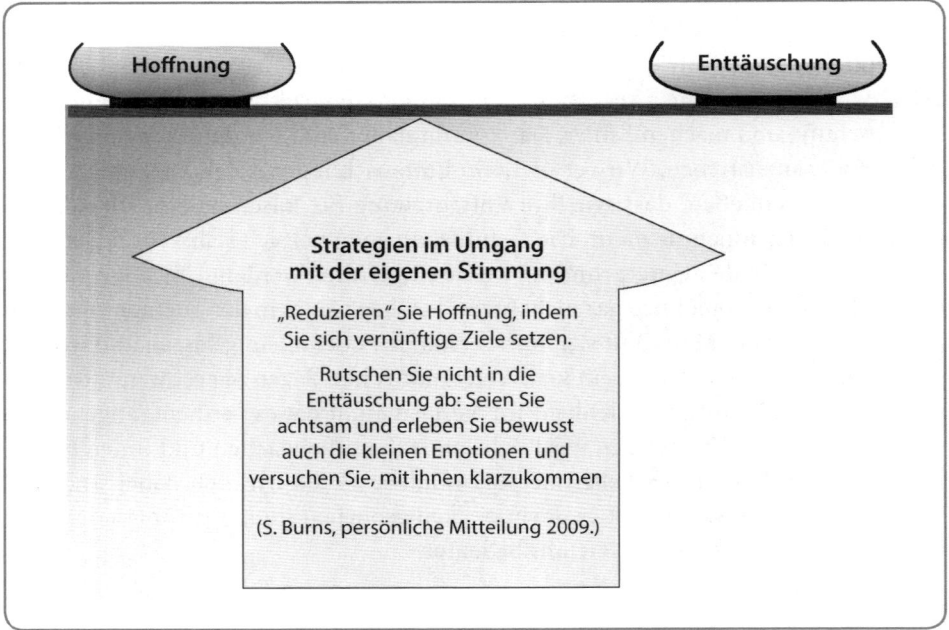

Abbildung 11.1: Hoffnung und Enttäuschung im Ausgleich

Flexibler zu werden heißt, begreifen zu lernen, dass Hoffnung auch die Möglichkeit der Enttäuschung mit einschließt. Es heißt außerdem, nicht von einem unvermeidbaren negativen Ergebnis auszugehen. Flexibilität könnte sich ein bisschen so anfühlen, als säße man auf einer Wippe, wo Hoffnung und Enttäuschung von der Mittelachse abhängen, die in der Fähigkeit besteht, mit Verlust und anderen negativen Gefühlen wie auch mit Erfolg zurechtzukommen (s. Abb. 11.1). Es hat Vorteile, sich wie folgt darauf vorzubereiten.

- Setzen Sie sich vernünftige Ziele, auf die Sie Ihre Hoffnung richten können. Sie sollten klein und erreichbar sein. Wenn Sie nicht sehen, wie Sie das Ziel angesichts Ihres derzeitigen körperlichen oder seelischen Energiepegels erreichen können, dann ist es zu groß. Wählen Sie lieber einen winzigen Schritt, den Sie auch schaffen, als einen gewagten Sprung, bei dem Sie womöglich abstürzen.
- Erlernen Sie Denkstrategien, mit denen Sie das Nachgrübeln über Konsequenzen oder Rückschläge stoppen und Rückschläge als Lernprozesse umdeuten können. Gewinnen Sie dem, was Sie tun oder was passiert, etwas Positives ab. Als Thomas

Edison einmal auf seine zahlreichen Fehlschläge beim Erfinden der Glühbirne angesprochen wurde, erwiderte er angeblich, er habe keine Fehlschläge gehabt, sondern Hunderte von unwirksamen Substanzen kennengelernt. In schwierigen Situationen bekommt man die Gelegenheit, neue Fähigkeiten zu erlernen oder herauszufinden, was nicht funktioniert – und hat trotzdem die Chance eines weiteren Versuchs. Dem Grübeln kann man mit vielen Methoden beikommen, die beste ist jedoch, bestimmte Gedanken zu bremsen und durch andere zu ersetzen. Widersetzen Sie sich ständig wiederkehrenden Gedanken und nehmen Sie sich vor, etwas anderes zu denken (siehe auch die Literaturempfehlungen zum Thema Angstregulierung, wie etwa das Buch *Die 10 besten Strategien gegen Angst und Panik* [Wehrenberg, 2012]).

- Lernen Sie, die kleinen Gefühle zu erkennen und mit ihnen klarzukommen, bevor sie groß werden. Vielleicht brauchen Sie Hilfe, um Ihre Gefühle spüren und erkennen zu lernen (siehe Technik Nr. 7). Bei Depression hat man oft nicht genug Energie, um etwas zu tun, bevor die Emotion solche gigantische Ausmaße annimmt, dass man von ihr überwältigt wird. Wenn Sie Gefühle erkennen und entschärfen können und in der Lage sind, Probleme zu lösen, solange sie noch klein sind, werden Sie sich nicht so hilflos vorkommen (S. Burns, persönliche Mitteilung, 2009).

- Wenn Sie immer noch nicht zuversichtlich sind, hören Sie wenigstens auf, Schlechtes zu prophezeien. Negative Erwartungen zukünftiger Fehlschläge lösen schlechte Gefühle in der Gegenwart aus und führen bei Alkohol- oder Drogenabhängigkeit und anderem Suchtverhalten eventuell zu Rückfällen. Oder noch tiefer in die Depression.

Neue Hoffnung zu erlangen ist ein Prozess, der Zeit in Anspruch nimmt, da man über Gefühle und deren Regulierung einiges lernen muss. All dies hilft aber bei Depression. Es ist ein beachtlicher Schritt, wenn Hoffnung nicht länger die automatische Erwartung von Enttäuschung auslöst.

Schrauben Sie Ihre Hoffnungen zurück

Hoffnung kann Angst einjagen. Wenn Sie zum Beispiel darauf hoffen, dass Ihr Sohn diesmal nüchtern bleibt oder Sie diesmal ein Stipendium bekommen werden, dann gibt es in Ihnen auch einen Teil, der sich vor der Erschütterung fürchtet, die auf Sie zukommt, wenn sich das Erhoffte nicht einstellt. Dann entscheiden Sie vielleicht, vorsichtshalber gar nichts mehr zu hoffen.

Hoffnung bedeutet aber nicht, sich von zu großen Hoffnungen wegreißen zu lassen. „Sich zu viel erhoffen" ist natürlich für depressive Menschen, die immer gleich vom schlimmsten Fall ausgehen, meistens kein Problem. Im Grunde sehen sie die Dinge realistischer als die „ewigen Optimisten" und können sich eher einen Misserfolg, eine Enttäuschung oder einen Verlust vorstellen, sind daher besser im Planen, gewappneter für Schwierigkeiten und nehmen Dinge effektiver in die Hand. Auch ihre Erkrankung sehen sie realistischer, stellen mehr Fragen, suchen eher nach Bewältigungsstrategien, beispielsweise als Alternative für nicht anschlagende Medikamente. Allerdings ist Realismus nicht dasselbe wie Pessimismus, und vielleicht lässt die Depression Sie vor der Hoffnung, dass die Dinge gut ausgehen, zurückschrecken.

Das Gefühl der Sinnlosigkeit abzulegen bedeutet eben nicht, in das andere Extrem hoher Erwartungen zu fallen. Es gibt vier Schritte, denen Sie folgen können, damit Ihre Hoffnungen realistisch bleiben und nicht den negativen Nervenschaltkreis aktivieren.

1. Benennen Sie kleine Hoffnungen.
2. Planen und führen Sie überschaubare und machbare Dinge aus, damit sie Realität werden.
3. Nehmen Sie wahr, wenn Hoffnungen Früchte tragen.
4. Lernen Sie, kleine Erfolge emotional zuzulassen.

Wie könnte dies in der Praxis aussehen? Für jemanden, der zum Beispiel in einer schwierigen Scheidung steckt, liegt die Hoffnung auf ein glückliches Familienleben zu hoch. Hier wäre es realistischer – und weniger deprimierend –, stattdessen auf ein schönes Abendessen mit den Kindern zu hoffen. Darauf kann sich derjenige innerlich vorbereiten, etwa dass er sich auf das Wiedersehen mit seinen Kindern freut und sie überglücklich begrüßt. Dann wird es ihm auch eher gut gehen und seine Hoffnung sich eher erfüllen.

> **Beispiel:**
> Mike, einer meiner Klienten, war sehr depressiv, hatte keine Hoffnung mehr in Bezug auf seine Ehe und seinen „miserablen" Job. Nichts würde sich je verändern. Er suchte nicht nach einer anderen Arbeit, weil er befürchtete, in seinem Alter keine Stelle zu finden, die so gut bezahlt war wie seine jetzige, hatte aber nicht die Hoffnung, in seiner aktuellen Stelle jemals zufrieden zu sein. Also konzentrierten wir uns darauf, auf gelegentliche gute Arbeitstage zu hoffen. Als er nicht mehr so fixiert darauf war, wie sehr er seinen Job hasste, und sich stattdessen eine kleine Hoffnung gönnte, erlebte er zu seiner Überraschung auch gute Tage. Diese kleinen Hoffnungsschimmer führten nicht zu Enttäuschungen und verringerten seine Angst vor der Hoffnung, sein Leben verändern zu können. Zugegeben, die Hoffnung auf ein gutes *Leben* war noch zu viel für ihn, aber er gewöhnte sich an den Gedanken, dass manchmal auch gute Dinge geschahen, und zwar ganz ohne „Hiobsbotschaft". Als er sich diese kleinen Hoffnungsschimmer bewusst machte, hatte er auch weniger Angst vor der Hoffnung selbst.

Eine andere gute Methode, um Hoffnungen zurückzuschrauben, besteht im Setzen von Zielen, die klein genug sind, damit die Depression schwindet. Zu große Ziele führen unweigerlich zu Enttäuschungen, doch wenn Sie gar nichts mehr hoffen, werden Sie auch nichts mehr versuchen. Bei Depression ist es nicht ungewöhnlich, auch die Hoffnung auf eine Heilung zu verlieren. Man erhofft sich von der Therapie nicht viel, weil der Gedanke, sich wieder wohlzufühlen, zu groß und ein Erfolg unvorstellbar ist. Auch Patienten, die schon Fortschritte erzielt haben, können beim Wiederauftreten von Symptomen verzweifeln und dann voreilig zu dem Schluss gelangen, dass sie in ihren Bemühungen um eine Besserung „versagt" haben, und möchten schließlich am liebsten ganz die Flinte ins Korn werfen.

Wie können Sie herausfinden, welches Ausmaß an Hoffnung für Sie am besten wäre? Sollten Sie jegliche Hoffnung auf Besserung verloren haben, lautet das Zauberwort „nur ein bisschen": „Was würde ich von mir selbst erwarten, wenn es mir nur ein bisschen besser ginge?" Wenn Sie beispielsweise hoffen, einen großen Kreis guter Freunde zu haben, zurzeit aber isoliert sind, würde Sie diese Hoffnung überfordern. Dann wäre es besser, stattdessen zu fragen: „Wenn ich nur ein bisschen weniger depressiv wäre, würde ich dann eine Freundin zum Essen einladen?" Das ist vernünftiger und machbar. Wenn Sie nur ein bisschen weniger depressiv wären, würden Sie morgen nicht mit dem Auto zur Arbeit fahren, sondern zu Fuß gehen? Wenn Sie nur ein bisschen weniger depressiv wären, würden Sie heute Abend den Abwasch erledigen? Man könnte meinen, dass dies doch alles Dinge seien, die zu schaffen sind. Sie haben aber noch nicht versucht, sie anzugehen, weil sie Ihnen nicht groß genug schienen.

Falls Sie die Hoffnung verloren haben, weil Ihre Symptome wiedergekehrt sind, als Sie bereits glaubten, Sie hätten Ihre Depression „besiegt", dann passen Sie Ihre Erwartungen an. Wie realistisch ist es zu hoffen, dass Ihnen die Energie *nie mehr* ausgeht oder Sie auf eine Enttäuschung nie mehr zu stark reagieren? Streben Sie stattdessen *längere* Phasen der Besserung an und arbeiten Sie an Ihren Fähigkeiten, Symptome schneller und effektiver zu bewältigen, falls diese wieder auftauchen. Hoffnung hängt von vernünftigen Erfolgserwartungen ab.

Affirmationen: Worauf hoffen Sie?

Affirmationen sind positive Aussagen, mit denen Sie bekräftigen, was an sich selbst oder Ihrer Situation Sie als wahr gelten lassen. Diese Selbstbestätigungen lassen im Kopf ein Abbild der Realität entstehen, sodass Sie ein gewünschtes Ergebnis sehen und spüren können. Konstruktiv angewendet, sind sie sehr hilfreich, da sie in depressiven Menschen Vertrauen und Hoffnung erwecken und sie daran erinnern, wie wichtig und notwendig beide sind.

Affirmationen sind in der Regel zielorientiert: Wie sollen die Dinge Ihrer Meinung nach sein, wenn Sie nicht mehr depressiv sind, wenn Sie ein positiverer Mensch geworden sind, wenn Sie das, was Sie erstreben, erreicht haben? Affirmationen sind aber mehr als nur Wunschdenken. Sie sind Aussagen darüber, wie man leben will, und helfen, sich an die eigenen Ziele zu erinnern. Sie sollten mit jenen kleinen Zielen zu tun haben, die bei Depression erreichbar sind. Sie verleihen die Macht bewussten, positiven Denkens. Viele Menschen glauben, dass positive Aussagen die positiven Begleitumstände anziehen, die sie sich wünschen. Gut möglich, dass man eher an seinen Zielen arbeitet, wenn man sie im Kopf behält. Affirmationen helfen sogar noch mehr, wenn Sie sie anderen mitteilen, ihnen von Ihren Zielen erzählen und sie um Hilfe oder Ermutigung bitten. Sie bekommen eher Hilfe, wenn Sie darum bitten, und werden auch Ihre Ziele eher mit fremder Hilfe erreichen als allein. Mit klaren Zielen vor Augen aktivieren Sie außerdem Ihren präfrontalen Kortex, der jedes Mal, wenn Sie sich vorstellen, wie Sie diese Ziele erreichen, Ihre zielgerichtete Motorik stimuliert.

Affirmationen helfen überdies auch gegen depressive Grübeleien, denn das Wiederholen positiver Gedanken hat Vorteile für das Gehirn. Immer dann, wenn Neuronen in positiven Bahnen feuern, stärken sie positive Gefühle und gleichen damit das Denken in negativen, depressiven Bahnen aus. Damit vermehren Sie wiederum Ihre Ressourcen für positives Denken. Sich selbst und all die guten Gefühle und Gedanken zu sehen, die sich bei Ihrem Erfolg einstellen werden, bildet positive neuronale Netzwerke. Ängstliches und negatives Grübeln führt zu Stress, und Stress ist schädlich. Negatives Denken zu unterbrechen und durch positives zu ersetzen macht das Gehirn gesünder. Gedankenstopps und negative Gedanken ersetzende Affirmationen korrigieren die Richtung, in die diese gebetsmühlenartige Gehirnaktivität strebt. Jedes Mal, wenn Sie Ihr negatives Selbstgespräch unterbrechen, schwächen Sie die Macht, die die Negativität über Ihre Gedanken hat.

Lange nahm man an, dass Affirmationen immer gut seien und alle Arten dazu führten, dass es einem besser geht. Doch eine interessante Untersuchung aus dem Jahr 2009 zeigte, dass Affirmationen manchmal sogar dazu führen, dass es einem schlechter geht (Crawford, 2010; Wood, 2009). Sagten Menschen, die keine gute Meinung von sich selbst hatten, Dinge wie „Ich bin gut", sahen sie sich anschließend in einem noch schlechteren Licht. Wer hingegen bereits ein starkes Selbstbewusstsein hatte, dem ging es besser. Diese Erkenntnis führt uns wieder zu dem Thema zurück: unglaubhaft versus glaubhaft und erreichbar. Für den, der glaubt „Ich bin nicht gut genug", ist es wie ein Schlag ins Gesicht der Vernunft, dass „Ich bin gut genug" zu sagen helfen wird. Vor Jahren brachte der Komiker und Moderator Al Franken dieses Problem mit den kontraproduktiven Affirmationen in der US-amerikanischen Comedy-Show „Saturday Night Live" auf den Punkt, als er in der Rolle seiner Figur Stuart Smalley Affirmationen von sich gab wie „Ich bin toll, ich bin so schlau – Wahnsinn – alle Leute mögen mich!" – die perfekte Satire über den Missbrauch von Affirmationen, zu dem es kommt, wenn man an eine Wirklichkeit glauben soll, die unwahrscheinlich oder unmöglich ist (besonders wenn man bloß darüber redet). Werden unrealistische Ziele auf diese Weise bekräftigt, liegen Niedergeschlagenheit und Depression schon auf der Lauer.

Ähnliche Probleme entstehen beim Loben von Kindern. Wenn Sie ein Kind für eine gute Zeichnung loben, mit der es sich Mühe gegeben hat, wird es stolz darauf sein. Loben Sie jedoch die Zeichnung als fabelhaft, während das Kind doch weiß, dass es nur gekritzelt hat, wird es das Lob nicht annehmen können, weil es in seinen Augen falsch ist. Nur verdientes Lob baut Selbstbewusstsein auf.

Dieses Prinzip trifft auch auf Affirmationen zu. Der entscheidende Punkt ist, sie immer auf kleine, erreichbare Ziele zu beziehen und entsprechend zu handeln. Ich würde mir ziemlich mies vorkommen, wenn ich bekräftigen sollte „Ich bin eine Olympiaschwimmerin", obwohl ich erst einmal beim Schwimmunterricht gewesen bin. Ich würde aber eine bessere Figur im Becken abgeben, wenn ich sagte: „Ich habe schon andere Dinge gelernt und werde auch dies hier lernen." Welche Affirmation man wählt und wie man sie anwendet, bestimmt, ob sie etwas bringt oder nicht. Es folgen einige einfache Richtlinien, wie man die richtigen Worte für eine Affirmation wählt.

- Sagen Sie etwas ganz Bestimmtes und beginnen Sie mit „ich" oder machen Sie eine Aussage über eine bestimmte Bedingung, die sich erfüllt. Zum Beispiel: „Ich bleibe ruhig, wann immer ich mit meinem Chef spreche." Oder: „Der Job, den ich brauche, wird zur rechten Zeit auftauchen." Je genauer Sie sind, desto glaubhafter die Affirmation.
- Formulieren Sie die Affirmation in der Gegenwart. Sagen Sie „Ich bin _____", als ob es genau in diesem Moment passieren würde. „Ich *treffe* meinen Exmann und bin dabei gut gelaunt und gelassen." „Ich *schließe* das Seminar mit der Bestnote ab und *erreiche* damit mein Ziel."
- Sprechen Sie die Affirmation mehrere Male hintereinander laut aus, und zwar jeden Tag. Oder tragen Sie einen Gegenstand wie z. B. einen Stein in der Tasche, der Sie jedes Mal, wenn Sie ihn berühren oder sehen, daran erinnert, im Stillen Ihre Affirmationen aufzusagen.
- Stellen Sie sich bei der Affirmation auch bildlich vor, was Sie tun können, damit sie Wirklichkeit wird.

Welche sinnvollen Affirmationen fallen Ihnen ein? Hier sind ein paar Beispiele, obwohl es am besten ist, sie für jede individuelle Situation neu zu formulieren.
- „Ich fühle mich langsam bereit für eine Liebesbeziehung."
- „Ich bin von Liebe umgeben, das wird mir immer klarer."
- „Ich finde an jedem Tag gute und positive Momente."
- „Die Wohnung, die ich brauche, steht zur Verfügung, und ich bereite mich auf den Kauf vor."
- „Jeden Tag geht es mir in irgendeiner Form besser." (Bei dieser allgemeinen Affirmation geht es darum, Fortschritte zu machen, wenngleich Perfektion unerreichbar bleibt.)

> *Zusammenfassung: Umgang mit Hoffnung*
> 1. Finden Sie kleine Dinge, auf die Sie hoffen können, und setzen Sie kleine, vernünftige Ziele.
> 2. Finden Sie kleine Gefühle und tun Sie etwas, bevor sie zu großen anwachsen.
> 3. Überlegen Sie sich Affirmationen für Hoffnungen.
> 4. Planen Sie Machbares und führen Sie es aus.
> 5. Achten Sie darauf, wenn Hoffnung Früchte trägt.
> 6. Nehmen Sie kleine Erfolge wahr und nehmen Sie sie an.

11.8 Bilden Sie positive Gehirnschaltkreise

Positives Denken bedient sich der Entscheidungsfähigkeit Ihres linken präfrontalen Kortex, den negativen Input der hyperaktiven Amygdala und der überempfindlichen rechten Gehirnhälfte auszugleichen. Wie bitte? Das bedeutet: Auch wenn Ihre Gefühle keine Lust haben – Sie können die negativen Gedanken *bewusst* ignorieren und sich auf die positiven konzentrieren. Es bedeutet nicht, alles durch die rosarote Brille zu betrachten oder das Denken auf Klischees zu reduzieren, etwa auf solche, wie man sie von Postern her kennt, auf denen flauschige Kätzchen mit einem Doktorhut auf dem Kopf zu sehen sind. Es handelt sich vielmehr um einen sehr wirkungsvollen, auf der Gehirnforschung basierenden Ansatz, bei dem das Gehirn neu vernetzt wird, um flexibler zu werden.

Bei Depression regieren die negativen neuronalen Netzwerke. Und diese Negativität schaltet Ihre Wahlfreiheit ab. Wenn Sie beispielsweise das Gefühl haben, dass die anderen Sie negativ beurteilen, hängen Sie wahrscheinlich nicht am Telefon, um all diese Leute zu sich nach Hause einzuladen und zu feiern. Wenn Sie sich als nicht liebenswert fühlen, dann entgeht Ihnen der Blick, den Ihnen ein gut aussehender Kollege auf einer Besprechung zuwirft, um zu sehen, ob auch eine Tasse Kaffee mit Ihnen allein auf der Agenda steht. Wenn Sie der Möglichkeit, Arbeit zu finden, pessimistisch gegenüberstehen, dann verschicken Sie auch keine Bewerbungen. Wahrscheinlich machen Sie gar nicht mehr viel. Sie kommen nicht vom Fleck. Und je weniger Sie tun, desto schlimmer scheint es zu sein. Ihr mangelndes Liebesleben scheint zu *bestätigen*, dass Sie nicht liebenswert sind. Ihr mangelndes Berufsleben stimmt Sie noch pessimistischer bei der Jobsuche. Es handelt sich um eine Prophezeiung, die sich von selbst bewahrheitet – die Eigendynamik des negativen Kreislaufs.

Nervenreize (Gehirnaktivität) sind gut fürs Gehirn: Es wächst, wird besser durchblutet, bildet mehr nervenaufbauende Zellen und mehr synaptische Verbindungen. Feuernde, also aktive Nervenzellen bilden neue Schaltkreise mit stärkeren Verbindungen. Das ist wie bei Muskeln, die größer werden, wenn man von ihnen Gebrauch macht. So wird aber auch Negativität immer größer. Diesen Prozess können Sie unterbrechen, indem Sie sich bewusst vornehmen, stattdessen positive Schaltkreise zu bilden. Das funktioniert auf dieselbe Art: Je mehr Sie positives Denken praktizieren, desto leichter wird es Ihnen fallen, positiv zu denken!

Auch positive Gefühle bilden Schaltkreise. Laut Barbara Fredrickson (2011) stacheln sie zum Tun an und sorgen so für mehr positive Erfahrungen. Sie verhelfen zu kreativeren Lösungen und zu mehr Nähe zu Freunden und Familie, die zu vorteilhaften persönlichen Ressourcen werden. Die Offenheit für positive Erfahrungen kommt daher, dass positive Gefühle Interesse, Bereitschaft und Energie wecken, um Neues zu tun. Dies macht positive Erfahrungen möglicher und erweitert so das Repertoire (Fredrickson, 2001, 2011).

In die Praxis umgesetzt

„Einverstanden, klingt ja ganz gut – theoretisch", mögen Sie sagen, „aber wie soll ich denn bloß zu einer positiven Einstellung kommen, wenn alles so furchtbar ist?" Negative Gehirnschaltkreise zu unterbrechen ist nicht leicht und erfordert Übung. Vielleicht brauchen Sie eine Therapeutin, die Ihnen hilft, die helleren Dinge in Ihrem Leben zu erkennen und Freude, positive Gedanken und Dankbarkeit zu empfinden. Sie können aber auch selbst einiges tun, um die guten Seiten Ihres Lebens wieder mehr genießen zu können.

Achten Sie auf Ihre Sinne. Dinge wahrzunehmen ist genau das Richtige, um positive Schaltkreise zu bilden. Versuchen Sie mehrmals täglich, kurze Sinnespausen einzulegen.

1. Schauen Sie aus dem Fenster und nehmen Sie die Farbe des Himmels, die Form, Textur und Schattierung der Wolken wahr.
2. Beschnuppern Sie neue Orte. Achten Sie darauf, ob es hier gut riecht. Düfte sind so flüchtig, weil man sich sehr schnell daran gewöhnt. Lernen Sie Gerüche wertzuschätzen.
3. Setzen Sie sich zum Essen hin und schmecken Sie langsam den ersten Bissen. Achten Sie darauf, wie sich das Essen auf der Zunge anfühlt, spüren Sie es mit den Zähnen. Hören Sie auf zu sprechen. Achten Sie darauf, wenn Sie den Bissen hinunterschlucken.
4. Lauschen Sie. Wie oft läuft im Hintergrund Musik oder der Fernseher, ohne dass man aufmerksam zuhört. Versuchen Sie es mal mit Abschalten. Jetzt. Tun Sie, je nach den Umständen und was Ihnen am besten gefällt, eines von zwei Dingen: 1) Suchen Sie sich eine Musik, die Sie mögen, und hören Sie ein paar Minuten lang zu, während Sie einfach nur stillsitzen, ohne irgendetwas anderes zu tun. 2) Gehen Sie vor die Tür oder öffnen Sie ein Fenster und lauschen Sie auf Ihre Umgebung. Wie viele Dinge können Sie hören?
5. Spüren Sie Ihre Haut. Besonders angenehm ist es, sich die Hände einzucremen. Das kann man jederzeit „einfach so" tun. Richten Sie Ihre ganze Aufmerksamkeit darauf. Tragen Sie die Creme auf, nehmen Sie ihre Beschaffenheit, ihre Kühle wahr, spüren Sie, wie wohl Ihnen das Einmassieren tut und wie weich und glatt Ihre Haut wird.

Erinnern Sie sich an frühere Momente der Freude und wiederholen Sie sie. Die Übung „Positive Momente wiederholen" wurde bereits in Kapitel 8 vorgestellt, um Ihr Leben ins Gleichgewicht zu bringen, aber es lohnt sich, sie im Zusammenhang mit den gehirnbasierten Interventionen noch einmal zu wiederholen. Blättern Sie auf Seite 160 zurück, um sich die ganze Beschreibung durchzulesen. Hier nur eine kurze Zusammenfassung, um Ihrem Gedächtnis auf die Sprünge zu helfen:
1. Denken Sie an etwas Positives, das passiert ist, und rufen Sie sich die Einzelheiten in die Erinnerung.
2. Beschreiben Sie dieses Ereignis genau und gehen Sie dabei auch alle sinnlichen Erfahrungen durch.
3. Wiederholen Sie das so oft wie möglich.
4. Machen Sie mit sich selbst einen Termin, an dem Sie dies tun.
5. Entscheiden Sie, wie Sie dafür Rechenschaft ablegen.

Arbeiten Sie an Ihrer Fähigkeit, Positives zu erkennen. Das ist einfacher gesagt als getan. Wenn Sie glauben, dass die Stärkung Ihrer Kapazität, Freude, Begeisterung, Interesse, Zufriedenheit oder Liebe zu empfinden, Ihre Depression besiegen und Ihr verknotetes, negatives Denken entwirren wird, halten Sie sich am besten an einen Plan. Wie bei Burnout ist es sehr empfehlenswert, sich zur Unterstützung eine Person mit ins Boot zu holen, der Sie Ihre positiven Gedanken mitteilen können, und die sie sich mit angehaltenem Atem anhören wird! Versprechen Sie dieser Person, über die Woche an positive Dinge zu denken, und besprechen Sie das mit ihr. Falls Sie zu schüchtern sind, um jemanden zu bitten, Ihnen zuzuhören, tragen Sie stattdessen eine Memokarte in der Tasche mit einer Strichliste. Machen Sie bei jeder positiven Sache, die Sie wahrnehmen, einen Strich. Dadurch werden Sie sich bewusster, was positiv ist, und in der Zeit, die Sie brauchen, um darüber nachzudenken und einen Strich zu ziehen, bilden sich in Ihrem Gehirn neue Strukturen.

Positives werden Sie vor allem in wichtigen emotionalen Bereichen finden:
- Freude: Suchen Sie sich ein Kind und spielen Sie mit ihm. Ein paar Minuten mit einem Kind zu verbringen, das fünf Jahre oder jünger ist, wird Sie in null Komma nichts zum Lachen bringen.
- Interesse: Dies könnte bei Depression eventuell schwierig werden, aber es gibt Möglichkeiten.
  - Gehen Sie ins Internet. Wenn Sie einen Computer haben, können Sie wahrscheinlich auch im Internet surfen. Was hat Ihr Interesse dort geweckt? Welche Seiten haben Sie besucht? Achten Sie auf das, was Sie diesbezüglich denken. Wetten, dass Sie sich für etwas interessieren? Und es dann aber irgendwie unterdrücken? Vielleicht haben Sie sich beispielsweise eine neue Serie von Sportwagen angeschaut und sich dann gesagt: „Schön, aber ich könnte mir eh keinen leisten." Für diese Übung müssen Sie nur wahrnehmen, dass Sie sich für etwas interessieren, mehr nicht.
  - Machen Sie einen Spaziergang in Ihrer Nachbarschaft. Was lohnt es sich anzuschauen?
  - Ich meine es ernst: Gehen Sie einkaufen. Beziehungsweise machen Sie einen Schaufensterbummel, damit Sie an der Kasse nicht depressiv werden. Wofür würden Sie sparen?
  - Lesen Sie die Tageszeitung oder hören Sie die Morgennachrichten. Wählen Sie etwas aus, das Sie interessiert, und erzählen Sie es jemand anderem. Aber ohne zu klagen! Beginnen Sie Ihren Kommentar in etwa so: „Hey, hast du gewusst, dass _____?"
- Zufriedenheit: Jede Erfahrung, über die Sie sagen könnten: „Das hat mir voll und ganz genügt." Hatten Sie ausreichend zu essen? Haben Sie lange genug geschlafen? Haben Sie einen Film gesehen oder ein Buch gelesen und waren anschließend froh darüber?
- Liebe: Wenn Sie darunter verstehen, *von* jemandem geliebt zu werden, dann wird es schwierig. Denn Sie können nur das bestimmen, was Sie *für* andere empfinden. Denken Sie nach: Wen lieben Sie? Was würden Sie gern für diesen Menschen tun? Sie könnten durchaus auch Ihr Haustier lieben. Das ist manchmal weniger

kompliziert. Wenn Sie derzeit keine Initiative in Sachen Liebe ergreifen können, stellen Sie es sich nur vor. Das ist zwar nicht von der gleichen Intensität, wird aber wenigstens Ihr Gehirn auf positive Weise stimulieren.

Durch den Aufbau neuer, positiver Gehirnschaltkreise entstehen auch neue persönliche Ressourcen. Starke Schaltkreise für Freude werden Ihnen zu mehr Freude verhelfen. Ihnen werden sich mehr Optionen für Gedanken und Verhaltensweisen eröffnen. Dadurch können Sie Probleme besser lösen und in stürmischen Zeiten gelassen bleiben. Mit anderen Worten, Sie sind flexibler, weil Ihnen ein breites Repertoire verschiedener Gefühle zur Verfügung steht. Wenn Sie schon seit einer Weile an Depression leiden, sollten Sie sich den Aufbau positiver Schaltkreise wie Bodybuilding vorstellen: Zuerst kommt es Ihnen sicher komisch vor und mag etwas anstrengend sein, doch je stärker Sie werden, desto mehr können Sie trainieren. Versuchen Sie Ihr Schaltkreis-Bodybuilding mit den anderen Antidepressionstechniken zu verknüpfen. Wenn Sie zum Beispiel unter der Lethargie der endogenen Depression leiden, könnten Sie die Methode „Bringen Sie den Zug ins Rollen: Belohnen Sie sich selbst!" (siehe Kapitel 6) mit der Methode „Erinnern Sie sich an frühere Momente der Freude und wiederholen Sie sie" (siehe Kapitel 8) kombinieren. Bei Burnout brauchen Sie Schlaf und sollten Ihre Arbeitsgewohnheiten ändern, bevor Sie zu einer effektiven Änderung Ihrer Denkgewohnheiten in der Lage sind. Leiden Sie unter Verzweiflungsabstürzen, tun Sie gut daran, sich auf das Positive zu konzentrieren, um bewusst einen anderen Handlungsweg einzuschlagen. Je mehr es Ihnen zur Gewohnheit wird, Ihre Art zu denken bewusst zu wählen, desto stärker geht die Negativität Ihrer Depression zurück.

> ### *Zusammenfassung: Bilden Sie Schaltkreise für Freude*
> 1. Achten Sie auf Ihre Sinne. Legen Sie mehrmals am Tag eine Pause ein, um zu schauen, zu riechen, zu schmecken, zu hören und zu betasten.
> 2. Erinnern Sie sich an frühere Momente der Freude und wiederholen Sie sie.
> 3. Nehmen Sie Positives wahr. Erzählen Sie jemandem davon oder machen Sie für jedes positive Erlebnis einen Strich auf Ihre Memokarte. Halten Sie Ausschau nach Freude, Interesse, Zufriedenheit und Liebe zu anderen.

Bei einer Depression ist es so schwierig zu glauben, dass die kleinen Veränderungen wirklich etwas bewirken. Wenn Sie jedoch auf die Möglichkeit vertrauen, den eigenen Erklärungsstil zu verändern, positive Gehirnschaltkreise zu bilden und zu einem Gleichgewicht zwischen Hoffnung und Enttäuschung zu finden, kann das eine Depression aber tatsächlich lindern. Und das ist, worauf alle letztlich hoffen.

Flexibler zu werden erfordert eine Entscheidung, etwas Neues auszuprobieren, um eine größere Bandbreite an Gefühlen und Verhaltensweisen zu bekommen. Denn wenn Sie auf neue Ideen kommen und sie ausprobieren, stehen Ihnen mehr Optionen zur Verfügung. Haben Sie aber das Gefühl, unbeweglich zu sein, und glauben Sie, keine Wahl zu haben oder bei jeder Entscheidung in die Falle zu gehen, halten Sie einen Moment inne, um sich darauf zu besinnen, dass es die Depression ist, die hier spricht. Die Schönheit des Lebens liegt darin, dass es stets im Wandel begriffen ist – neue Situationen ergeben sich, und wenn Sie flexibel bleiben, wie Sie darüber denken und darauf reagieren, dann werden Sie immer einen Schritt voraus sein.

12. Technik Nr. 10: Lernen, aus dem Vollen zu leben

Aus einer Depression herauszukommen heißt nicht nur, die Symptome loszuwerden, sondern auch, seine Lebenseinstellung zu ändern. Wer schon seit Jahren eine Depression hat, kann sich gar nicht mehr vorstellen, wie es ohne ist, oder glaubt nicht einmal mehr, dass es gut wäre, die depressive Denk- und Lebensweise aufzugeben. Dabei halten depressive Menschen sich selbst nicht für Pessimisten, sondern für Realisten. Wenn man sie auffordert, optimistisch zu sein, verdrehen sie die Augen und halten einen für dumm. „So ist das Leben nun mal nicht", antworten sie nach dem Motto, dass man immer mit dem Schlimmsten rechnen sollte, damit man darauf vorbereitet ist.

Denn es passieren ja schlimme Dinge. Tatsächlich. Aber gute doch auch! Aus dem Vollen zu leben bedeutet, allem mit offenen Armen zu begegnen. Wenn man all das Wunderbare und Schöne, das einem begegnet, zu würdigen weiß, dann fühlt man sich nicht nur sicherer, sondern ist auch weitaus anpassungs- und widerstandsfähiger. Nur weil auch hin und wieder ein Unglück passiert, sollte man nicht den Wert des positiven und zuversichtlichen Denkens unterschätzen. Eine positive Haltung einzunehmen kann einem ungewohnt vorkommen oder sogar Angst einjagen. Hat man jedoch erst einmal damit begonnen, aus dem Vollen zu leben, wird klar, dass Depression nur ein einziger Standpunkt ist, von dem aus man auf die Welt blickt. Vielleicht finden ja auch Sie noch Gefallen am positiven Blickwinkel.

12.1 Glauben Sie an den Vorteil des Positiven

Wahrscheinlich sind Sie gegenüber einer prinzipiell optimistischen Einstellung pessimistisch eingestellt. Was für eine Ironie! Damit Sie Ihren Pessimismus begeistert durch positives Denken ersetzen, sollten Sie wissen, dass Depressive laut Statistik oft der Meinung sind, dass eine Veränderung ihrer Umstände – bezüglich Einkommen, Gesundheit oder auch Beziehungen – sie von ihrer Depression befreien wird. Doch wie wissenschaftliche Studien zeigen, geht das, was man will, dem Glück *voraus* (Lyubomirsky, 2011).

Auch Fredrickson (2011) weist darauf hin, dass positive Gefühle dem Erfolg in vielen Lebensbereichen nicht nur vorausgehen – sie schaffen sogar die Bedingungen dafür.

Glücksgefühle
- stärken das Immunsystem,
- führen zu mehr Energie und Kreativität,
- verbessern Beziehungen,
- machen produktiver im Beruf,
- sorgen für eine höhere Lebenserwartung.

„Na super", sagen Sie, „wenn ich also depressiv bin, werde ich kränker, meine Beziehungen verschlechtern sich, und dann sterbe ich auch noch früh. Wie deprimierend!" Verzweifeln Sie nicht! Laut Studien zur Erforschung der neurobiologischen Grundlagen des Glücksgefühls hängen etwa 50 Prozent der Wahrscheinlichkeit, glücklich oder depressiv zu sein, von der genetischen Veranlagung ab (Coady et al., 2005). Also können Sie Ihr Glück immerhin noch zur Hälfte mitbestimmen. Bei dieser Untersuchung des relativen Glücksempfindens verschiedener Gruppen stellte sich heraus, dass sogar Menschen, die unter widrigen Bedingungen lebten, wie zum Beispiel Querschnittsgelähmte, tageweise glücklich sein konnten, je nachdem, welche Einstellung sie jeweils hatten. Im Ergebnis war die Lebenszufriedenheit bei den Querschnittsgelähmten genauso hoch wie bei der Gesamtbevölkerung. Entscheidend war, dass sie sich – sobald sie sich an ihre neuen Umstände angepasst hatten – nicht auf das Verlorene konzentrierten, sondern auf das, was sie hatten: die Mahlzeiten mit der Familie, Zeit mit Freunden, tägliche Aktivitäten. Sonja Lyubomirsky (2008) schließt sich dieser Feststellung an: Nur ca. 10 Prozent des Glücklich- oder Unglücklichseins hängen von den Umständen ab, aber entscheidende 40 Prozent vom Umgang damit, also vom Verhalten.

Noch einmal: Positives Denken läuft nicht wie bei Susi Sorglos. Barbara Fredrickson (2011) spricht sich in ihrem Buch *Die Macht der guten Gefühle* für eine Lebenseinstellung aus, die sie „Positivität als Mittel zum Zweck" nennt – wobei der Zweck in einem längeren und gesunderen Leben besteht sowie in Einfallsreichtum und Widerstandsfähigkeit bei Schwierigkeiten, einem besseren Sozialleben und einer höheren allgemeinen Lebensqualität. Mit diesem Thema beschäftigt sich die Autorin schon seit Jahren. Sie vertritt die überzeugende These, dass positive Gefühle einen darauf einstellen, im eigenen Interesse zu handeln und in schwierigen Situationen psychisch belastbar zu sein. Ihrer Meinung nach regen alle Gefühle zur Tat an. So führt beispielsweise Furcht mit der Unterstützung von Körper und Gehirn zur Flucht aus einer Gefahr. Auch positive Gefühle regen zur Tat an. Wenn man sich zum Beispiel für andere Leute interessiert, zeigt man Neugier. Man fragt sie, wer sie sind und was sie machen, und lernt sie auf diese Weise kennen. Kommuniziert wird das Interesse über eine Art von Vitalität oder Lebendigkeit. Dies wiederum weckt das Interesse der anderen Person, wodurch es zu Gegenseitigkeit und einem sozialen Austausch kommt. Überdies regen positive Gefühle auch zur Pflege guter Beziehungen, Selbstfürsorge und Selbstverwirklichung im Rahmen der eigenen Möglichkeiten an. Laut Fredrickson gibt es zehn positive Gefühle: Freude, Dankbarkeit, Heiterkeit, Interesse, Hoffnung, Stolz, Vergnügen, Inspiration, Ehrfurcht und Liebe. Und wie sie sehr überzeugend darstellt, sorgen sie für eine hohe Lebensqualität und über ihren Einfluss auf die Entwicklung guter zwischenmenschlicher Beziehungen und kreativer Lösungen haariger Probleme sogar zu langfristigem Wohlbefinden.

Mehr auf die positiven Seiten des Lebens zu schauen erfordert eine Entscheidung. Was Sie entscheiden, ist, dass Sie Ihre rationale linke Gehirnhälfte gebrauchen, um Ihre pessimistische, hyperaktive rechte Gehirnhälfte außer Kraft zu setzen. Gehen Sie davon aus, dass die folgenden Vorschläge Ihnen guttun, dann werden Sie auch beharrlicher bei der Ausführung sein. Können Sie erst einmal betont auf das Positive schauen – und dann selbst die Vorteile erkennen –, wird es einfacher sein, damit fortzufahren. Fürs Erste reicht es, einmal Folgendes einfach zu glauben: Sie bestimmen frei, worauf Sie Ihre Aufmerksamkeit richten. Wählen Sie das Positive, werden Sie lebenslange Vorteile daraus ziehen, die weit über die Linderung einer Depression hinausgehen. Wäre das nicht Grund genug für einen Versuch?

12.2 Atmen Sie das Jetzt ein

Fangen Sie für Ihr Leben aus dem Vollen einfach mal beim Atmen an. Wenn Sie nicht atmen, bekommen Sie kein Gespür für sich selbst. Vielleicht merken Sie gar nicht, wie oft Sie Ihren Atem anhalten, um etwas nicht zu spüren. Stillhalten – eine Art, nichts zu fühlen – erfordert, den Atem anzuhalten. Das Atmen hilft Ihnen, Ihren Körper zu spüren, Ihre Gefühle wahrzunehmen oder sie sogar loszulassen. Traumatisierte Menschen halten in Situationen, die auch nur flüchtig an die traumatische Erfahrung erinnern, meist den Atem an, ohne es überhaupt zu merken. Auch gestresste und angespannte Menschen haben diese Tendenz. Bei Depression ist das sogar ein vorherrschendes Problem, daher fangen Entspannung und das Gefühl der Erfüllung damit an, das Atmen zu lernen.

Das Ziel eines erfüllten Lebens besteht darin, sich des gegenwärtigen Augenblicks und Geschehens bewusst zu werden. Bewusstheit ist das erste Prinzip der Achtsamkeit, und Bewusstwerdung bedeutet, sich Zeit zum Wahrnehmen zu lassen. Dazu muss man erst einmal fähig sein, den Atem wahrzunehmen und auch den Körper, der vom Atem bewegt wird. Versuchen Sie das – sofort! Viele machen das gerne in der Rückenlage, mit einer Hand auf dem Bauch, aber es geht auch im Sitzen. Finden Sie eine Position, die so entspannt und passiv wie möglich ist. Schließen Sie die Augen, wenn Sie mögen, oder fokussieren Sie einen Punkt. Besonders gut eignet sich dafür die Flamme einer Kerze. Atmen Sie durch die Nase ein und durch den Mund aus. Das ist am angenehmsten. Machen Sie dann die folgende Übung.

> **ÜBUNG**
>
> **Bewusstes Atmen**
> 1. Atmen Sie ein. Nehmen Sie die Empfindung Ihres einströmenden Atems wahr.
> 2. Amten Sie aus. Richten Sie Ihre Aufmerksamkeit auf den Atem, wie er Ihren Körper verlässt.
> 3. Atmen Sie wieder ein und achten Sie darauf, wie sich Ihr Körper dabei anfühlt.
> 4. Atmen Sie wieder aus und achten Sie darauf, wie sich Ihr Körper dabei anfühlt.
> 5. Wenn Ihnen Gedanken kommen, nehmen Sie sie einfach zur Kenntnis, als wären sie Wolken, die an einem windigen Tag über den Himmel jagen. Sie kommen und gehen, und Sie brauchen sie nicht festzuhalten oder sich von ihnen stören zu lassen.
> 6. Haben Sie eine Weile auf Ihren Atem geachtet, können Sie einfach so weiteratmen, ohne Ihre Aufmerksamkeit bewusst darauf zu richten.
> 7. Nehmen Sie wahr, wie sich Ihr Körper nun dabei anfühlt.
> 8. Was fällt Ihnen außerdem auf?

Sie können diese Atemübung auch zu einer ganzkörperlichen Meditation ausdehnen. Dabei stellen Sie sich vor, wie Sie in jeden Körperteil einzeln „hineinatmen" und diesen beim Ein- und Ausatmen bewusst wahrnehmen. Schöne Beispiele dafür finden Sie in *Der Stimme des Körpers folgen* (Cornell, 1997) und *Der achtsame Weg durch die Depression* (Williams et al., 2007). Mit dieser Übung können Sie auch trainieren, die Richtung Ihrer Aufmerksamkeit bewusst zu ändern, indem Sie zwischen Ihrem Atem und Ihrer Sinneswahrnehmung hin- und herwechseln. Ein Beispiel dafür finden Sie in Anhang A unter „Achtsamkeit: Bewusstheit bei verlagerter Aufmerksamkeit".

Achten Sie auf Ihre Sinne

Wie im vorigen Kapitel gesagt wurde, ist das bewusste Achten auf die Sinneserfahrung eine hervorragende Methode, um den Kontakt zum gegenwärtigen Augenblick zu verbessern. Das lässt sich ganz kreativ mit Atemübungen verbinden. Probieren Sie das ruhig einmal aus, während Sie auf Ihre Umgebung lauschen oder Ihre Haut spüren, gleichzeitig Ihren Atem wahrnehmen und darauf achten, wie dies Ihre Sinneswahrnehmung schärft.

12.3 Tun Sie etwas ganz aufmerksam

Ach ja – Multitasking! Ständig sollen wir mehrere Dinge auf einmal tun. Bei Vorstellungsgesprächen wird man gefragt, wie gut man darin ist, als ob das etwas wäre, das man studieren oder lernen könnte und das bei der Arbeit helfen würde. Doch selten wird man gefragt, wie aufmerksam man ist! Unsere Kultur erweckt den Eindruck, dass es irgendwie nicht gut genug ist, sich jeweils nur mit einer Sache zu beschäftigen. Aber was hat das mit Depression zu tun? Depression laugt körperlich und seelisch aus. Dann kann es passieren, dass man versucht, das zu kompensieren, indem man mehrere Dinge gleichzeitig tut, oder dass man sich beschäftigt hält, um sich die negativen Gedanken vom Leib zu halten. Dies kann zu Burnout führen und zu den ärgerlichen, nervös machenden und ängstigenden Symptomen der Depression.

Aber auch während man aktiv ist, quält man sich mit Gedanken herum, und wer depressiv ist, weiß, dass das selten hilfreich ist. In der Regel beziehen solche Gedanken sich nicht auf das, *was man gerade tut*, kritisieren aber die Art und Weise, *wie* man es tut. Oder es sind Gedanken voller Sorge um Dinge, die als Nächstes anstehen oder getan werden sollten. Sie kennen es sicher: Wenn Sie ein Zimmer streichen, achten Sie nicht auf die Farbrolle in Ihrer Hand und das Geräusch, das beim Malern entsteht, und wie sich das anfühlt, sondern denken: „Mist. Gekleckert. Ist doch immer dasselbe. Und warum habe ich überhaupt diese Farbe genommen? Was ist, wenn sie mir am Ende nicht gefällt?" Oder vielleicht plagt Sie der Gedanke, dass Sie mal Ihre E-Mails checken sollten, statt zu malern.

Indem Sie sich bewusster auf das Jetzt konzentrieren, werden Sie auch öfter Sinnliches erfahren – viele Sinneswahrnehmungen sind richtig gut! – und weniger Zeit auf negatives Denken verwenden. Etwas ganz aufmerksam zu tun wirkt wie ein Antidepressivum. Sie können lernen, mit voller Aufmerksamkeit jeweils nur eine Sache zu tun. Auf diese Weise werden Sie wieder neue Kraft sammeln. Wie gehen Sie aber dabei vor? Wie machen Sie sich bewusst, was Sie gerade tun?

> *Hier eine Idee:* Wenn Sie das nächste Mal beim Essen ein Buch lesen oder fernsehen – lassen Sie das und essen Sie nur. Nehmen Sie nur kleine Bissen in den Mund, versuchen Sie, das Essen zu schmecken, zu kauen und hinunterzuschlucken und Ihre volle Aufmerksamkeit darauf zu richten. Wie wirkt sich das auf Ihre Wahrnehmung des Essens aus?

Viele Dinge im Leben eignen sich dafür, das Abschalten der Gedanken zu üben und sich ganz auf das Tun konzentrieren. Zum Beispiel:
- abwaschen,
- Tee oder Kaffee trinken,
- Zähne putzen,
- duschen,
- sich die Haut eincremen,
- Unkraut jäten,
- mit dem Hund Gassi gehen.

Laut Marcia Linehan kann man auch im Alltag bewusst leben: indem man keine Abkürzungen nimmt, sondern Umwege geht. Jeder kürzt gerne ab – über den Rasen zur Haustür, quer über den Parkplatz zum Supermarkt. Was wäre aber, wenn Sie den Weg nicht verkürzten, sondern ihn verlängerten, dabei alles in sich aufnähmen und ein richtiges Gefühl fürs Gehen bekämen? Wie wäre es, wenn Sie nur Kaffee trinken würden, ohne dabei Zeitung zu lesen? Einer Freundin von mir wurde geraten, weniger Kaffee zu trinken, worauf Sie sich nur noch einmal am Tag eine *richtig gute* Tasse Kaffee gönnte und diese ganz bewusst trank. Wie sie berichtete, fühlte sich diese Veränderung nicht wie ein Verlust an, weil sie erstmals den Geruch, den Geschmack und die Wärme des Getränks voll auskostete. Von Thich Nhat Hanh (2009) gibt es ein wunderbares kleines Buch mit dem Titel *Das Wunder der Achtsamkeit*, in dem er sehr deutlich den Frieden des Im-Moment-Seins beschreibt. Lesen Sie dieses Buch, wenn Sie mehr darüber erfahren möchten, wie Sie Ihre Alltagsmomente bewusst leben können.

12.4 Genießen Sie Ihr Leben

Gegen negatives Denken hilft Genuss. Genuss ist ein regelrechtes Gegengift, denn während man etwas genießt, kann man ja unmöglich negativ sein. Genuss bedeutet ein völliges Bewusstsein des Geschehens. Im Unterschied zur Achtsamkeit ist Genuss eine Art beabsichtigte, wertschätzende Bewusstheit. Sie wählen etwas, das Sie bewusst erfahren und zur Kenntnis nehmen, und lassen währenddessen die Qualitäten dieser Erfahrung auf sich einwirken. Wenn Sie beispielsweise einen Sonnenuntergang betrachten, können Sie die verschiedenen Farben in allen Schattierungen ermessen und die Veränderungen, wie sie langsam verblassen, und auch Ihre Freude darüber feststellen. Vielleicht bemerken Sie ein Glücks- oder Ehrgefühl oder ein Interesse, das dabei aufkommt, und ob es einen Unterschied ausmacht, ob Sie bei dem Anblick allein sind oder mit anderen zusammen.

Sie können vieles genießen, etwa einen Kuchen zu backen oder einen Spaziergang zu machen. Auch ein Gefühl. Sie könnten den Geschmack oder die Beschaffenheit des Essens, das Sie gerade zu sich nehmen, genießen. Sie könnten den Gesichtsausdruck eines Freundes oder den Moment beim Aufwachen in einem kuscheligen Bett genießen. Sie könnten das Gefühl genießen, nach dem Schwimmen trockene Sachen anzuziehen. Die Empfindung von Genuss geschieht unmittelbar. Im Moment des Genusses sind Sie mehr als achtsam, geben sich ganz Ihren Empfindungen, Gefühlen und Gedanken hin. Bryant und Veroff (2007) beschrieben Genuss als einen Aufbauprozess von Kraftquellen, aus denen man zur Bereicherung des eigenen Lebens schöpfen kann. In ihren Augen ist er das „positive Gegenstück zur Bewältigung". Denn während bei der Bewältigung Probleme gelöst werden können, man von anderen unterstützt wird, vielleicht betet, die Dinge verstandesmäßig neu bewertet, Wunschvorstellungen hegt und bestimmte Dinge vermeidet, ist *Genuss* die Fähigkeit zur Hingabe und zur Wertschätzung der positiven Seiten des Lebens. Man empfindet Lust – es ist also etwas ganz anderes als Problembewältigung.

Genuss lässt sich erlernen und üben, will aber geplant sein. Eine Partnerin oder einen Partner brauchen Sie dabei nicht, denn es spielt sich im Innern ab. Sie können fürs Üben eine Erinnerung an eine positive Erfahrung verwenden, bis Sie so weit sind, das Leben so zu genießen, wie es kommt. Wählen Sie irgendeinen Teil der Erfahrung: die Einzelteile, worauf es hinauslief oder was Sie getan oder beobachtet haben. Achten Sie darauf, was vor sich ging. Und wie sah die Umgebung aus? Richten Sie dann Ihre Aufmerksamkeit auf die folgenden Prozesse:
- *Körperempfindungen:* Welche Informationen erhielten Sie über Ihre Sinne? Was ging in Ihrem Körper vor?
- *Wahrnehmungen:* Was haben Sie während dieser Erfahrung wahrgenommen?
- *Gedanken:* Was haben Sie währenddessen gedacht?
- *Verhalten:* Was haben Sie getan?
- *Gefühle:* Was haben Sie gefühlt?

Üben Sie, das Hier und Jetzt zu genießen. Bei der folgenden Übung werden Sie u. a. eine Orange essen. (Sie können aber auch eine Rosine, eine Mandel oder irgendetwas anderes essen.) Achten Sie auf alles, was Sie dabei tun, denken, fühlen und spüren.

> **ÜBUNG**
>
> **Eine Orange genießen**
>
> 1. Schauen Sie sich die Orange an.
> 2. Nehmen Sie sie in die Hand und befühlen Sie sie. Werden Sie sich ihrer Konsistenz bewusst.
> 3. Schälen Sie sie und achten Sie auf den Geruch. Riechen Sie an Ihren Fingern.
> 4. Zerteilen Sie die Orange und nehmen Sie einen Schnitz.
> 5. Führen Sie ihn an die Lippen, an die Zähne und stecken Sie ihn dann in den Mund.
> 6. Schmecken Sie die Orange.
> 7. Kauen Sie das Stück Orange und achten Sie darauf, wie sich das anfühlt.
> 8. Schlucken Sie es herunter.

Aufmerksamkeit und Wohlwollen sind zwei essenzielle Komponenten des Genusses. Positive Erfahrungen werden nicht nur wegen der Freude genossen, die sie bringen, sondern auch, weil sie neuartig oder interessant sind. Ein gutes Beispiel dafür ist der Film „Der Duft von Lavendel". Er handelt von zwei betagten Schwestern, Ursula und Janet (gespielt von Judy Dench und Maggie Smith), die in einem kleinen Cottage an der Küste Englands leben. Es ist das Jahr 1936, der Zweite Weltkrieg steht bevor. Am Strand finden die beiden einen jungen, bewusstlosen Mann, der Schiffbruch erlitten hat, nehmen ihn zu sich mit nach Hause und kümmern sich um ihn. Ursula verliebt sich in ihn. Sie weiß, dass ihre Liebe nicht erwidert wird. Sie leidet darunter *und* genießt das Gefühl des Verliebtseins in vollen Zügen. Sie ist sich ihrer Sehnsucht bewusst, nimmt die äußere Erscheinung des jungen Mannes aufmerksam wahr, schwelgt in ihren Vorstellungen, wie es wäre, körperlich geliebt zu werden und mit einem Liebhaber zusammen zu sein, und macht bewusst die Erfahrung von ungewohnten, intensiven Emotionen. Gleichzeitig behält sie ihr Verhalten im Auge, damit sie ihre Emotionen nicht verrät und keine Probleme verursacht. All das macht ihr Leben reicher.

Genuss ist ein sehr wirksames Mittel, um betont einen positiven Blick auf das sich eröffnende Panorama der Empfindungen zu werfen. Dessen Komplexität und Vielschichtigkeit könnte Sie so fesseln, dass Sie von Ihrem einfachen, negativen Schwarz-Weiß-Denken wegkommen. Sie können negative Einschätzungen hinter sich lassen, indem Sie sich der vielen Möglichkeiten bewusst werden, wie man in ein Erlebnis eintauchen kann. Erkunden Sie, was da ist, und genießen Sie es! Was für eine Abwechslung vom Einerlei der Depression!

12.5 Üben Sie Dankbarkeit

Am meisten erhofft man sich Dinge, die das Leben schöner machen: mehr Liebe, Gesundheit, Geld und so weiter. Man glaubt, dass man dankbar sein wird, wenn man die Umstände ändert und bekommt, was man will. Wie Emmons (2008), Lyubomirsky (2008) und Fredrickson (2011) jedoch gezeigt haben, ist Dankbarkeit jederzeit möglich, hängt Glück nicht von messbaren Größen wie Status, Geld oder Erfolg ab. Man braucht also nicht auf die Gehaltserhöhung oder den perfekten Ehemann zu warten, um glücklich zu sein. Man muss sich nur einmal umschauen. Dankbarkeit zu üben ist bewiesenermaßen eine sehr wirksame Antidepressionsmethode, weil sie Bewusstheit schafft für positive Gefühle und Glück.

Wie kommt das? Dankbarkeit ist, wenn man etwas als Geschenk anerkennt, es würdigt und wertschätzt. Das kann etwas Materielles sein oder auch etwas von emotionalem oder spirituellem Wert, aber in jedem Fall wird es als Gnade empfunden, weil man es einfach so bekommen hat, ohne es unbedingt verdient zu haben. Dass man das, was einen jetzt dankbar stimmt (eine Wohnung, eine gute Ehe oder einen guten Job), bekommen hat, kann natürlich auch mit den Anstrengungen zusammenhängen, die man dafür unternommen hat – aber nicht immer. Vielleicht hat auch das Element der Gnade eine Rolle gespielt, und man wurde einfach so beschenkt. Umgekehrt kommt es ja auch vor, dass Anstrengungen zu überhaupt nichts führen. Ein Geschenk als ein solches zu erkennen ist immer auch Teil der Dankbarkeit.

Wenn Sie Dankbarkeit empfinden, erkennen Sie Ihre empfangende Rolle an. Für manche kann das unangenehm sein, weil sie sich abhängig vorkommen, doch stellen Sie sich einfach mal das Gefühl vor, das aufkommt, wenn Sie bei einem Unfall unverletzt bleiben oder einen Moment lang von der Schönheit der Natur ergriffen werden. Für solche Momente sind Sie dankbar – und zeigen es auch. Geben Sie absichtlich auf Dinge acht, für die Sie dankbar sind, dann wird Ihr Leben davon bereichert und besser.

Dankbarkeit praktizierende Menschen tragen erstaunliche und hoch begehrte Vorteile davon (Emmons, 2007; Fredrickson, 2011; Lyubomirsky, 2008):
- Sie fühlen sich anderen näher und von ihnen geliebt.
- Sie sind geselliger und weniger isoliert.
- Sie sind hilfsbereiter und werden auch eher von anderen als hilfsbereit angesehen.
- Sie werden von ihrer Familie, ihrem Partner oder ihrer Partnerin, ihren Freunden und Freundinnen als glücklicher wahrgenommen und als angenehmer empfunden.

Wenn Sie es sich also zur Gewohnheit machen, auf das zu achten, wofür Sie dankbar sind, wird das einen Einfluss auf Ihre Gefühle, Ihre Stimmung und Ihr Verhalten haben. Dann werden Sie sich stärker auf das Gute und Richtige konzentrieren und wahrscheinlich auch darüber sprechen. Und wenn es Ihnen allgemein besser geht und Ihr Verhalten angenehmer wird, werden auch die anderen den Umgang mit Ihnen angenehmer finden. Und dann werden Sie feststellen, dass Sie weniger isoliert sind. Laut Barbara Fredrickson (2001, 2011) bewirkt der Ausdruck von Dankbarkeit Gegenseitigkeit, sodass eine Art Dominoeffekt entsteht. Bedankt sich jemand bei Ihnen, steigt Ihr Selbstbewusstsein, Sie sind zufriedener mit sich selbst und Ihren Beziehungen. Behandelt man Sie freundlich, sind Sie sofort auch zu anderen freundlicher. Dann fühlen Sie sich besser und die Person, der Sie Ihre Dankbarkeit gezeigt haben, ebenfalls.

Dankbare Menschen haben auch körperliche Vorteile:
- Sie bewegen sich regelmäßiger.
- Sie sind weniger häufig krank und erholen sich schneller.
- Sie haben weniger stressbedingte DNA-Schäden, die die Zellen altern lassen.
- Sie schlafen schneller ein, und ihr Schlaf hat eine höhere Qualität.
- Sie sind zufriedener mit ihrem Leben und optimistischer.

Wie kann man denn Dankbarkeit lernen und sofort davon profitieren? Viele Wege führen nach Rom. Ein paar gute sind folgende:

Kommen Sie aus Ihrer Selbstmitleidsecke heraus. Hören Sie auf, sich selbst zu bemitleiden und zu jammern. Doch dazu müssen Sie das Selbstmitleid erst einmal bei sich selbst erkennen. Merken können Sie es daran, wenn Sie sich hilflos oder ohnmächtig fühlen, sich ärgern oder glauben, dass es ungerecht zugeht. Zum Selbstmitleid gehören meist auch negative Erwartungen. Versucht man hingegen, Probleme zu lösen, sieht man, wie das eigene Tun eine positive Veränderung hervorruft. Wenn Sie also Selbstmitleid bemerken: Stopp! Richten Sie Ihre Aufmerksamkeit stattdessen auf das, was funktioniert.

Betrachten Sie gute Erinnerungen durch ein Vergrößerungsglas. Konzentrieren Sie sich in Bezug auf Ihre Vergangenheit – sei es die nahe oder die ferne – auf das Gute, Erfreuliche und Spannende. Reden Sie darüber. Beginnen Sie ein Gespräch so: „Hey, mir ist gerade eingefallen, wie das war, als ich _____" (füllen Sie die Lücke mit einer Erinnerung an eine gute Zeit, vorzugsweise an etwas, das Sie mit der Person, mit der Sie gerade sprechen, gemeinsam erlebt haben). Schauen Sie sich außerdem Fotos aus guten Zeiten an und denken Sie darüber nach, was daran gut war. Tun Sie dies oft. Sammeln Sie solche Fotos von Glücksmomenten, die Sie bei sich zu Hause oder an Ihrem Arbeitsplatz hatten.

Vergeben Sie. Depressive Menschen sind oft verletzt und verbittert, als ob sie daran glaubten, dass es ihnen besser ginge, wenn sie andere für ihren Kummer beschuldigen. Wenn Sie jemandem grollen, verletzen Sie nur sich selbst. Der oder die andere leidet nicht – Sie schon. Lassen Sie los! Folgen Sie dem Beispiel Ihrer Religion oder einer anderen Lehre wie dem Zwölf-Schritte-Programm. Vergebung besteht aus folgenden Schritten: 1) Nehmen Sie zur Kenntnis, dass die Situation in der Vergangenheit liegt. 2) Richten Sie Ihre Aufmerksamkeit auf sich selbst und bitten Sie um Führung, um Ihren Anteil an der Situation zu erkennen und zu korrigieren, unabhängig davon, aus welchem Grund die andere Person Sie verletzt hat. 3) Vergeben Sie ihr ausdrücklich. Das können Sie ganz allein in Ihrem Inneren tun, ohne dass die andere Person ihren Fehler eingestehen muss. Auch Newberg and Waldman (2010) sprechen sich für Vergebung aus, egal, ob man einer Religion angehört oder nicht. Sie zeigen, welchen Wert es hat, anderen zu verzeihen, was sie einem angetan haben. Eine besonders hilfreiche Methode, um den Verbitterungsschmerz loszulassen, ist wie gesagt ein Gebet, das man 30 Tage lang für den Menschen, der einen verletzt hat, verrichtet. Beten Sie dafür, dass es diesem Menschen in jeder Hinsicht gut geht. Es wird Sie von Ihrer Last des Grolls erlösen.

Führen Sie ein Dankbarkeitstagebuch. Welche Vorteile solch ein Tagebuch hat, wurde von Emmons (2008), Fredrickson (2011) und Lyubomirsky (2008) beschrieben. Wie machen Sie das? Es gibt mehrere Möglichkeiten. Sie können jeden Tag drei Segenswünsche aufschreiben oder, wenn Ihnen das zu viel ist, nur einmal die Woche, vielleicht freitagabends oder sonntagmorgens, gegebenenfalls auch als Teil Ihrer religiösen Praxis. Eine andere Möglichkeit ist, am Ende jeden Tages aufzuschreiben, was gut lief und warum. Wenn Sie nicht nur darüber nachdenken, *was gut* lief, sondern eben auch, *warum* das so war, stärken Sie die Gehirnschaltkreise für positive Gefühle und Gedanken. Die Stärkung Ihres Gedächtnisses macht Sie auch offener für das Positive, das Sie umgibt. Außerdem wird Ihr Denken beim Schreiben präziser und konkreter.

Martin Seligman (2003) regte seine Studentinnen und Studenten zu langfristig antidepressiv wirkenden „Dankbarkeitsbesuchen" an. Dazu sollten sie einen ca. 300 Wörter langen Text verfassen, eine Art Urkunde, um sich bei jemandem für etwas zu bedanken, das ihr Leben positiv verändert hatte und wichtig für sie gewesen war. Dann statteten sie der betreffenden Person einen Besuch ab und lasen ihr die Urkunde vor. Ihre Dankbarkeit so zum Ausdruck zu bringen löste in ihnen lang anhaltende positive Gefühle aus.

Beispiel 1:

Meine Klientin Maureen hatte Schwierigkeiten, ein Dankbarkeitstagebuch zu führen. Als wir darüber sprachen, was ihr beim Schreiben durch den Kopf ging, sagte sie: „Ich kann nicht dankbar sein, weil ich Angst habe, etwas zu verlieren." Sie hatte die abergläubische Ansicht, bei sich selbst etwas Gutes anzuerkennen könne die Folge haben, dass es ihr zur Strafe weggenommen würde. Wenn Sie das auch glauben, brauchen Sie jemanden, der oder die Ihnen hilft herauszufinden, woher Sie diese Einstellung haben, und das so schnell wie möglich zu ändern. Als Maureen sich dessen bewusst wurde, musste sie selbst darüber lachen und konnte dann auch darüber sprechen, dass ihre Denkweise auf ihre strenge und freudlose Familie zurückging. Das allein reichte jedoch noch nicht, damit dieser Denkfehler sich in Luft auflöste. Jedes Mal, wenn er auftauchte, versuchte sie, ihn bewusst auszublenden, und brachte ihn so langsam zum Verschwinden, bis er sie nicht mehr davon abhielt, das Gute in ihrem Leben wertzuschätzen. Niemand würde es ihr nehmen können. Sie fühlte sich sicherer und zunehmend beschenkt.

Beispiel 2:

Max, ein älterer Klient, hatte Schwierigkeiten mit der Dankbarkeitsliste, weil er felsenfest davon überzeugt war, dass ihm nur Triviales einfallen würde. Seine Zukunft machte ihm zu schaffen. Sicher würde sie keine großartigen, aufregenden Dinge mehr bringen, weder phantastische Verkaufserfolge noch beglückende Liebesabenteuer. Als Rentner in einer ruhigen Ehe lebend, hatte er das Gefühl, als ob die großen Momente des Lebens vorüber seien, und das deprimierte ihn. Er fragte: „Wie soll ich denn dankbar sein, wenn alles, wofür ich dankbar sein könnte, mir so albern vorkommt, zum Beispiel mit einer Schüssel Popcorn und meinem kleinen Hund auf dem Schoß vor dem Fernseher zu sitzen und Nachrichten zu schauen." Hier sollte man vielleicht besser fragen: „Wie könnte ich für solche Dinge etwa nicht dankbar sein?" Doch sein Einwand war wichtig. Er glaubte, dass man nur für große Dinge dankbar sein könne: völlig gesund zu sein oder aus einer Katastrophe gerettet zu werden. Schließlich war er auch in die Therapie gekommen, um große Lösungen zu erhalten und große Dinge zu finden, die ihn dankbar stimmten. Doch zu seiner Überraschung machte er gerne lange Listen mit „trivialen" Dingen, für die er dankbar war. Nach einer Weile fand er heraus, dass sein Leben weitaus mehr aus kleinen, erfreulichen und sogar glückerfüllten Momenten bestand als aus großen, aufrüttelnden Erlebnissen, und dass es immer schon so gewesen war. Er konnte dankbar sein, als Rentner mehr Zeit zu haben, um all diese Dinge zu genießen.

Zusammenfassung: Möglichkeiten zum Üben von Dankbarkeit

1. Kommen Sie aus Ihrer Selbstmitleidsecke heraus.
2. Vergrößern Sie gute Erinnerungen.
3. Üben Sie Vergebung nach einem bestimmten Modell.
4. Führen Sie ein Dankbarkeitstagebuch.

Für ein erfüllteres Leben muss man oft langsamer machen – ein Konzept, das in der westlichen Kultur nicht gerade beliebt ist. Sie werden aber merken, dass Sie, wenn Sie sich Momente des bewussten Erlebens, des sinnlichen Genusses oder der Dankbarkeit gönnen, automatisch langsamer werden, um bei der Empfindung zu bleiben. Das ist eine ganz andere Art der Verlangsamung als die der Depression. Depressive Langsamkeit ist die Folge von Unbeweglichkeit, Rückzug und Interesselosigkeit. Das Leben aus dem Vollen zu leben ist jedoch das Gegenteil: Man kommt mit der Welt auf eine sehr tief gehende – und zutiefst bereichernde – Art und Weise in Kontakt.

Anhang A | Arbeitsblätter und Informationen

Auf Stärken fokussieren: Tun Sie, was Sie sind

Was man tut, wirkt auf das Selbstbild. So stärken Gelegenheiten, in denen man sein Bestes geben kann, ganz wesentlich das Selbstbewusstsein. Depressive Menschen übersehen jedoch oft die eigenen positiven Seiten und Stärken.

- Machen Sie eine Liste Ihrer Stärken (z. B. fleißig, ehrlich, freundlich, kreativ, diszipliniert).
- Machen Sie eine Liste von Gelegenheiten, bei denen Sie Ihre Stärken anwenden können.
- Achten Sie jeden Tag darauf: Habe ich meine Stärken gebraucht? Wie?

	Stärke	Stärke	Stärke	Stärke
Tag _____ Wobei angewendet?				
Tag _____ Wobei angewendet?				
Tag _____ Wobei angewendet?				
Tag _____ Wobei angewendet?				
Tag _____ Wobei angewendet?				

Ein Aktionsplan für Ihre Stärken

Mit einem Plan, an den Sie sich halten, können Sie Ihre Stärkenliste effektiv umsetzen. Suchen Sie sich jemanden (z. B. Ihre Therapeutin), mit dem oder der Sie folgenden „Vertrag" abschließen und mit Ihrer Unterschrift bestätigen können.

Ich, _____, erkenne hiermit das Prinzip an, dass der Gebrauch meiner Stärken und Talente wichtig und notwendig für ein aktives Leben ist. Ich verpflichte mich, Freude und Vitalität durch den Gebrauch meiner Stärken auf folgende Weise zu steigern:

Ich nehme mir vor, _____ (Stärke oder Talent) anzuwenden, indem ich _____ (nennen Sie eine Tätigkeit). Folgende Handlungsschritte sind dafür notwendig:
1.
2.
3.
4.

Ich werde bis _____ (Datum) _____ tun.

Unterschrift: _____

Bewegung und Sport

Bewegung ist am allerwichtigsten. Machen Sie auch diesbezüglich einen Plan, auf den Sie sich festlegen. Um herauszufinden, wie Sie sich mehr bewegen können, beantworten Sie die folgenden Fragen:
1. Was möchten Sie gerne tun?
2. Was haben Sie früher gerne getan?
3. Bei welcher Gelegenheit können Sie es tun?
4. Wer könnte es mit Ihnen zusammen tun?
5. Welches ist der größtmögliche Schritt, den Sie in Richtung Bewegung unternehmen können?
6. Wozu werden Sie sich diese Woche verpflichten?
7. Wie werden Sie darüber Rechenschaft ablegen?

Bringen Sie den Stein ins Rollen

1. Erstellen Sie eine Liste von Belohnungen. Was machen Sie gerne, auch wenn Sie depressiv sind? Lautet die Antwort „nichts", fragen Sie sich selbst: „Was fange ich eigentlich mit meiner Zeit an, auch in depressiven Phasen?" Spielen Sie Computerspiele? Oder Solitär? Schauen Sie fern? Hören Sie Musik? Legen Sie sich in die Badewanne? Telefonieren Sie? Machen Sie eine Liste.

   Belohnung Nr. 1: _____

   Belohnung Nr. 2: _____

   Belohnung Nr. 3: _____

   Belohnung Nr. 4: _____

   Belohnung Nr. 5: _____

2. Was sollten Sie eigentlich mit Ihrer Zeit anfangen? Machen Sie eine Liste mit den Dingen, die Sie noch nicht erledigt haben oder nur teilweise (z. B. Leute zurückrufen, Hausaufgaben machen, ein Arbeitsprojekt zu Ende führen, putzen, sich um den Garten oder das Auto kümmern). Teilen Sie die Tätigkeit in einzelne Schritte auf.

   Tätigkeit: _____

   Schritt Nr. 1: _____

   Schritt Nr. 2: _____

   Schritt Nr. 3: _____

   Schritt Nr. 4: _____

   Schritt Nr. 5: _____

3. Welches, glauben Sie, ist der Ihnen größtmögliche Schritt, den Sie für eine der Aufgaben tun können? Er mag noch so klein sein – legen Sie sich einfach darauf fest, ihn an einem bestimmten Tag oder zu einer bestimmten Zeit zu tun.

   Schritt: _____ Wann ich ihn tun werde: _____

4. Welche Belohnung werden Sie sich geben, nachdem Sie den Schritt getan haben?

5. Rufen Sie jemanden an, um über Ihren Erfolg zu berichten.

Lernen Sie Ihre Mitte kennen, indem Sie Ihre Werte herausfinden

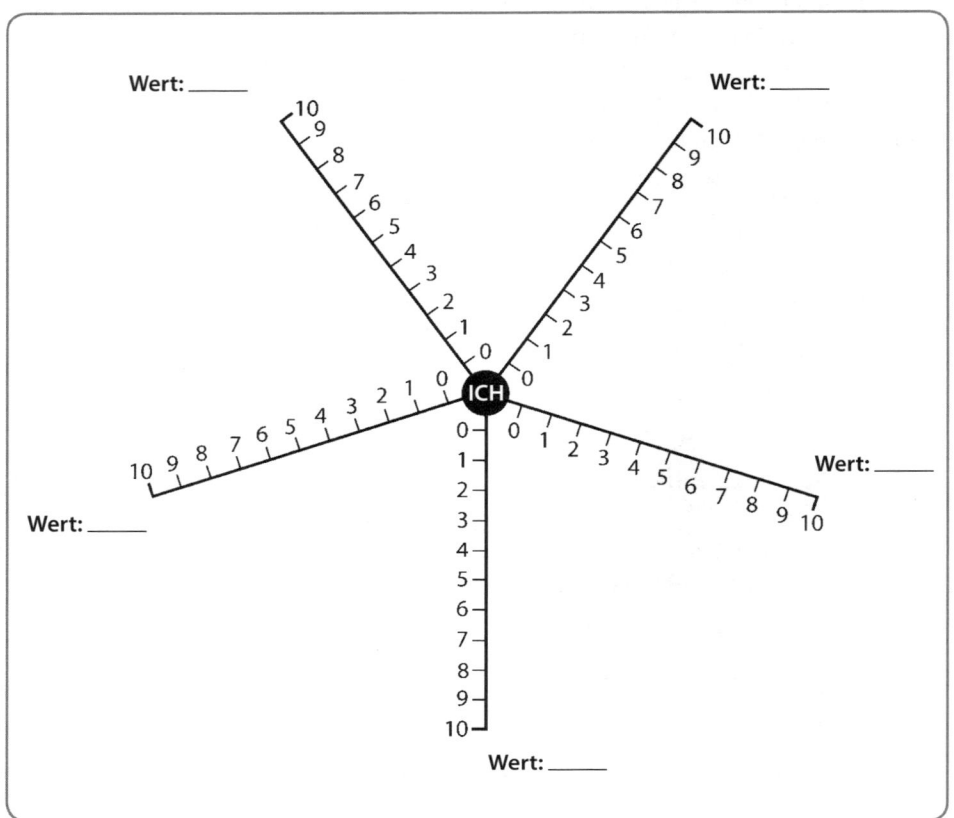

Achtsamkeit: Bewusstheit bei verlagerter Aufmerksamkeit

Bei dieser Übung lernen Sie, Ihre Aufmerksamkeit bewusst zu steuern. Sie besteht aus einem verlängerten Moment der Meditation. Es handelt sich um eine nonverbale Selbsterfahrungsmethode zur Aufmerksamkeitsverlagerung.

1. Atmen Sie.
   - Achten Sie auf Ihren Atem, wie er in Ihren Körper hineinströmt.
   - Richten Sie beim Einatmen Ihre Aufmerksamkeit auf alle Empfindungen: wie kühl die Luft ist, den gleichmäßigen Luftstrom, wie er sich in der Nase, der Kehle, der Luftröhre und in den Lungen anfühlt. Spüren Sie, wie Ihr Herz klopft und Ihr Blut durch Arterien und Venen fließt.
   - Achten Sie auf Ihren Atem, wie er Ihren Körper verlässt. Richten Sie Ihre Aufmerksamkeit wieder auf Ihre Empfindungen: den Luftstrom, seine Wärme und wie sich das Ausatmen durch den Mund anfühlt.
2. Schließen Sie Ihre Augen und atmen Sie Ihre Bewusstheit in den Sie umgebenden Raum.
   - Achten Sie bewusst auf jedes Geräusch in Ihrer Umgebung, besonders auf seine Herkunft und Lautstärke, aber auch auf jede Bewegung, die Ihnen auffällt.
3. Richten Sie Ihre Aufmerksamkeit wieder auf den Atem in Ihrem Körper und dann auf die Außenwelt. Wiederholen Sie dies mehrere Male.

Notizen:

Klarer Geist, zentrierter Körper

Mit dieser Methode können Sie Ihren Geist klären, um zur Ruhe zu kommen, sich zu entspannen oder mit dem Grübeln aufzuhören.

1. Setzen Sie sich bequem hin und atmen Sie gleichmäßig.
2. Achten Sie auf Körperteile, die verspannt oder steif sind oder schmerzen.
3. Atmen Sie in den Körperteil, der sich am schlechtesten anfühlt.
4. Stellen Sie sich eine Tonne vor, die fest verschließbar ist, jetzt aber offen steht und darauf wartet, mit all den Dingen gefüllt zu werden, die Ihre Aufmerksamkeit derzeit in Anspruch nehmen.
5. Fragen Sie sich: „Wie geht es mir genau in diesem Augenblick damit?"
6. Achten Sie auf alles, was auftaucht: körperliche Empfindungen, Gedanken, eine Situation, eine Befürchtung, ein Problem und so weiter. Sehen Sie es, benennen Sie es und stecken Sie es in die Tonne.
7. Wenn nichts mehr auftaucht, fragen Sie, ob es noch irgendetwas gibt.

8. Wenn nichts mehr zum Vorschein kommt, setzen Sie den Deckel auf die Tonne. Stellen Sie sich vor, dass sie an einen anderen, sicheren Ort gebracht wird, der sich in einigem Abstand zu Ihnen befindet, aber auch nah genug, dass Sie auf die Tonne wieder zugreifen können.

Gibt es bestimmte Dinge, die Sie nicht vergessen wollen und mit denen Sie erreichen können, dass diese Übung für Sie optimal ist? Wollen Sie sie schriftlich machen? Oder mit Sorgenpüppchen? Finden Sie eigene Wege, wie Sie zu einem klaren und ruhigen Geist kommen.

Notizen:

Kultivieren Sie eine Haltung der Dankbarkeit

Nichts ist so gut für positive Gefühle wie Dankbarkeit. „Die Haltung der Dankbarkeit" erfordert, dass man jeden Abend, bevor man ins Bett geht, sich ein paar Minuten lang die angenehmen Dinge in Erinnerung ruft, die man tagsüber erlebt hat und für die man dankbar sein könnte. Zum Beispiel:
- Zählen Sie zwei Wochen lang täglich fünf Dinge auf, die Sie dankbar stimmen (und die Sie als Segen empfinden).
- Schreiben Sie jeden Tag drei Dinge auf, die gut liefen, und auch, warum das so war.
- Schreiben Sie einmal pro Woche all die positiven Dinge auf, die Sie über die Woche erlebt haben und für die Sie dankbar sind.

Kultivieren Sie eine Haltung der Wertschätzung

Finden Sie fünf Situationen, in denen Ihnen an jemandem etwas Positives auffällt, und sagen Sie es ihm oder ihr. Es muss gar nichts Großes, dafür aber aufrichtig gemeint sein. Diese Übung wird Ihnen helfen, Gutes wahrzunehmen und sich jeden Tag gut zu fühlen. Wenn Sie ganz bewusst darauf achten, was an anderen gut und hilfreich ist, ist das auch gut für Ihr Selbstwertgefühl, weil Sie sich freundlich zeigen und aufmerksam sind. Das hat Folgen:
- Sie werden dankbarer.
- Sie leben selbstbestimmter.
- Sie handeln konstruktiver (da Sie etwas Nettes tun, das andere freut).
- Sie sind liebenswerter (auf Ihren liebenswürdigen Kommentar reagieren andere erfreut).

Schreiben Sie den Namen der von Ihnen wertgeschätzten Personen auf eine Karte (s. Beispiel unten) und führen Sie sich diese Liste jeden Abend noch einmal vor Augen, um zu sehen, ob Sie sich an Ihre fünf Bemerkungen vom Tag noch erinnern können.

	Mo.	Di.	Mi.	Do.	Fr.	Sa.	So.
Person 1							
Person 2							
Person 3							
Person 4							
Person 5							

Anhang B | Arbeitsblätter und Tabellen für Therapeuten und Therapeutinnen

Zusätzliche Fragen zur Diagnose von Burnout

von Margaret Wehrenberg und Laurel Coppersmith

Fragen Sie nicht nur:	Sondern fragen Sie auch:
Beschwerden	
Was ist Ihr Problem?	In welcher Hinsicht verursacht die Arbeit Ihnen Probleme?
Vorgeschichte körperlicher und psychischer Krankheiten	
Waren Sie schon einmal wegen Depression, Angststörungen oder einer verwandten Störung in Behandlung?	Hat beruflicher Stress Einfluss auf Sie? Wie?
Haben Sie andere Beschwerden?	Werden Ihre Beschwerden von Stress beeinflusst?
Haben Sie Probleme mit Ihrem Partner / Ihrer Partnerin?	Haben Sie Probleme mit Vorgesetzen oder Kollegen und Kolleginnen?
Hatten Sie vor längerer oder kürzerer Zeit ein Trauma?	Gab es an Ihrem Arbeitsplatz kritische Vorfälle?
Selbstbewusstsein	
Haben Sie vor längerer oder kürzerer Zeit Verluste erlitten, die Sie noch nicht verschmerzt haben?	Gab es vor Kurzem bei Ihnen eine berufliche Veränderung? Ist Ihre Stelle in Gefahr? Wenn ja, wissen Sie, was Sie tun müssen, um sie zu behalten?
Welche Bewältigungsstrategien haben Sie in der Vergangenheit verwendet, um schwierige Phasen zu überstehen?	Welche Strategien waren bislang am effektivsten, um mit beruflichen Belastungen zurechtzukommen?

Fragen Sie nicht nur:	Sondern fragen Sie auch:
Haben Sie das Gefühl, dass Ihre Schwelle im Umgang mit Widrigkeiten in der Vergangenheit angemessen war?	Haben Sie das Gefühl, dass sich Ihre Fähigkeit, nach einer Belastung wieder auf die Füße zu kommen, verändert hat?
Lebenstil	
Rauchen Sie?	Wie viele Stunden / Tage arbeiten Sie? Wie viel davon zu Hause, in Ihrer Freizeit oder auch unbezahlt?
Haben Sie in letzter Zeit zu- oder abgenommen?	Wie kommen Sie zur Arbeit? Wie weit haben Sie es?
Nehmen Sie Medikamente oder Drogen, um Ihre Stimmung oder Ihre Energie zu manipulieren?	Haben Sie einen Telearbeitsplatz?
Haben Sie in letzter Zeit eine Veränderung in Ihrem Verhalten bemerkt?	Wie ist Ihr Werdegang an Ihrem jetzigen Arbeitsplatz? (Beschäftigungsdauer, Wechsel der Stellung oder der Aufgaben)?
Haben Sie Schlafprobleme?	Wie geht man an Ihrem Arbeitsplatz mit Konflikten und Fehlern um, und wie werden Informationen kommuniziert (Feedbackschleifen)?
Welche Rolle spielt das Berufliche in Ihrem Leben?	Beschwert sich Ihre Familie über Ihre Arbeit und wie sie sich auf Sie auswirkt?

Vergleich der kognitiven, emotionalen, verhaltensmäßigen und körperlichen Anzeichen für Burnout, Angststörungen und Depression, deren Phasen und Verlauf

	Burnout	Angststörungen	Depression
Verstand/ Kognition	Konzentrierte, ausdauernde Aufmerksamkeit Dann: Müdigkeit im Denken; scheinbar unaufmerksam Später: schlechte Konzentration und Unaufmerksamkeit; Depression Endphase: Depression, Hoffnungslosigkeit und Negativität	Gelegentliche Unaufmerksamkeit aufgrund von angstverursachter gedanklicher Abwesenheit; kann sich in angstfreiem Zustand konzentrieren Länger anhaltende Unaufmerksamkeit bei intensiver Angst Negativität und Grübeln	Leichte und mittelschwere Depression: kurzzeitige Konzentration gefolgt von Konzentrationsverlust Anhaltende Unfähigkeit sich zu konzentrieren verschlechtert sich abhängig von Länge und Schwere der Depression Hoffnungslosigkeit und Apathie
Gefühl	Zwanghaftigkeit („Ich muss"); Freudlosigkeit; persönliches „Pflichtgefühl", labile Emotionen Anhaltender Angstzustand Depressive Verstimmungen wechseln sich ab mit Entschlossenheit, aktiver zu werden Das Gefühl, Opfer zu sein, kritisiert zu werden, mündet in eine klinische Depression	Generalisierte Angststörung: sorgenvolle und ernste Stimmung Starre Verhaltensweisen oder sogar Rituale als Schutz vor Angst; zwischen Angstphasen können auch gute, positive Gefühle aufkommen Panik oder Sozialangst: eventuell Mutlosigkeit, Hilflosigkeit, etwas ändern zu können	Leichte, aber anhaltende Negativität und Gefühle der Hoffnungs- oder Hilflosigkeit, die Pflichtgefühl und Leistungsdruck verstärken; Reizbarkeit und wenig Freude (jedoch keine Verzweiflung) Gefühle der Distanz und Leere, die der Heilungsmotivation zuwiderlaufen

	Burnout	Angststörungen	Depression
Verhalten	Exzessive Arbeit und Überstunden, um sich eine Pause „zu verdienen"	Möglicherweise Verhaltensmuster in Form von exzessiver Arbeit zur Linderung von Angst	Verlust des Interesses an der Arbeit; weniger Arbeitsstunden oder ineffektive Arbeit
	Angenehme Aktivitäten werden als „erforderlich" empfunden, was in die Isolation führt; Gewichtszunahme	Impulsgetriebene Aktivitäten (Einkäufe, Sex, Alkohol, Essen etc.)	Sozialer Rückzug; Gewichtsabnahme (20 % erleben eine Gewichtszunahme)
	Erhöhte geistige Abwesenheit und Unfallgefahr	Körperliche und geistige Ablenkung	Zunahme von Aktivitäten zum Abschalten (Fernsehen, Computer etc.)
	Schließlich sämtliche Zeichen für Angst / Depression in nichtlinearer Folge	Unbeweglichkeit	Lethargie
Körper	Anfallartige Betriebsamkeit als Reaktion auf bestimmte Stressauslöser oder Anforderungen	Hyperaktivität	Energierückgang; Unterernährung; reduzierter Schlaf wie z. B. frühmorgendliches Erwachen (20 % leiden an Schlafsucht)
	Körperliche Erschöpfung, verbunden mit einem Mangel an Neurotransmittern, ständige Müdigkeit und Schwächung des Immunsystems	Verspannungen führen zu Belastungen des Bewegungsapparats (Kopfschmerzen, muskuloskelatale Beschwerden im Kausystem, Bluthochdruck oder Magen-Darm-Probleme)	Muskelschmerzen ähnlich wie Fibromyalgie; Inaktivität und Lethargie (wirkt sich störend auf die Genesung von einer Krankheit oder Erholung nach einer Operation aus)
	Verletzungen des Bewegungsapparats oder Schäden aufgrund von repetitiven Arbeitsabläufen	Herzklopfen, Herzrasen, Erröten, Schweißausbrüche, Zittern (alle vorübergehend und heilbar)	Anhaltende Lustlosigkeit; nicht erholsamer Schlaf
	Magen-Darm- oder Herz-Kreislauf-Erkrankungen; trotz Unterbrechungen erholsamer Schlaf	Erschöpfung als Folge von chronischer Überbelastung (ähnlich Burnout); anhaltend unterbrochener, nicht erholsamer Schlaf	

	Burnout	Angststörungen	Depression
Phasen	Stress wird als anregend und förderlich für das persönliche Wachstum wahrgenommen, Stresslosigkeit als „Tod". Wenn die Anforderungen subjektiv überfordern (Überbelastung), entsteht Unbehagen. Versagen bei der Stressbewältigung mündet in Burnout und körperliche, geistige und seelische Symptomatik.	Leicht: Symptome wirken sich in Bezug auf Intensität und Schwere minimal störend auf innerpersönliche und soziale Funktionen oder Alltagspflichten aus. Mittelschwer: Symptome wirken sich störend auf Denken und Verhalten aus. Es besteht ein verstärktes Bedürfnis nach Rückversicherung und medikamentöser Selbstbehandlung bei zunehmendem körperlichem, geistigem und seelischen Unwohlsein. Es kommt auch vermehrt zu ungesteuerter motorischer Aktivität. Schwer: Schlafstörungen, verminderte Fähigkeit, Probleme zu lösen und Aufgaben zu bewältigen. Hilflosigkeit oder Nervosität nehmen zu. Beziehungen sind von Abhängigkeit gekennzeichnet.	Leicht: Symptome wirken sich in Bezug auf Intensität und Schwere minimal störend auf innerpersönliche und soziale Funktionen oder Alltagspflichten aus. Melancholie, Energiemangel und Pessimismus Mittelschwer: Verzerrtes und negatives Denken; eventuell medikamentöse Selbstbehandlung; Zunahme an Lethargie und Schlafstörungen. Schwer: Zunahme an vegetativen Störungen; Aufgaben können nicht mehr bewältigt werden; soziale und emotionale Isolation verschlimmern sich. Eventuell Selbstmordgedanken
Verlauf	Burnout beginnt mit unregelmäßig auftretender Angst oder Negativität. Dann gleichmäßig abnehmende Energie, schlechte Laune, erhöhte Angst, Versagen in zwischenmenschlichen Beziehungen. Schließlich Isolation, Depression, Angstzustände	Angstzustände können über Jahre immer mal wieder auftreten, bis den Betroffenen schließlich bewusst wird, was die Angst- oder Panikzustände oder eine Sozialphobie sie persönlich kosten. In der Regel wird der Wunsch, sich behandeln zu lassen, von einem bestimmten Ereignis verstärkt.	Depression oder Dysthymie sind in milder Form tolerabel, allerdings nicht ohne gute Zwischenphasen (im Gegensatz zu Burnout oder Angstzuständen). Bei einer Verschlechterung führt die Motivationslosigkeit der Betroffenen dazu, dass andere sich um eine Behandlung kümmern.

Der Shirom-Melamed Burnout-Test (SMBM)[5]

Im Folgenden sehen Sie einige Aussagen, die sich darauf beziehen, was Sie bei Ihrer Arbeit empfinden. Die Buchstaben stehen für die drei Untergruppen „körperliche Mattigkeit" (K), „emotionale Erschöpfung" (E) und „geistige Ermüdung" (G). Bitte geben Sie an, wie oft Sie in den letzten 30 Arbeitstagen Folgendes empfunden haben.

Wie oft ist es Ihnen auf der Arbeit so ergangen?

nie oder fast nie	sehr selten	ziemlich selten	manchmal	ziemlich oft	sehr oft	immer oder fast immer

K Ich fühle mich müde.

K Ich habe morgens keine Energie, um zur Arbeit zu gehen.

K Ich fühle mich körperlich ausgelaugt.

K Ich habe die Nase voll.

K Ich habe das Gefühl, dass meine Batterien leer sind.

K Ich fühle mich ausgebrannt.

G Mein Denken ist verlangsamt.

G Ich habe Schwierigkeiten, mich zu konzentrieren.

G Ich habe das Gefühl, nicht klar zu denken.

G Ich habe das Gefühl, beim Denken nicht bei der Sache zu sein.

G Ich habe Schwierigkeiten, über komplexe Dinge nachzudenken.

E Ich fühle mich nicht in der Lage, mich auf die Bedürfnisse von Arbeitskollegen und Kunden einzustellen.

E Ich fühle mich nicht in der Lage, gefühlsmäßig in Arbeitskollegen und Kunden zu investieren.

E Ich fühle mich nicht in der Lage, mich in Arbeitskollegen und Kunden hineinzuversetzen.

---

5   Mit Erlaubnis von Dr. Arie Shirom. Die Normen für den SMBM-Test und weitere Einzelheiten dazu können Sie auf der Webseite von Dr. Shirom finden: ↗ http://www.shirom.org/arie/research.htm.

Der Shirom-Melamed Elan-Test (SMVM)[6]

Im Folgenden sehen Sie einige Aussagen, die sich darauf beziehen, was Sie bei Ihrer Arbeit empfinden. Die Buchstaben stehen für die drei Untergruppen „körperliche Kraft" (K), „emotionale Energie" (E) und „geistige Munterkeit" (G). Bitte geben Sie an, wie oft Sie in den letzten 30 Arbeitstagen Folgendes empfunden haben.

Wie oft ist es Ihnen auf der Arbeit so ergangen?

nie oder fast nie	sehr selten	ziemlich selten	manchmal	ziemlich oft	sehr oft	immer oder fast immer

K   Ich fühle mich voller Elan.

K   Ich spüre, dass ich körperlich stark bin.

K   Ich fühle mich voller Kraft.

K   Ich fühle mich voller Energie.

K   Ich spüre meine Lebenskraft.

G   Ich spüre, dass ich schnell denken kann.

G   Ich spüre, dass ich neue Ideen beitragen kann.

G   Ich fühle mich imstande, kreativ zu sein.

E   Ich fühle mich imstande, anderen gegenüber Wärme zu zeigen.

E   Ich fühle mich imstande, mich auf die Bedürfnisse von Arbeitskollegen und Kunden einzustellen.

E   Ich fühle mich imstande, gefühlsmäßig in Arbeitskollegen und Kunden zu investieren.

E   Ich fühle mich imstande, mich in Arbeitskollegen und Kunden hineinzuversetzen.

---

6   Mit Erlaubnis von Dr. Arie Shirom. Die Normen für den SMVM-Test und weitere Einzelheiten dazu können Sie auf der Webseite von Dr. Shirom finden: ↗ http://www.shirom.org/arie/research.htm.

Progressive Muskelentspannung

Visualisierung bei Verspannung

Die folgende Entspannungsvisualisierung dauert etwa 10 bis 15 Minuten.

1. Achten Sie darauf, dass Ihr Klient sich in einer entspannten Körperhaltung befindet (gerade sitzend oder flach liegend).
2. Bitten Sie ihn, die Augen zu schließen, wenn er das angenehm findet. Sagen Sie ihm dann, dass er sich ganz und gar auf die Empfindungen in der von Ihnen jeweils genannten Muskelpartie konzentrieren soll.
3. Beginnen Sie mit dem Kopf oder den Füßen, nennen Sie jede Muskelpartie und weisen Sie den Klienten an, seine Muskeln anzuspannen, die Spannung zu halten und sich dann wieder zu entspannen. Sagen Sie so etwas wie: „Spannen Sie Ihre Zehen an, krallen Sie sie ein, ganz ganz fest. Und jetzt entspannen Sie sie. Fühlen Sie die Wärme, die durch sie hindurchfließt. Fühlen Sie, wie die Muskeln von Energie und Wärme durchflutet werden. Bei jeder Ausatmung fließt die Wärme in ... (den Arm, das Bein etc.)." Wiederholen Sie das – anspannen, Spannung halten, entspannen – dreimal für jede Muskelpartie.
4. Verfahren Sie in dieser Reihenfolge: Stirn, Gesicht, Nacken (kreisen Sie aber nicht mit dem Kopf, sondern bewegen Sie ihn vor und zurück und dann von Seite zu Seite; lassen Sie zu, dass sein Gewicht den Hals streckt), Schultern, Oberarme, Unterarme, Hände, Brust, Rücken, Gesäß, Oberschenkel, Unterschenkel, Füße.
5. Wenn Sie von oben nach unten arbeiten, weisen Sie immer wieder auf das Gefühl der durch die entspannten Muskeln fließenden Energie hin, und enden Sie mit der bewussten Wahrnehmung der Fußsohlen, die über den Fußboden mit der Erde verbunden sind.
6. Wenn Sie von unten nach oben arbeiten, enden Sie mit der bei jeder Einatmung einfließenden Energie, die bei jeder Ausatmung durch den Körper strömt.

Die folgende klassische Visualisierung stammt aus dem Yoga:

1. Stellen Sie sich vor, dass über Ihrem Kopf eine Licht- oder Energiekugel schwebt.
2. Das Licht ist von der Farbe, die Sie mit Frieden assoziieren (oder mit Ruhe, Heilung, Energie etc.).
3. Saugen Sie das Licht mit dem Einatmen bzw. über das Scheitelchakra in Ihren Körper hinein.
4. Atmen Sie aus. Die Energie strömt dabei durch Ihren Körper hindurch. Die körperliche Empfindung der Wärme und pulsierenden Energie entspannt alle einzelnen Körperteile, während der Atem vom Kopf aus nach und nach durch Sie hindurch- und herausströmt.
5. Die Atemzüge bohren sich über Ihre Wirbelsäule wie Wurzeln in die Erde.
6. Und auch über Ihre Fußsohlen.
7. Während sich Ihr Körper mit Energie füllt, strömt sie durch jede Pore hinaus und formt eine Art Hülle um Ihren Körper.
8. Finden Sie ein Wort, das Sie mit der Empfindung völliger Entspannung assoziieren, wie z.B. „Ruhe", oder auch einen Klang wie „Ah" oder „Mmmm".
9. Über den Tag wird die Energiehülle nach und nach verblassen, kann aber mit einem tiefen Atemzug, der Vorstellung von Licht und dem Klang, den Sie von sich geben, erneuert werden.
10. Die Energie hält Ihnen über den Tag die Negativität vom Leib.

Literaturempfehlungen

Das Gehirn

AMEN, D. (2010): *Das glückliche Gehirn: Ängste, Aggressionen und Depressionen überwinden – So nehmen Sie Einfluss auf die Gesundheit Ihres Gehirns*. München: Goldmann.

BEGLEY, S. (2007): *Neue Gedanken, neues Gehirn: die Wissenschaft der Neuroplastizität beweist, wie unser Bewusstsein das Gehirn verändert*. München: Goldmann.

DOIDGE, N. (2008): *Neustart im Kopf: Wie sich unser Gehirn selbst repariert*. Frankfurt a. M.: Campus.

SIEGEL, D. (2005): *Wie wir werden, die wir sind: Neurobiologische Grundlagen subjektiven Erlebens und die Entwicklung des Menschen in Beziehung*. Paderborn: Junfermann.

STRAUCH, B. (2004): *Warum sie so seltsam sind: Gehirnentwicklung bei Teenagern*. Berlin: Bloomsbury.

Körperbewusstsein

CHILDRE, D. & MARTIN, H. (2010): *Die Herzintelligenz-Methode: Gesundheit stärken, Probleme meistern – mit der Kraft des Herzen*. Kirchzarten bei Freiburg: VAK.

CORNELL, A. (1997): *Der Stimme des Körpers folgen: Anleitungen und Übungen zur Selbsterfahrung*. Reinbek: Rowohlt.

GENDLIN, E. T. (2012): *Focusing-orientierte Psychotherapie: ein Handbuch der erlebnisbezogenen Methode*. Stuttgart: Klett-Cotta.

Arbeitsblätter und Übungen zur Verbesserung der sozialen Kompetenz, der Selbstsicherheit und des Umgangs mit Wut

BAER, N. & KIRSCH, P. (2012): *Alles nach Plan: ADHS im Erwachsenenalter meistern*. Weinheim: Beltz.

EIFERT, G., MCKAY, M. & FORSYTH, J. (2009): *Mit Ärger und Wut umgehen. Der achtsame Weg in ein friedliches Leben*. Bern: Huber.

HENSEL, U. (2013): *Mit viel Feingefühl. Hochsensibilität verstehen und wertschätzen*. Paderborn: Junfermann.

KLEIN, S. & GIBSON, N. (2004): *Was macht dich wütend? 10 Schritte zur Transformation von Wut, durch die alle gewinnen*. Paderborn: Junfermann.

MADSON, P. R. (2009): *Unverhofft kommt oft! Entdecken Sie Ihr Improvisationstalent: 13 geniale Alltagsstrategien*. Kirchzarten bei Freiburg: VAK.

MCKAY, M., DAVIS, M. & FANNING, P. (2009): *Gedanken und Gefühle – ein Arbeitsbuch: Wie Sie auf Ihre Stimmungen einwirken können. Techniken der kognitiven Verhaltenstherapie*. Paderborn: Junfermann.

O'HANLON, W. H. (2011): *Probiers mal anders! Zehn Strategien, die Ihr Leben verändern*. Heidelberg: Carl Auer.

RÖHR, H.-P. (2008): *Wege aus der Abhängigkeit: Destruktive Beziehungen überwinden*. München: dtv.

SCHIRALDI, G. (2008): *Arbeitsbuch Selbstachtung: Selbstzweifel überwinden. Ein wirksames Programm, sich selbst mehr zu mögen.* Paderborn: Junfermann.

SIEGEL, D. & HARTZELL, M. (2004): *Gemeinsam leben, gemeinsam wachsen: Wie wir uns selbst besser verstehen und unsere Kinder einfühlsam ins Leben begleiten können.* Freiamt im Schwarzwald: Arbor.

SELLIN, R. (2011): *Wenn die Haut zu dünn ist: Hochsensibilität – vom Manko zum Plus.* München: Kösel.

WILSON, K. & DUFRENE, T. (2011): *Und wenn alles ganz furchtbar schiefgeht?: Lernen, mit Ängsten umzugehen.* Paderborn: Junfermann.

Entspannung und Meditation

BRANTLEY, J. & MILLSTINE, W. (2009): *Meditationen für mehr Achtsamkeit: Praktische Anleitung für einen entspannten Alltag.* München: Südwest.

GRÜN, A. (2011): *Einfach leben: Das große Buch der Spiritualität und Lebenskunst.* Freiburg i. Br.: Herder.

KABAT-ZINN, J. (2010): *Im Alltag Ruhe finden: Meditationen für ein gelassenes Leben.* Frankfurt a. M.: Fischer.

MIPHAM, S. (2005): *Wie der weite Raum. Die Kraft der Meditation.* München: dtv.

NEWBERG, A. & WALDMAN, M. R. (2010): *Der Fingerabdruck Gottes: wie religiöse und spirituelle Erfahrungen unser Gehirn verändern.* München: Kailash.

THICH NHAT HANH (2009): *Das Wunder der Achtsamkeit. Einführung in die Meditation.* Bielefeld: Theseus.

Ernährung

AMEN, DANIEL (2010): *Das glückliche Gehirn: Ängste, Aggressionen und Depressionen überwinden – So nehmen Sie Einfluss auf die Gesundheit Ihres Gehirns.* München: Goldmann.

DAHLKE, R. (2010): *Essens-Glück: Ernährung von der körperlichen bis zur spirituellen Dimension.* Darmstadt: Schirner.

NORTHRUP, C. (2010): *Weisheit der Wechseljahre: Selbstheilung, Veränderung und Neuanfang in der zweiten Lebenshälfte.* München: Goldmann.

NORTHRUP, C. (2010): *Frauenkörper – Frauenweisheit: Wie Frauen ihre ursprüngliche Fähigkeit zur Selbstheilung wiederentdecken können.* München: Goldmann.

POLLMER, U. & WARMUTH, S. (2010): *Pillen, Pulver, Powerstoffe: Die falschen Versprechen der Nahrungsergänzungsmittel.* München: Piper.

ROSS, J. (2012): *Was die Seele essen will: Die Mood Cure.* Stuttgart: Klett-Cotta.

WEIL, A. (2001): *Mein Weg zur optimalen Gesundheit. Das Handbuch der richtigen Ernährung.* München: Goldmann.

Therapie

Burns, D. (2006): *Feeling Good: Depressionen überwinden, Selbstachtung gewinnen: Sich wieder wohlfühlen lernen ohne Medikamente.* Paderborn: Junfermann.
Gallo, F. & Vincenzi, H. (2010): *Gelöst – entlastet – befreit: Klopfakupressur bei emotionalem Stress.* Kirchzarten bei Freiburg: VAK.
Greenberger, D. & Padesky, C. (2007): *Gedanken verändern Gefühle: Fertigkeiten, um Stimmungen, Verhalten und Beziehungen grundlegend zu verbessern.* Paderborn: Junfermann.
Klein, S. (2012): *Die Glücksformel: oder Wie die guten Gefühle entstehen.* Frankfurt a. M.: Fischer.
Pratt, G. & Lambrou, P. (2005): *Emotionale Befreiung.* Reinbek: Rowohlt.
Shapiro, F. (2012): *EMDR – Grundlagen und Praxis: Handbuch zur Behandlung traumatisierter Menschen.* Paderborn: Junfermann.
Wehrenberg, M. (2012): *Die zehn besten Strategien gegen Angst und Panik. Wie das Gehirn uns Stress macht und was wir dagegen tun können.* Weinheim: Beltz.

Berufliche Kompetenz

Bolles, R. N. (2012): *Durchstarten zum Traumjob: Das ultimative Handbuch für Ein-, Um- und Aufsteiger.* Frankfurt a. M.: Campus.
Buckingham, M. & Clifton, D. (2011): *Entdecken Sie Ihre Stärken jetzt!* Frankfurt a. M.: Campus.
Glaubitz, U. (2009): *Der Job, der zu mir passt: Das eigene Berufsziel entdecken und erreichen.* Frankfurt a. M.: Campus.

Anlaufstellen

Unterstützung bei Depression

Der gemeinnützige Verein „Deutsches Bündnis gegen Depression e. V." verfolgt unter dem Dach der Stiftung Deutsche Depressionshilfe das Ziel, die gesundheitliche Situation depressiver Menschen zu verbessern, das Wissen über die Krankheit in der Bevölkerung zu erweitern und Suiziden vorzubeugen. Zahlreiche Städte und Kommunen haben sich dem Bündnis angeschlossen und engagieren sich auf lokaler Ebene.

Inhaltliche Schwerpunkte: Einige regionale Bündnisse gegen Depression setzen im Rahmen ihrer Kampagnen-Arbeit zusätzliche inhaltliche Schwerpunkte. So gibt es beispielsweise Anlaufstellen für Kinder und Jugendliche oder Menschen mit Migrationshintergrund. Weitere Themenschwerpunkte sind „Depression nach der Geburt", „Depression im Alter" und „Depression am Arbeitsplatz". Krisenmanagement und das Phänomen der Suizidalität spielen außerdem eine besondere Rolle beim Umgang mit Depression.

↗ http://www.buendnis-depression.de

Verbände für Psychiatrie und Psychotherapie und andere Anlauf- und Beratungsstellen

Bundesverband Psychiatrie-Erfahrener (BPE) e. V.: ↗ http://www.bpe-online.de

Bundesarbeitsgemeinschaft Psychiatrie-Erfahrener (BPE) e.V.: ↗ http://www.die-bpe.de/

Caritas: ↗ http://www.caritas.de, ↗ http://www.caritas.at, ↗ http://www.caritas.ch

Dachverband der transkulturellen Psychiatrie, Psychotherapie und Psychosomatik im deutschsprachigen Raum (DTPPP) e.V.: ↗ http://www.transkulturellepsychiatrie.de/

Deutsche Gesellschaft für Soziale Psychiatrie e. V. (DGSP): ↗ http://www.psychiatrie.de/dgsp

Die Deutsche Gesellschaft für Psychiatrie, Psychotherapie und Nervenheilkunde (DGPPN): ↗ http://www.dgppn.de

Österreichische Gesellschaft für Psychiatrie und Psychotherapie: ↗ http://www.oegpp.at

Schweizerische Gesellschaft für Psychiatrie und Psychotherapie (SGPP): ↗ http://www.psychiatrie.ch

Sucht und Abhängigkeit

Al-Anon (Selbsthilfegruppe für Angehörige und Freunde von Alkoholikern): ↗ http://www.al-anon.de, ↗ http://www.al-anon.at, ↗ http://www.al-anon.ch

Anonyme Alkoholiker e. V.: ↗ http://www.anonyme-alkoholiker.de, ↗ http://www.anonyme-alkoholiker.at, ↗ http://www.anonyme-alkoholiker.ch

Deutsche Gesellschaft für Suchtmedizin (DGS) e. V.: ↗ http://www.dgsuchtmedizin.de

Anonyme Spieler: ↗ http://www.anonyme-spieler.org

Bundesverband der Freundeskreise für Suchtkrankenhilfe: ↗ http://www.freundeskreise-sucht.de

Deutsche Arbeitsgemeinschaft Selbsthilfegruppen e. V.: ↗ http://www.dag-shg.de

Deutsche Gesellschaft für Suchtpsychologie (DGSPS) e. V.: ↗ http://www.suchtpsychologie.de

Österreichische Arbeitsgemeinschaft Suchtvorbeugung: ↗ http://www.suchtvorbeugung.net

Sucht Schweiz: ↗ http://www.suchtschweiz.ch/

Trauma

Deutschsprachige Gesellschaft für Psychotraumatologie (DeGPT): ↗ http://www.dag-shg.de

Gesellschaft für Psychotraumatologie, Traumatherapie und Gewaltforschung (GPTG) e.V.: ↗ http://www.gptg.eu

Österreichisches Netzwerk für Traumatherapie: ↗ http://www.oent.at

Deutsche Gesellschaft für Trauma & Dissoziation (DGTD): ↗ http://www.dgtd.de/

Technische Hilfsmittel

Folgende Webseiten bieten Informationen zur Untersuchung, Überwachung und Verbesserung des autonomen Nervensystems, zum Körpertraining sowie zur Stressreduzierung, wie z. B. Biofeedback.

↗ http://www.heartmathbenelux.com
↗ http://www.stresseraser.nu
↗ http://www.mind-machines.de

Bibliografie

ANONYME ALKOHOLIKER (2009): *Das Blaue Buch.* Dingolfing: Anonyme Alkoholiker Interessengemeinschaft e. V.
ADDIS, M. & MARTELL, C. (2004): *Overcoming depression one step at a time.* Oakland, CA: New Harbinger.
ALSPAUGH, L. (2009): *Depression and insomnia linked.* ↗ http://www.livestrong.com/article/14211-depression-and-insomnia-linked. Letzter Zugriff am 29.11.2012.
AMEN, D. & ROUTH, L. (2003): *Healing anxiety and depression.* New York: Penguin.
AMERICAN PSYCHIATRIC ASSOCIATION (APA) (2003): *Diagnostisches und statistisches Manual psychischer Störungen, DSM-IV-TR.* Göttingen: Hogrefe.
BAJWA, S., BERMPOHL, F., RIGONATTI, S., PASCUAL-LEONE, A., BOGGIO, P. & FREGNI, F. (2008): Impaired interhemispheric interactions in patients with major depression. *Journal of Nervous and Mental Disease,* 196(9), 671–677.
BARTHOLOMEW, J. B. (2005): Brief aerobic exercise may improve mood, well-being in major depression. *Medicine and Science in Sports and Exercise,* 37, 2032–2037.
BENSON, H. (1998): *Heilung durch Glauben.* München: Heyne.
BENSON, H. & PROCTOR, W. (2003): *The breakout principle.* New York: Scribner.
BERGMANN, U. (1998): Speculations on the neurobiology of EMDR. *Traumatology,* 4(1), 4–16. tmt.sagepub.com/content/4/1/4.short. Letzter Zugriff am 29.11.2012.
BLACKBURN, I. M. & MOORE, R. G. (1997): Controlled acute and follow-up trial of cognitive therapy and pharmacotherapy in out-patients with recurrent depression. *The British Journal of Psychiatry,* 171, 328–334.
BROWN, R., GERBARG, P. & MUSKIN, P. (2009): *How to use herbs, nutrients, and yoga in mental health care.* New York: Norton.
BRYANT, F. & VEROFF, J. (2007): *Savoring: A new model of positive experience.* Mahwah, NJ: Lawrence Erlbaum.
BUCKINGHAM, M. & CLIFTON, D. (2011): *Entdecken Sie Ihre Stärken jetzt!* Frankfurt a. M.: Campus.
BURNS, S. (2009): Faith and hope. Persönliche Mitteilung.
CAMERON, O., HUANG, G., NICHOLS, T., KOEPPE, R., MINOSHIMA, S., ROSE, D. et al. (2007): Reduced gamma-aminobutyric acid-sub(a)-benzodiazepine binding sites in insular cortex of individuals with panic disorder. *Archives of General Psychiatry,* 64(7), 793–800.
CHILDRE, D. & MARTIN, H. (2010): *Die Herzintelligenz-Methode: Gesundheit stärken, Probleme meistern – mit der Kraft des Herzens.* Kirchzarten bei Freiburg: VAK.
CLARK, D., EHLERS, A. & MCMANUS, F. (2003): Cognitive therapy versus fluoxetine in generalized social phobia: a randomized placebo-controlled trial. *Journal of Consulting and Clinical Psychology,* 71, 1058–1067.
COADY, E., CRAY, D. & PARK, A. (2005): The new science of happiness. *Time Magazine,* 165(3), A1–A68.
CORNELL, A. (1997): *Der Stimme des Körpers folgen: Anleitungen und Übungen zur Selbsterfahrung.* Reinbek: Rowohlt.
CRAFT, L. (2005): Exercise and clinical depression: Examining two psychological mechanisms. *Psychology of Sport and Exercise,* 6(2), 151–171.

CRAWFORD, T. (2009, 2. Juli): Sorry Oprah: Self-help books seldom helpful. Canwest News Service. ↗ http://www.canada.com/health/Sorry+Oprah+Self+help+books+seldom+helpful/1756585/story.html. Letzter Zugriff am 12.4.2010.

CSIKSZENTMIHALYI, M. (2010): *Flow – der Weg zum Glück. Der Entdecker des Flow-Prinzips erklärt seine Lieblingsphilosophie.* Freiburg i. Br: Herder.

CYNKAR, A. (2007): A prescription for exercise. *Monitor on Psychology,* 38, 42–43.

DELGADO, P. L., PRICE, L. H., MILLER, H. L., SALOMON, R. M., AGHAJANIAN, G. K., HENINGER, G. R., et al. (1994): Serotonin and the neurobiology of depression: Effects of tryptophan depletion in drug-free depressed patients. *Archives of General Psychiatry,* 51, 865–874.

DESMAISONS, K. (2008): *Potatoes not Prozac.* New York: Simon & Schuster.

DIENER, E. & BISWAS-DIENER, R. (2008): *Happiness: Unlocking the mysteries of psychological wealth.* New York: Wiley-Blackwell.

DIENER, E., EMMONS, R., LARSEN, R. & GRIFFIN, S. (1985): The satisfaction with life scale. *Journal of Personality Assessment,* 49, 71–75.

EMMONS, R. (2008): *Vom Glück, dankbar zu sein: eine Anleitung für den Alltag.* München: Campus.

FAVA, G., RAFANELLI, C. & GRANDI, S. (1998): Prevention of recurrent depression with cognitive behavioral therapy. *Archives of General Psychiatry,* 55, 816.

FELITTI, V., ANDA, R., NORDENBERG, D., WILLIAMSON, D., SPITZ, A., EDWARDS, V. et al. (1998): The relationship of adult health status to childhood abuse and household dysfunction. *American Journal of Preventive Medicine,* 14, 245–258.

FRANK, E. (1991): Interpersonal psychotherapy as a maintenance treatment for patients with recurrent depression. *Psychotherapy,* 28, 259–266.

FREDRICKSON, B. L. (2001): The role of positive emotions in positive psychology: the broaden-and-build theory of positive emotions. *American Psychologist,* 56, 218–226.

FREDRICKSON, B. L. (2011): *Die Macht der guten Gefühle: Wie eine positive Haltung Ihr Leben dauerhaft verändert.* Frankfurt a. M.: Campus.

FREUDENBERGER, H. & NORTH, G. (2011): *Burn-out bei Frauen: Über das Gefühl des Ausgebranntseins.* Frankfurt a. M.: Fischer.

GENDLIN, E. T. (1981): *Focusing.* New York: Bantam.

GENDLIN, E. T. (2012): *Focusing-orientierte Psychotherapie: ein Handbuch der erlebensbezogenen Methode.* Stuttgart: Klett-Cotta.

GLASSER, W. (1976): *Positive addiction.* New York: Harper and Row.

GOODYER, I. M. (2008): Emanuel Miller lecture: Early onset depressions – meanings, mechanisms and processes. *Journal of Child Psychology and Psychiatry,* 49(12), 1239–1256.

GOULD, R., OTTO, M. W. & POLLACK, M. H. (1995): A meta-analysis of treatment outcome for panic disorder. *Clinical Psychology Review,* 15, 819–844.

Hardy, G. E., Cahill, J., Shapiro, D. A., Barkham, M., Rees, A. & Macaskill, N. (2001): Personality style a factor in response. *Journal of Consulting and Clinical Psychology,* 69(5), 841–845.

HART, A. (2010): *Wer zu viel hat, kommt zu kurz: Zum Wesentlichen finden – das Leben genießen.* Gießen: Brunnen.

HASKELL, W. L., LEE, I. M., PATE, R. R., POWELL, K. E., BLAIR, S. N., FRANKLIN, B. A. et al. (2007): Physical activity and public health. Updated recommendation for adults from the American College of Sports Medicine and the American Heart Association. *Circulation,* 116(9), 1081.

Jetten, J., Haslam, C., Haslam, A. & Branscombe, N. (2009, September). Groups as therapy? Socializing and mental health. *Scientific American.* ↗ http://www.scientificamerican.com/article.cfm?id=the-social-cure. Letzter Zugriff am 29.11.2012.

Johnstone, T., van Reekum, C., Urry, H., Kalin, N. & Davidson, R. (2007): Failure to regulate: Counterproductive recruitment of top-down prefrontal-subcortical circuitry in major depression. *Journal of Neuroscience,* 27(33), 8877–8884.

Keating, T. (2010): *Das Gebet der Sammlung: Einführung und Begleitung des kontemplativen Gebetes.* Münsterschwarzach: Vier Türme.

Kendler, K., Thornton, L. & Gardner, C. (2001): Genetic risk, number of previous depressive episodes, and stressful life events in predicting onset of major depression. *American Journal of Psychiatry,* 158(4), 582–586.

Kiive, E., Maaroos, J., Shlik, J., Toru, I. & Harro, J. (2004): Growth hormone, cortisol and prolactin responses to physical exercise: Higher prolactin response in depressed patients. *Progress in Neuro-Psychopharmacology & Biological Psychiatry,* 28(6), 1007–1013.

Kroenke, K. (2007): Anxiety disorders in primary care: Prevalence, impairment, comorbidity, and detection. *Annals of Internal Medicine,* 146, 317–325.

Lambert, K. (2008, August): Depressingly easy. *Scientific American Mind,* 19, 30–37.

Lavretsky, H., Ballmaier, M., Pham, D., Toga, A. & Kumar, A. (2007): Neuroanatomical characteristics of geriatric apathy and depression: A magnetic resonance imaging study. *American Journal of Geriatric Psychiatry,* 15(5), 386–394.

Lindbergh, A.M. (1995): *Muscheln in meiner Hand: Eine Antwort auf die Konflikte unseres Daseins.* München: Piper.

Linehan, M.M. (2006): *Dialektisch-behaviorale Therapie der Borderline-Persönlichkeitsstörung.* München: CIP-Medien.

Lyubomirsky, S. (2008): *Glücklich sein: Warum Sie es in der Hand haben, zufrieden zu leben.* Frankfurt a. M.: Campus.

Maier, S. (2001): Exposure to the stressor environment prevents the temporal dissipation of behavioral depression/learned helplessness. *Biological Psychiatry,* 49(9), 763–773.

Manger, T.A. & Motta, R.W. (2005): The impact of an exercise program on posttraumatic stress disorder, anxiety, and depression. *International Journal of Emergency Mental Health,* 7(1), 49–57.

Melamed, S. & Shirom, A. (2005): Shirom-Melamed vigor measure. ↗ http://www.tau.ac.il/~ashirom/pdf/ShiromMelamedVigorMeasure-English. Letzter Zugriff am 6.10.2009.

Melamed, S., Shirom, A., Toker, S., Berliner, S. & Shapira, I. (2006): Burnout and risk of cardiovascular disease: Evidence, possible causal paths, and promising research directions. *Psychological Bulletin,* 132(3), 327–353.

Menahem, S. (2005): The power of prayer revisited. ↗ http://www.drmenahem.com/articles.htm. Letzter Zugriff am 29.11.2012.

National Institute of Mental Health (2006): Questions and answers about the NIMH sequenced treatment alternatives to relieve depression (STAR*D) study: Background. ↗ http://www.nimh.nih.gov/trials/practical/stard/backgroundstudy.shtml. Letzter Zugriff am 29.11.2012.

National Institute of Mental Health (2008): The numbers count: Mental disorders in America. ↗ http://www.nimh.nih.gov/health/publications/the-numbers-count-mental-disorders-in-america/index.shtml#MajorDepressive. Letzter Zugriff am 29.11.2012.

Nemeroff, C. (2004): Neurobiological consequences of childhood trauma. *Journal of Clinical Psychiatry,* 65(Suppl 11),18–28.

NEWBERG, A. & WALDMAN, M. R. (2010): *Der Fingerabdruck Gottes: Wie religiöse und spirituelle Erfahrungen unser Gehirn verändern.* München: Kailash.

NIKONENKO, I., BODA, B., STEEN, S., KNOTT, G., WELKER, E. & MULLER, D. (2008): PSD-95 promotes synaptogenesis and multiinervated spine formation through nitric oxide signaling [Electronic version]. *Journal of Cell Biology,* 183(6), 1115–1127.

NOVOTNEY, A. (2009): Resilient kids learn better. *Monitor on Psychology,* 40, 32–33.

O'HANLON, W. H. (2011): *Probiers mal anders! Zehn Strategien, die Ihr Leben verändern.* Heidelberg: Carl Auer.

O'RIORDAN, M. (2007): ACSM/AHA updates physical activity recommendations, including guidelines for older adults CME/CE. ↗ http://www.medscape.com/viewarticle/561102. Letzter Zugriff am 25.8.2007.

PENEDO, F. J. & DAHN, J. R. (2005): Exercise and well-being: A review of mental and physical health benefits associated with physical activity. *Current Opinion in Psychiatry,* 18(2), 189–193.

PERLIS, R. H., NIERENBERG, A. A., ALPERT, J. E., PAVA, J., MATTHEWS, J. D., BUCHIN, J. et al. (2002): Effects of adding cognitive therapy to fluoxetine dose increase on risk of relapse and residual depressive symptoms in continuation treatment of major depressive disorder. *Journal of Clinical Psychopharmacology,* 22(5), 474–480.

PERLIS, M., SMITH, M. & JUNGQUIST, C. (2005): *Cognitive behavioral treatment of insomnia.* New York: Springer.

RATEY, J. & HAGERMAN, E. (2009): *Superfaktor Bewegung.* Kirchzarten bei Freiburg: VAK.

REAL, T. (1999): *Mir geht's doch gut: Männliche Depressionen – warum sie so oft verborgen bleiben, woran man sie erkennt und wie man sie heilen kann.* Bern, München, Wien: Scherz.

ROTHSCHILD, B. (2002): *Der Körper erinnert sich: Die Psychophysiologie des Traumas und der Traumabehandlung.* Essen: Synthesis.

SCHORE, A. (2007): *Affektregulation und die Reorganisation des Selbst.* Stuttgart: Klett-Cotta.

SELIGMAN, M. (2003): *Der Glücksfaktor. Warum Optimisten länger leben.* München: Ehrenwirth.

SHELTON, R. (2007): The molecular neurobiology of depression. *Psychiatric Clinics of North America,* 30(1), 1–11.

SIEGEL, D. (2007): *Das achtsame Gehirn.* Freiamt im Schwarzwald: Arbor.

SIEGEL, D. & HARTZELL, M. (2004): *Gemeinsam leben, gemeinsam wachsen: Wie wir uns selbst besser verstehen und unsere Kinder einfühlsam ins Leben begleiten können.* Freiamt im Schwarzwald: Arbor.

TALBOTT, S. (2002): *The cortisol connection: Why stress makes you fat and ruins your health—and what you can do about it.* Alameda, CA: Hunter House.

TAYLOR, S. (2002): *The tending instinct.* New York: Henry Holt.

THICH NHAT HANH (2009): *Das Wunder der Achtsamkeit. Einführung in die Meditation.* Bielefeld: Theseus.

TOKER, S., SHIROM, A., SHAPIRA, I., BERLINER, S. & MELAMED, S. (2005): The association between burnout, depression, anxiety, and inflammation biomarkers: C-reactive protein and fibrinogen, in men and women. *Journal of Occupational Health Psychology,* 10(4), 344–362.

WALLACE, B. A. & SHAPIRO, S. L. (2006): Mental balance and well-being: Building bridges between Buddhism and western psychology. *American Psychologist,* 61, 690–701.

WEHRENBERG, M. (2012): *Die zehn besten Strategien gegen Angst und Panik. Wie das Gehirn uns Stress macht und was wir dagegen tun können.* Weinheim: Beltz.

Weil, A. (2001): *Mein Weg zur optimalen Gesundheit. Das Handbuch der richtigen Ernährung.* München: Goldmann.

Williams, M., Teasdale, J., Segal, Z. & Kabat-Zinn, J. (2007): *Der achtsame Weg durch die Depression.* Freiamt im Schwarzwald: Arbor.

Wolfersdorf, M., Maier, V., Froscher, W., Laage, M. & Straub, R. (1993): Folsäuremangel bei stationären depressiven Patienten? Eine Pilotstudie zur klinischen Relevanz. *Nervenarzt,* 64(4), 269–272.

Wood, J. V. (2009): Should we re-think positive thinking? *Psychology Today.* ↗ http://www.psychologytoday.com/blog/regardingself-regard/200903/should-we-re-think-positive-thinking. Letzter Zugriff am 12.4.2010.

Yapko, M. (2009): *Depression is contagious.* New York: Free Press.

Yehuda, R. (1997): Stress and glucocorticoid. *Science,* 275, 1662–1663.

Yehuda, R., Bierer, L., Schmeidler, J., Aferiat, D., Breslau, I. & Dolan, S. (2000): Low cortisol and risk for PTSD in adult offspring of holocaust survivors. *American Journal of Psychiatry,* 157(8), 1252–1259.

Yehuda, R., Golier, J., Halligan, S., Meaney, M. & Bierer, L. (2004): The ACTH response to dexamethasone in PTSD. *American Journal of Psychiatry,* 161(8), 1397–1403.

Yehuda, R., Harvey, P., Buschbaum, M., Tischler, L. & Schmeidler, J. (2007): Hippocampal volume in aging combat veterans with and without post-traumatic stress disorder: Relation to risk and resilience factors. *Journal of Psychiatric Research,* 41(5), 435–445.

Yehuda, R. & McFarlane, A. (Hrsg.) (1997): The psychobiology of posttraumatic stress disorder. *Annals of the New York Academy of Sciences,* 821.

Zeiss, A., Lewinsohn, P. & Muñoz, R. (1979): Nonspecific improvement effects in depression using interpersonal skills training, pleasant activity schedules, or cognitive training. *Journal of Consulting and Clinical Psychology,* 47(3), 427–439.

Index

A

„aber" 207
Abhängigkeit 139
Abkapselung 146
Abschied 162
Abwärtsspirale 86
Achtsamkeit 155, 235
ADHS 50
Adrenalin 29, 90, 95, 130
Aerobic 131
Affirmationen 223 f., 226
Alkohol 63, 139
Alleinsein 70
Amygdala 32 f., 106
Anerkennung 87
Anonyme Arbeitssüchtige 101
anteriorer cingulärer Gyrus 35, 45, 132, 187
Antidepressiva 50
Antriebslosigkeit 56
Apathie 37
Arbeitssucht 102
Atem 234 f.
Atemtechniken 166
Ausgeglichenheit 165
Auslöser 66, 69 f., 73

B

Balance 155 f.
Basalganglien 28, 33, 40
BDNF 26, 130
Befriedigung 67, 128
Belohnungsgefühl 124 f.
Belohnungszentrum 127
Benson, H. 167
Benzodiazepine 48
Beobachten 193
Beruhigungsstrategien 178
Bewältigungsstrategien 222
Bewegung 130 ff., 134

Bezugspersonen 65, 175
Bindungsstörung 54, 64 f.
biologische Risikofaktoren 73
bipolare Depression 174
bipolare Störungen 50, 54
Blutzuckerspiegel 213
Botenstoffe 21
Bupropion 49
Burnout 68, 90 f., 98, 107, 114
Burnout, Anzeichen 93
Burnout-Buddy 100 f.
Burnout, Ursachen 94
Buspiron 49

C

Chronifizierungsrate 12
Co-Abhängigkeit 90, 98
Cortisol 29, 57, 90
Cortisolmangel 73
Csikszentmihalyi, M. 83

D

Dankbarkeit 240 f.
Dankbarkeitstagebuch 242
Dauerstress 31
Depression bei posttraumatischer Belastung 55
Depression, Zweck 198
depressive Selbstbezogenheit 164
Desinteresse 33
Dopamin 21, 25, 33, 40, 56, 69 f., 73, 87, 91, 104, 117, 125

E

Einfühlungsvermögen 165
Einsamkeit 70, 154
elektronische Medien 150
elterliche Fürsorge 176

E-Mail   150
endogene Depression   38, 54, 194, 230
Endorphine   131
Energie   77, 90, 121, 123, 128, 134, 136
Energielosigkeit   57
Energiemangel, körperlicher   120
Energiepegel   156, 220
Energiereserven   90
Entscheidungen treffen   119, 216, 226
Enttäuschung   67, 218 f.
Epiphyse   104
Erinnerungsnetzwerk   212
Erklärungsstil   215
Ernährung   52, 101
Erschöpfung   90
Erschöpfung, körperliche   127
Erschöpfungszustand   172
Essstörungen   176
Extrembelastung   175
Eye Movement Desensitization and
    Reprocessing (EMDR)   74

F
Fantasie   213
Fettleibigkeit   102
Filter der Negativität   196
Flexibilität   153, 212
Flow   83
Folsäure   135
Fredrickson, B.   233
frühkindliches Trauma   53

G
GABA   25, 41, 48
Gebet   165, 190
Gedächtnisschwierigkeiten   41
Gefühl der Wertlosigkeit   65
Gefühlsnotlage   175
Gehirnaktivität   19
Gehirnstrukturen   20
Gelassenheit   173
genetisch bedingte
    Gehirnveränderungen   57

Genuss   237 ff.
Gesellschaft   137
gewohnheitsmäßige Denkprozesse   66
Gleichgewicht   162, 173
Glücksgefühle   233
Glutamat   25, 41, 57, 91
Grenzen setzen   109
Grübeln   44

H
Hilflosigkeit   72, 118, 155
Hippocampus   32, 91
Hoffnungen   222 f.
Hoffnungslosigkeit   119
Homöostase   24
Horizonterweiterung   210
hyperaktive Stressreaktion   39
hyperaktive Stressregulierung   31
Hyperaktivität   203
Hypervigilanz   39
Hypothalamus   29, 32

I
imaginärer Freund   208
Immunsystem   91
Impulskontrolle   25, 35
Inflexibilität   14
innerer Monolog   205 f.
Insula   35
Interesselosigkeit   69
Isolation   137 f.

K
Kahneman, D.   58
Kampfsportarten   131
Katastrophengefühl   179
Koffein   158
kognitive Rigidität   70
Kognitive Verhaltenstherapie (KVT)   16
komorbide Erkrankungen   49
Kontakte   145
Konzentrationsprobleme   26

Kortex 28, 34, 37
Krankheitskosten 13
Kräuterheilmittel 52
kritische Lebensereignisse 13

L

Langzeitbehandlung 15
Langzeitgedächtnis 36
Lebendigkeit 233
Lebenseinstellung 232
Lebensqualität 86
Lebensstil 60
Lebensziel 163
Lebenszufriedenheit 233
Leistungsniveau 100
Lethargie 16, 33, 56, 63, 77 f., 118, 197, 230
Lethargie, körperliche 68
limbisches System 28, 31, 45, 180
Linehan, M. 237

M

Major Depression 16, 49
manuelle Arbeit 128
Medikamente 43 ff.
medikamentöse vs. psychotherapeutische Behandlung 43
Meditation 131, 164 ff., 190
Melatonin 104
Minderwertigkeitsgefühle 77
Misserfolge 55
Misshandlung 54
Mitgefühl 187, 189
Monoaminoxidase-Hemmer 48
Motivationssteigerung 79
Motivator 82
Müdigkeit 213
Multitasking 236

N

Nahrung 134 f.
Natur 157

negative Einstellungen 14
negative Erklärungen 214
negative Erwartungshaltung 63, 65
negative Überzeugungen 202
Negativität 60, 187 f., 192, 203, 214
Nervensystem 28
Nervensystem, parasympathisches 29, 64
Nervensystem, sympathisches 29
Neuroleptika 49
neuronale Integration 181
neuronale Netzwerke 62, 65, 185, 212, 224, 226
Neuronen 21
Neurotransmitter 21 ff., 28, 38, 52, 56, 106, 135, 187
Neurotransmitterhaushalt 24, 57
nichtmedikamentöser Behandlungsansatz 60
Noradrenalin 25 f., 38 ff., 56, 69, 91
Noradrenalinspiegel 73
Nucleus accumbens 33

O

O'Hanlon, B. 186
Omega-3-Fettsäuren 135
orbitofrontaler Kortex 35, 45, 132
Oxytozin 106, 114

P

Panikstörung 50
Perlis, M. 102
Perspektivwechsel 193
Pessimismus 232
pessimistisches Denken 155, 168
positive Gehirnschaltkreise 66, 227, 230
Positive Psychologie 82, 153
positiver Blickwinkel 232
positives Denken 227
Posttraumatische Belastungsstörung (PTBS) 50, 72 ff., 156
präfrontaler Kortex 36
Prioritäten 110

Proctor, W. 122
Psychopharmaka 43, 47, 51, 57
Psychopharmaka-Liste 47
Pubertät 64

R
reaktive Depression 55, 117, 160
Realitätsüberprüfung 177
Reframing 75, 192
Religiosität 163
Routine 158 f.

S
Schlafhygiene 105
Schlaflosigkeit 104
Schlafrhythmus 104
Schlafstörungen 50
Schmerz 205
Schuldzuweisungen 214
Selbstbild 80, 100, 199
Selbstfürsorge 71
Selbstfürsorge-Checkliste 103
Selbstgespräch 205
Selbsthilfegruppen 67, 144
Selbstmord 63
Selbstwertgefühl 142
Seligman, M. 82, 153
Serotonin 25, 38, 46, 56, 69, 91, 117
Serotoninwiederaufnahmehemmer
 (SSRI) 45 ff., 130, 135
situationsbedingte Depression 68, 71, 77
SMS 151
soziale Isolation 148
soziale Kompetenz 153
soziale Netzwerke 141
Sozialkontakte 147, 154
Spiritualität 162, 167
spirituelle Energie 164
spirituelle Verbundenheit 72
Starrheit im Denken 69
Stickstoffmonoxid 122
Stickstoffoxid 26
Stimmungen 55

Stimmungsschwankungen 50, 63
Stimmungswechsel 176, 179
Stressauslöser 179
Stressbewältigungsstil 64
Stress, extremer 23
stressinduzierte Depression 71
Stressoren 61
Stressorenliste 95
Stressreaktionssystem 28
Stressreduzierung 100
Suchterkrankungen 98
Symptombewältigung 15
Symptomvielfalt 12
Synapse 22, 45

T
Tageslicht 157
Tatenlosigkeit 63
Taylor, S. 101
Technologiestress 95 f.
Teufelskreis 62, 77
Thalamus 32
Thich Nhat Hanh 237
Transzendenz 165
Trauma 56, 73
Trauma, frühkindliches 53
traumatische Kindheitserfahrungen 64
Trigger 40
Trizyklische Antidepressiva 47

U
Überarbeitung 70
Überstimulierung 95
Ungleichgewicht 155
Unternehmungsgeist 159
Unzulänglichkeit 78, 82, 192
Urteilsaufschiebung 200

V
Verbesserung der Zufriedenheit 58
Vereinzelung 137
Verflachung des Gefühlslebens 204

Vergebung 243
Vergleiche 81
Verhalten, destruktives 181
Verhaltenstherapie 88
Vernachlässigung 64
Verstimmung 186
Verzweiflung 177 f., 186, 191
Videospiele 158
Virginia-Report 209 f.
Vitamine 135
Vorurteile 199

W

Wahrnehmen, urteilsfreies 197
Wertlosigkeit 78, 82, 192, 197
widersprüchliche Gefühle 207 f.
Widerstandsfähigkeit 233
Wohlbefinden 164

Y

Yapko, M. 152
Yehuda, R. 76

Z

Zufriedenheit 85
Zwangsstörung 50
Zwölf-Schritte-Programm 165, 189, 242

Schlüssel zum Selbstwert

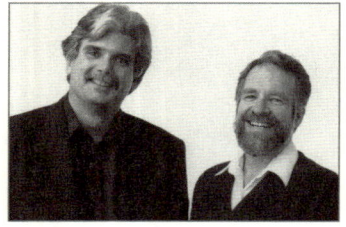

4. Auflage 2010 • 176 Seiten, kart. • € (D) 16,90 • ISBN 978-3-87387-432-9
REIHE: AKTIVE LEBENSGESTALTUNG • Selbstwertgefühl

MATTHEW McKAY ET AL.

»Selbstwert – die beste Investition Ihres Lebens«

Es sind die Gedanken, die Ihre Gefühle bestimmen. Angriffe auf Ihr Selbstwertgefühl beruhen auf schlechten Gewohnheiten – Gewohnheiten des Denkens und der Interpretation der Realität, die dazu führen, dass Sie mit sich selbst unzufrieden sind.

Mithilfe des Trainingskurses können Sie jetzt damit beginnen, diese Gewohnheiten zu verändern und Schritt für Schritt Ihr Selbstwertgefühl und Ihre Lebensqualität zu verbessern.

Matthew McKay (li), Ph. D., ist Professor am Wright Institute und spezialisiert auf die Behandlung von Angstzuständen und Depressionen.
Patrick Fanning (re) ist Autor und schreibt zum Thema geistige Gesundheit.
Carole Honeychurch & Catharine Sutker leben als freiberufliche Autorinnen in der San Francisco Bay-Region.

Weitere erfolgreiche Titel:

McKay & Fanning
»Selbstachtung«
Greenberger & Padesky
»Gedanken verändern Gefühle«
Young & Klosko
»Sein Leben neu erfinden«

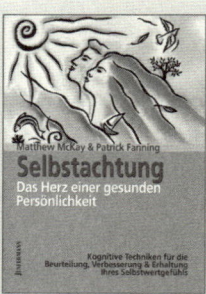
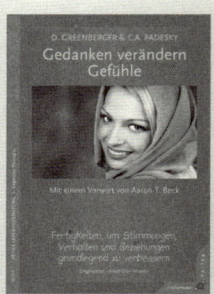
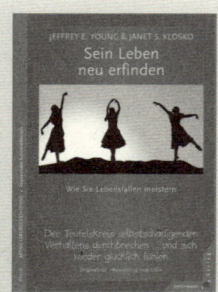

www.junfermann.de

Handbuch für Veränderung

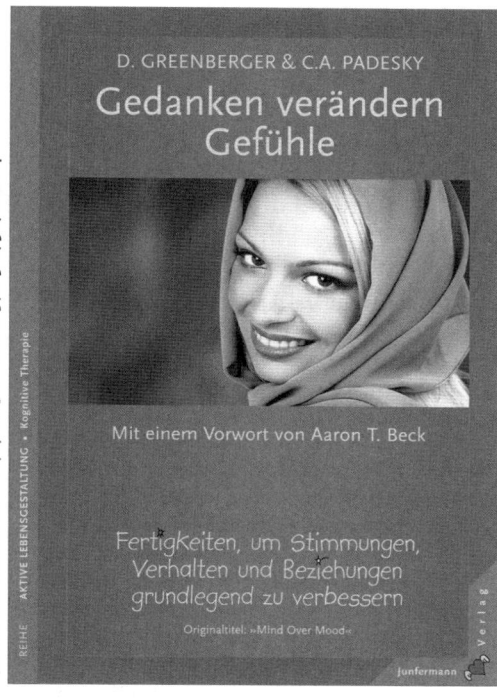

256 Seiten, kartoniert • € (D) 26,90 • ISBN 978-3-87387-680-4
REIHE: AKTIVE LEBENSGESTALTUNG • Kognitive Therapie

DENNIS GREENBERGER & CHRISTINE A. PADESKY

»Gedanken verändern Gefühle«

Fertigkeiten, um Stimmungen, Verhalten und Beziehungen grundlegend zu verbessern

»Nur selten wird ein Buch veröffentlicht, das unser Leben zu verändern vermag. Gedanken verändern Gefühle ist ein solches Buch. Therapeuten, Patienten und generell alle, die ihre Lebenssituation verbessern wollen, werden es sicherlich immer wieder lesen und anderen weiterempfehlen.«
– Aus dem Vorwort von Aaron T. Beck

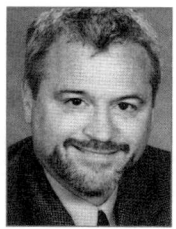

Dennis Greenberger, Ph.D, u.a. Leiter des Anxiety and Depression Treatment Center in Kalifornien und Assistant Clinical Professor am College of Medicine der University of California.

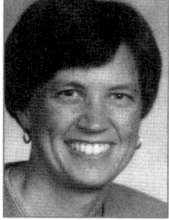

Christine A. Padesky, Ph.D, ist Mitbegründerin der Academy of Cognitive Therapy, Co-Autorin von mehreren Büchern und international bekannte Referentin.

Weitere erfolgreiche Titel:

»Sein Leben neu erfinden«
ISBN 978-3-87387-619-4
»Feeling Good – Depressionen überwinden, Selbstachtung gewinnen«
ISBN 978-3-87387-628-6
»Selbstwert«
ISBN 978-3-87387-432-9

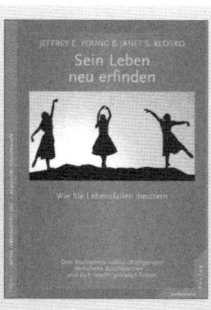
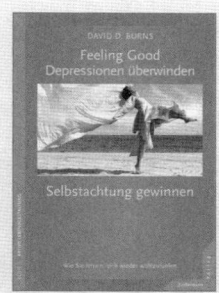
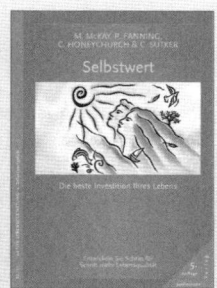

www.junfermann.de

Veränderung ist machbar

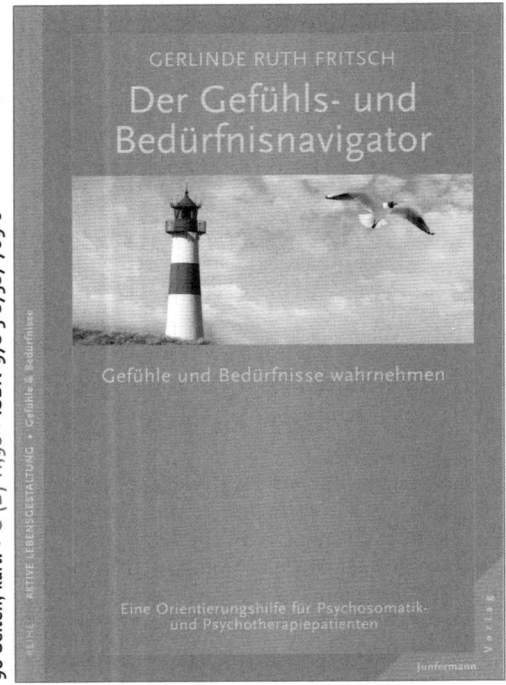

96 Seiten, kart. • € (D) 11,90 • ISBN 978-3-87387-769-6

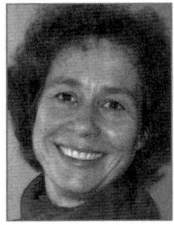

Gerlinde Ruth Fritsch, Dipl. Psych., ist niedergelassene Psychotherapeutin (Hamburg und Dresden). Eines ihrer Anliegen ist, die Ergebnisse der Neurowissenschaften in die Psychotherapie zu integrieren.

GERLINDE RUTH FRITSCH
»Der Gefühls- und Bedürfnisnavigator«

Gefühle und Bedürfnisse wahrnehmen

Gefühle sind wertvoll. Sie verweisen auf Bedürfnisse des Körpers und der Seele. Wir übergehen sie nur gern, weil wir etwa Ärger, Trauer oder Wut zuweilen als störend empfinden, scheinen sie uns doch daran zu hindern, in unserer Leistungsgesellschaft unsere Aufgaben zu erfüllen und zu funktionieren. Wenn wir unsere Gefühle und Bedürfnisse allerdings fortwährend ignorieren, geraten wir aus dem Gleichgewicht, und Körper und Seele beginnen Krankheitssymptome zu entwickeln. Die Folge können psychosomatische und seelische Leiden sein, wie chronischer Schmerz, Burnout und Depression. Das Buch nimmt all jene Menschen an die Hand, die besser als bisher auf sich achtgeben und ihre Gefühle und Bedürfnisse deutlicher wahrnehmen möchten. Es zeigt, wie wir Gefühle spüren, wie sie von unseren Gedanken beeinflusst werden und welche Rolle unser Körper dabei spielt. Verständliche Übersichten helfen dabei, emotionale Zustände präzise wahrzunehmen und zu erkennen, mit welchen Bedürfnissen sie zu tun haben.

Weitere erfolgreiche Titel:

»Raus aus den Lebensfallen!«
ISBN 978-3-87387-777-1
»Gedanken und Gefühle«
ISBN 978-3-87387-710-8
»Arbeitsbuch Selbstachtung«
ISBN 978-3-87387-692-7

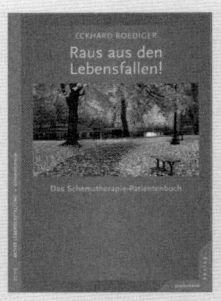 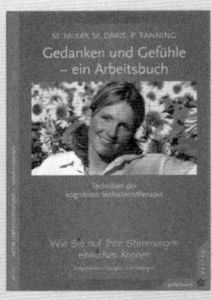 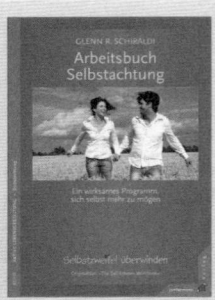

www.junfermann.de

Sich wieder wohl fühlen

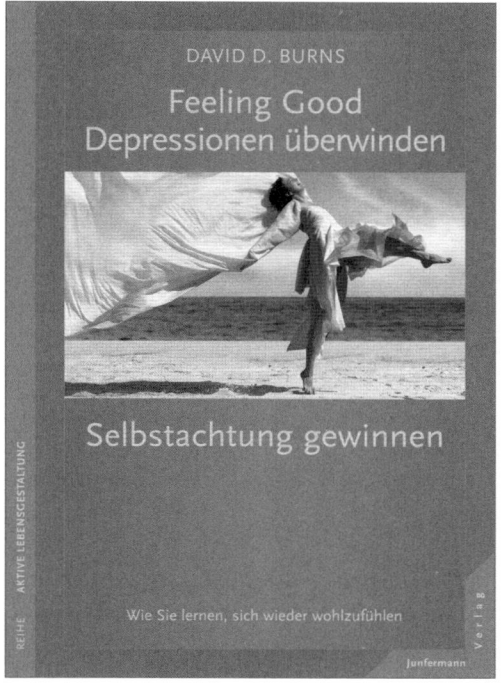

416 Seiten, kart. • € (D) 32,90 • ISBN 978-3-87387-628-6 • REIHE AKTIVE LEBENSGESTALTUNG

DAVID D. BURNS

»Feeling Good – Depressionen überwinden, Selbstachtung gewinnen«

Basierend auf der kognitiven Verhaltenstherapie beschreibt David Burns hochwirksame Methoden zur Veränderung depressiver Stimmungen und zur Verringerung von Angst. Eine Schritt-für-Schritt-Anleitung zur Selbsthilfe.

Weltweit mehr als drei Millionen verkaufte Exemplare!

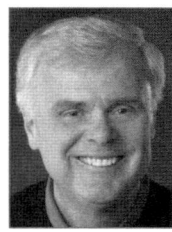

David D. Burns ist klinischer Psychiater und als Professor für Psychiatrie und Verhaltenswissenschaften an der Stanford University School of Medicine tätig.

»Es freut mich sehr, dass David Burns der Öffentlichkeit eine Methode zur Veränderung von Gefühlszuständen verständlich macht, die von den Fachleuten mit großem Interesse und sogar Begeisterung aufgenommen worden ist.« – Aaron T. Beck

»Ein Buch, das man lesen und noch einmal lesen sollte!« – Los Angeles Times

Weitere erfolgreiche Titel bei Junfermann:

»**In 10 Tagen das Selbstwertgefühl stärken**«
ISBN 978-3-87387-618-7
»**Sein Leben neu erfinden**«
ISBN 978-3-87387-619-4
»**Selbstachtung ...**«
ISBN 978-3-87387-557-9

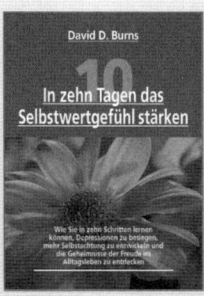 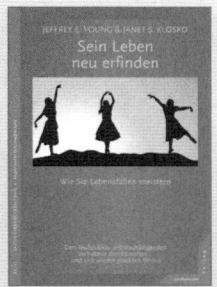 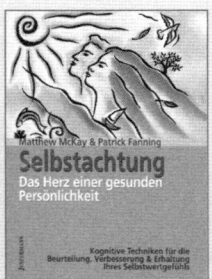

www.junfermann.de